WESTEND

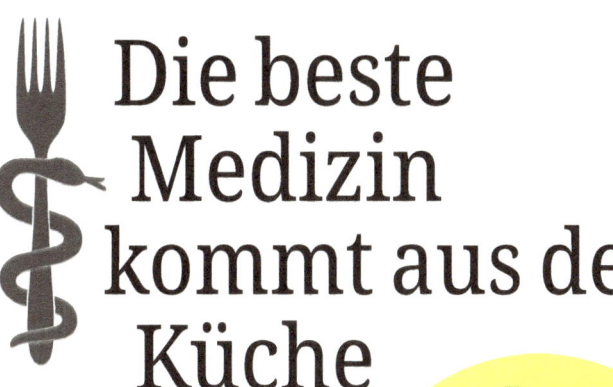

Die beste Medizin kommt aus der Küche

Das neue Buch des Onkologen Prof. Dr. med.

VOLKMAR NÜSSLER

WESTEND

Mehr über unsere Autoren und Bücher:
www.westendverlag.de
Die Deutsche Nationalbibliothek verzeichnet diese Publikation
in der Deutschen Nationalbibliografie; detaillierte bibliografische
Daten sind im Internet über http://dnb.d-nb.de abrufbar.

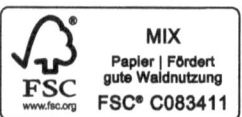

ISBN: 978-3-86489-379-7
1. Auflage 2023
© Westend Verlag GmbH, Frankfurt/Main 2023
Umschlaggestaltung: Buchgut, Berlin
Umschlagfoto: Maresa Mader
Gestaltung und Satz: quintessense, Berlin
Druck und Bindung: CPI – Clausen & Bosse, Leck
Printed in Germany

INHALT

DIE GESUNDHEIT SELBST IN DIE HAND NEHMEN

DIESES BUCH IST all jenen Tumorpatient:innen gewidmet, die wissen wollen, was sie selbst tun können, um ein Rezidiv, also ein Wiederauftreten, ihrer Erkrankung zu vermeiden. Es ist allerdings auch all jenen Menschen gewidmet, die sich die Frage stellen: Ernähre ich mich richtig? Was tut mir gut? Wo kann ich etwas verbessern? Und es ist für all diejenigen, die wissen wollen, wie unser Essverhalten unsere Gesundheit, aber auch die Umwelt und das Klima beeinflusst. Was mir aber besonders am Herzen liegt, ist, jenen Menschen praktische Unterstützung zu geben, die berufstätig sind und dazu noch für Kinder sorgen müssen. Das sind Leute, die immer am Limit arbeiten und währenddessen noch ihren Haushalt versorgen. Da bleibt wenig Zeit, um in Kochbüchern zu blättern; da wird pragmatisch entschieden, was auf den Teller kommt. Dieses Buch soll die Leser:innen, die aus unterschiedlichen Gründen zu ihm greifen, motivieren, ihre Ernährung als ein persönliches Anliegen und als positive Möglichkeit zu betrachten, für sich und andere zu sorgen.

Eines sei zu Anfang gleich deutlich gesagt: Ernährung beziehungsweise unser Essverhalten ist nur ein Teil, wenn auch kein unwesentlicher, unseres Lebensstils, der wiederum viele Facetten hat. Deshalb ist es eigentlich unmöglich, das Thema „Ernährung" nach exakt wissenschaftlichen Kriterien zu analysieren. Es hängt einfach mit sehr vielen Aspekten unserer Existenz zusammen – Umwelt, Kultur, Ökonomie, um nur einige Bereiche zu nennen. Und es versteht sich von selbst, dass wir niemals hundertprozentig alles steuern können, selbst wenn wir einen vorbildlichen Lebensstil bezüglich Essen, Bewegung, Alkohol und Rauchen pflegen. Mir hat einmal ein Zuhörer nach einem Vortrag zu diesem Thema skeptisch gesagt: „Herr Doktor, Sie werden sich doch nicht das eigene finanzielle Grab schaufeln? Was machen Sie denn, wenn Sie plötzlich keine Patienten mehr haben?" Es wäre ja großartig, wenn das das einzige Gegenargument für eine gesunde Lebensweise wäre!

Trotzdem möchte ich Sie motivieren, Ihre Essgewohnheiten, aber auch Lebensgewohnheiten zu prüfen und gegebenenfalls zu optimieren. Die analysierten Daten, aber auch mein eigener ethisch-moralischer Anspruch sollten Grund genug sein, das eine oder andere zu hinterfragen.

Ernährung sollte, wie das Wort schon suggeriert, unseren Körper nähren, damit er widerstands- und leistungsfähig wird und bleibt. Das Einnehmen von Mahlzeiten hat dabei eine zentrale und sehr praxisrelevante Funktion. Wir essen in der Regel dreimal täglich, wovon möglichst eine Mahlzeit warm sein sollte. Der Großteil der Berufstätigen nimmt die warme Mahlzeit am Arbeitsplatz ein; das bedeutet, dass für diese Menschen eigentlich nur der Abend und das Wochenende für das eigene Kochen infrage kommen. Das Wochenende kann ein wunderbarer Einstieg sein, entspannt für Familie und/oder den Freundeskreis gemeinsam ein schmackhaftes Mahl zu kreieren und zu genießen. Versuchen Sie es! Wer Koch oder Köchin hilft, sollte in jedem Fall das Ergebnis loben, damit keine Eintagsfliege daraus wird. Gesundes, schmackhaftes Essen zu kochen, ist für jedermann erlernbar und auch eine Frage des ganz individuellen Managements – und das kann man erlernen!

Von Montag bis Freitag haben die Betriebskantinen die Verantwortung, Sie optimal zu ernähren. Ein großes Thema, das wir mit der Gründung des Vereins *Food & Health e. V.* in Angriff genommen haben. Dieser Verein hat es geschafft, der Arbeit der Köch:innen und ihrer Mitarbeiter:innen in den Betriebskantinen eine öffentliche Plattform zu geben. Bisher wurde der von uns ausgeschriebene Kantinentest viermal im *Focus* veröffentlicht. Das zeigt die Bedeutung und das Interesse an diesem Thema und den Willen zur Verbesserung. Nun, viele Patient:innen werden an dieser Stelle sagen: Warum kümmert sich Professor Nüssler denn nicht um die Gemeinschaftsküchen in den Krankenhäusern? Damit haben Sie absolut recht! In den meisten Krankenhäusern, die eine Akutversorgung anbieten, gibt es tatsächlich noch großen Verbesserungsbedarf. Ein erster substanzieller Schritt in diese Richtung wurde gemacht, als im Herbst 2021 der *Eckart 2021* als Initiativpreis an das *Onkologische Kompetenzzentrum Bad Trissl* und den Münchner Dreisternekoch *Jan Hartwig* verliehen wurde. Das Projekt verstand sich als Vorreiter zur Verbesserung der Gemeinschaftsküche in den Krankenhäusern und wurde von dem oben erwähnten Verein *Food & Health e. V.* umgesetzt. Interdisziplinär begleitet wurde das Projekt von *Frau Professor Dr. Nicole Graf,* Rektorin der *Dualen Hochschule Baden-Württemberg,* für die betriebswirtschaftliche Machbarkeit und meiner Person für die medizinische Expertise. Ziel dieser Initiative war es, zu zeigen, dass eine gesunde, nachhaltig erzeugte, schmackhafte und bezahlbare Küche auch im Krankenhaus möglich ist. Das *Krankenhaus Bad Trissl* legt schon seit Jahrzehnten sehr viel Wert auf eine leckere und gesunde Küche. Mit anderen Worten: Der Küchenchef *Fritz Haidacher* und sein Team waren hoch motiviert, an der einen oder anderen Stellschraube zu drehen. Für dieses Pilotprojekt eine sehr wichtige Voraussetzung! Am Ende war das Ergebnis für uns sehr zufriedenstellend. Unsere Analyse ergab, dass die Warenkosten pro Patient:in und pro Tag den Jahresdurchschnitt von 2020 sogar unterbieten konnten! Der Schlüssel zu diesem Erfolg war, weniger, aber dafür Fleisch aus artgerechter Tierhaltung zu nutzen und durch ausgewählte, hochwertige regionale/saisonale Zutaten einfache Gerichte attraktiv zu machen. Wenn Sic mchr darübcr erfahren möchten, empfehle ich Ihnen, die Website *www.foodandhealth.org/*zu besuchen. Mit diesem Projekt wurde der Beweis erbracht, dass Lebensmittelprodukte aus der ökologischen Landwirtschaft und artgerechten Tierhaltung auch für eine Großküche im Krankenhausbetrieb bezahlbar sind. Unser Anspruch an die Verköstigung von Patient:innen während der Therapie und in der Genesungsphase muss geschmacklich, aber auch optisch das Beste sein und die verwendeten Produkte sollten nach Möglichkeit als Mindeststandard aus regionalem oder saisonalem Anbau stammen. Fleisch aus der Massentierhaltung oder nicht artgerechten Tierhaltung ist auch in der Gemeinschaftsküche eines Krankenhauses ein absolutes No-Go! Nicht nur aus ethisch-moralischen Gründen, sondern auch, weil es unseren Patient:innen und Genesenden, aber auch unserem Planeten nicht guttut – wie Sie in diesem Buch erfahren werden.

Eine abwechslungsreiche Ernährung mit vielen unterschiedlichen pflanzenbasierten Nahrungsmitteln aus ökologischem Anbau und einem reduzierten Anteil
von tierischen Produkten – wenn, dann aus artgerechter Haltung – sollte zur
Basis jeder Gemeinschaftsküche werden. Gesunde Kost und Geschmack schließen einander nicht aus, und eine solche Ernährung ist nicht nur wichtig und
richtig, sondern auch wirtschaftlich machbar.

Das ist unsere Verantwortung gegenüber unseren Mitmenschen und insbesondere unseren Patient:innen sowie unserem Klima!

EINE PERSÖNLICHE ZEITREISE ZUM THEMA ESSEN

JEDE BIOGRAFIE IST auch eine Biografie der Ernährung. Bestimmt erinnern Sie sich, was Sie als Kind gern oder nicht gern gegessen haben, wann Sie etwas, das Sie besonders gern essen, kennengelernt haben und wer Ihre Küche beeinflusst hat – vom Essen bei der Oma über gemeinsames Kochen in der WG bis zu Ernährungsumstellungen aufgrund von Erkrankungen. Ich möchte Ihnen hier einen Eindruck vermitteln, wie sich mein Interesse für gesunde Ernährung, die ein Genuss ist, entwickelt hat.

DIE PRÄGUNGSPHASE IN SACHEN ERNÄHRUNG UND ERSTE SCHRITTE IN RICHTUNG KOCHEN

DASS ICH BEHÜTET aufgewachsen bin in einer Familie, wo der Vater eine eigene Gemüsegärtnerei in Dresden hatte, lässt Sie vielleicht vermuten, dass ich den grünen Daumen nicht unbedingt vererbt, aber doch vermittelt bekommen habe. Stimmt! Meine Eltern hatten ein Haus mit Garten am Stadtrand von Dresden und viele Jahre lang eine dazugehörige Gärtnerei. Mein Vater mit heute 90 Jahren ist immer noch Gärtner mit Leib und Seele! Ohne diese Passion hätte er sich bestimmt nicht diesen hohen Grad von geistiger und körperlicher Fitness bis ins hohe Alter bewahrt. Da meine Mutter leider vor einiger Zeit gestorben ist, hält er nun ganz allein Haus und Garten und sein eigenes Leben vorbildlich in Schuss.

Wie mir der grüne Daumen vermittelt wurde? Das war zunächst alles andere als selbstverständlich. Als Halbwüchsiger hatte ich natürlich nicht die geringste Lust auf Gartenarbeit. Unkraut jäten und ähnliche Aktivitäten waren ein Albtraum für mich, insbesondere, wenn die Freunde nebenan einfach nur spielen durften. Da halfen auch die mahnenden Worte der Eltern wenig. Aber irgendwie zog ich es durch, eher aus Respekt vor meinen Eltern als aus Überzeugung, geschweige denn Freude oder gar Spaß. Dabei hatte ich den elterlichen Garten auch in dieser Zeit durchaus als etwas Besonderes wahrgenommen, was wohl auch damit zu tun hatte, dass in unsere Familie die Gartengestaltung oft Gegenstand eifriger Diskussionen war und mein Vater schon damals, wie man heute sagt, ein gutes Netzwerk hatte und auf diese Weise häufig mit neuen Stauden, Sträuchern und Bäumen nach Hause kam. Davon profitiert die außergewöhnliche Ästhetik des Gartens immer noch. Aus heutiger Sicht gibt es gerade zu dieser Ästhetik ein ganz persönliches „Aber". Die ursprünglich vier Obstbäume des Gartens, zwei Apfelbäume und zwei Birnenbäume, wurden dem Zeitgeist geopfert. Schon damals hat mir das sehr missfallen, weil der Geschmack des Cox-Orange-Apfels für mich bis heute unvergesslich geblieben ist. In jener Zeit, es waren die Siebzigerjahre, war der Mauerfall von 1989 noch sehr weit weg und meinen Eltern und mir war nicht bewusst, dass diese Apfelsorte in England dominierte, nicht nur, weil sie ein Engländer, Richard Cox, gezüchtet hatte, sondern weil Cox-Orange feuchte Sommer mit wenig Hitze und feuchte Winter bevorzugte, wie sie in England üblich sind. Ein Boskop war der andere Apfelbaum, dem ich aufgrund seines hohen Säuregehaltes als Tafelapfel nicht nachtrauerte, der sich aber gut lagern ließ, sodass er zu Weihnachten als Bratapfel hervorragend schmeckte und noch im März des darauffolgenden Jahres eine willkommene Abwechslung war. Birnen hingegen sind bis heute mein Lieblingsobst geblieben. Die Williams-Christ-Birne (ebenfalls aus England stammend) und die Bosc-Flaschenbirne, benannt nach dem französischen Naturforscher Louis Augustin Guillaume Bosc d'Antic, kurz Bosc, waren schon in früher Jugend große Gaumenfreuden. Und ich entsinne mich sehr gut, dass, wenn ich einmal krank im Bett lag und mir nichts schmeckte, Birnenkompott das Einzige war, was immer ging. Doch nun zurück zum „Aber": Der Obstgarten wurde in einen wertvollen Staudengarten mit Nadelgehölzen und dem sehr seltenen chinesischen Rotholzbaum umgewandelt. Rein ästhetisch ein Zugewinn mit großem Erholungswert. Aus heutiger Sicht allerdings wäre mir ein Obst- und Gemüsegarten lieber, da ich heute ungespritztes und nicht überdüngtes Obst und Gemüse sehr schätze. Rein ökologisch betrachtet sind in diesem Fall aber beide Varianten als ökologisch wertvoll einzuordnen.

Bis auf meine spätere Zeit in Dresden und Ostberlin hatte ich das große Glück, immer einen Garten bewirtschaften zu dürfen. Sonst wäre ich vermutlich ein sehr unausgeglichener Mensch geworden. Seit 22 Jahren lebe ich im Ostallgäu und habe dort die Möglichkeit, mich gärtnerisch ungehemmt auszutoben. Dieses Privileg ermöglicht es mir, den von mir propagierten Gedanken einer ökologischen Landwirtschaft selbst umzusetzen, und dafür bin ich jeden Tag aufs Neue dankbar!

Als Halbwüchsiger kochte ich gern, ohne dass ich damit beauftragt wurde. Es machte mir einfach Spaß. Gelernt habe ich es durch Abschauen bei meiner Mutter, und wenn mich meine Erinnerung nicht trübt, hat der Rest der Familie es meist genossen. Aus einer Laune heraus entwickelte ich eines Abends ein Gericht, das alle toll fanden: eine Mischung aus sehr reifem Camembert, fein gehackten Zwiebeln, Salz, Pfeffer, etwas Paprikapulver und weicher Butter. Die Bayern wissen, wovon ich rede – dort nennt man das Obazda –, seltsam ist nur, dass ich zu dem damaligen Zeitpunkt keinerlei Bezug zu Bayern und seiner Küche hatte, denn durch Deutschland zog sich noch ein breiter und sehr gut bewachter Streifen – die Mauer. Schon erstaunlich, wie manche Dinge einfach mehrfach erfunden werden.

WIE SICH DAS THEMA ERNÄHRUNG LANGSAM WEITERENTWICKELTE

MIT 18 JAHREN ging es dann ohne Diskussion (es bestand Wehrpflicht ohne Alternative) anderthalb Jahre zur Volksmarine nach Stralsund und Sassnitz. Kulinarisch drehte sich jetzt alles ums Sattwerden! Ich erinnere mich aber gut daran, dass es sehr viel Fisch gab und dass wir mengenmäßig gut versorgt wurden. Im Anschluss begann ich mit dem Medizinstudium, zunächst im damaligen Ostberlin an der Charité und ab dem vierten Semester wieder in Dresden. Die Zeit in Ostberlin war für mich wunderbar unbeschwert. Die gewohnte Spießigkeit galt hier nicht, es war eine andere Welt. Ich hatte das große Glück, in der Nähe von Berlin-Köpenick, in Kaulsdorf, zur Untermiete zu wohnen. Studentenwohnheime waren mir schon damals ein Gräuel, da die Wohnverhältnisse dort in der Regel keine Privatsphäre zuließen. Die „große Freiheit" für einen, der aus Dresden kam, war natürlich das Westfernsehen, denn Dresden galt als das Tal der Ahnungslosen, wo Westfernsehen nur mit meterhohen Spezialantennen auf dem Dach möglich war. Die Erinnerung, wie ich mit der 70-jährigen Vermieterin in ihrem Wohnzimmer saß und gebannt in die Kiste schaute, lässt mich heute noch schmunzeln. Bei meiner Wirtin durfte ich hin und wieder kochen, was mir Spaß machte. Das Thema gesundes Essen war in dieser Zeit und in dem Alter kein Thema, über das ich nachdachte, nur schmecken musste es! Ab und zu leistete ich mir in einem der DDR-typischen Selbstbedienungsrestaurants am Alexanderplatz ein Eisbein mit Sauerkraut – hervorragend! Und noch etwas sollte erwähnt werden: In dieser Zeit kreierte ich einen Tomatensalat mit Käse, Knoblauch, Olivenöl, Pfeffer und Salz, der bei meiner damaligen Freundin, die heute anderweitig glücklich verheiratet ist, heute noch gern zubereitet wird – nach über 40 Jahren!

Und hier das ganz einfache Rezept:

ZUTATEN
300G **GOUDA** *(JUNG)*
6 REIFE BIO-TOMATEN, *MITTELGROSS*
1 ZWIEBEL, *MITTELGROSS*
1–2 KNOBLAUCH-ZEHEN
1 *HANDVOLL* FRISCHE BIO-BASILIKUMBLÄTTER
3 *EL* OLIVENÖL
1 *EL* ESSIG
PFEFFER
SALZ

ZUBEREITUNG

Gouda, Tomaten und Zwiebel in kleine Würfel schneiden. Ebenso die Knoblauchzehen. Basilikumblätter ebenfalls grob zerkleinern. Das Ganze mit Olivenöl, Essig und den Basilikumblättern vermengen und mit Salz und Pfeffer abschmecken.

TIPP

Knoblauchzehen können auch mit einer Mikroplanreibe gerieben werden. Dann wird der Knoblauchgeschmack noch etwas intensiver. Basilikum aus dem Garten oder Balkon ist natürlich das Ideale bezüglich Geschmack und Anbau!

Dann muss er wohl gut sein. Wenn wir telefonieren, lachen wir oft über dieses alte Rezept! Wir haben auch Schweinskopfsülze selbst gemacht, im sogenannten Schnellkochtopf, der damals modern war. Ich finde das bemerkenswert, weil es zeigt, dass gemeinsames Kochen auch jungen Menschen Freude machen kann. Nach dem erfolgreich abgeschlossenen Physikum ging es zurück nach Dresden, um die klinischen Semester abzulegen. Diese Zeit war geprägt von politischer Gängelei, Engstirnigkeit, dem Gefühl, permanent kontrolliert zu werden. Bald wurde mir auch klar, dass eine Universitätskarriere ohne Parteizugehörigkeit nicht möglich war. Dann kam es, wie es kommen musste. Ich zeigte zunächst versteckt, dann immer offener meinen Unmut über das System. Zur Strafe bekam ich ein halbes Jahr Haft aufgebrummt aufgrund eines Paragrafen, der die sogenannte „Herabwürdigung des Staates" definierte! Absatz eins dieses Paragrafen war mein Glück. Denn er brachte mir „nur" sechs Monate Inhaftierung ein. Ich glaube mich zu erinnern, dass der Absatz drei bei bis zu fünf Jahren lag! Der psychische und physische Ausnahmezustand während der Haft ist wahrscheinlich der Grund, weshalb ich mich an das Essen dort kaum erinnere. Außer der Tatsache, dass es meinen Mitgefangenen im Wesentlichen nur um eines ging – irgendwie ein alkoholisches Getränk, meist aus Brotteig und Marmelade, zu erzeugen. Jedes Wochenende flog dieser Unsinn dann regelmäßig durch entsprechende Kontrollen auf. Im Nachhinein kann ich nur sagen, dass ich viel Glück hatte, und aufgrund meiner Resilienz (das Wort und seine Bedeutung waren mir damals allerdings unbekannt) habe ich alles gut überstanden. Meinen Eltern ist es hoch anzurechnen, dass sie damals den Mut hatten, meinen Fall in der sogenannten Vertretung der BRD in Ostberlin bekannt zu machen, sodass ich exakt einen Tag vor meiner offiziellen Entlassung von der Bundesrepublik „freigekauft" wurde.

Am 30.9.1980 wurde meine Lebenstaste auf Reset gestellt, nach Durchlaufen des Aufnahmelagers Gießen und einer wunderbaren Zeit in Traunstein, wo man sich wirklich sehr fürsorglich um mich kümmerte. Eine Person, die ich noch heute bei verschiedensten Fortbildungsveranstaltungen in München treffe, möchte ich an dieser Stelle namentlich nennen – Krankenpfleger Walter Bleibinger. Eine Seele von Mensch, immer gut aufgelegt und an der Medizin, insbesondere Onkologie, bis heute interessiert! Er war für mich, da ich ja zu diesem Zeitpunkt keinerlei Freund:innen oder Verwandte in der „neuen Welt" hatte, das Beste, was mir passieren konnte! Im Traunsteiner Krankenhaus war ich ein halbes Jahr als Hilfspfleger angestellt und konnte dann das Medizinstudium in München wiederaufnehmen. Danach folgte die Assistenzzeit und Habilitation in der Medizinischen Klinik III im Klinikum Großhadern. Großartige Jahre mit wunderbaren Kolleg:innen, einschließlich meines Chefs, der hier auch namentlich genannt werden soll, Professor Dr. med. Wolfgang Wilmanns.

Durch den Einfluss meiner damaligen griechischstämmigen Freundin entdeckte ich die mediterrane Küche. Die taugt mir bis heute – sie ist einfach, abwechslungsreich, leicht verdaulich und in der Regel unkompliziert. Noch dazu ist sie tendenziell pflanzlich, ohne dass das Wort „vegetarisch" am Esstisch zum Gegenstand militanter Diskussionen werden muss. Die Abende beim Griechen oder Italiener zu dieser Zeit, die ich in sehr guter Erinnerung habe, wurden für mich zum Inbegriff für angenehme Geselligkeit und Entspannung, so, wie es eigentlich immer beim Essen sein sollte. Diese Küche inspiriert mich noch heute beim Kochen. Besonders angetan hat es mir aber bis heute speziell die zypriotische Küche, bei der die Aromen des Mittelmeers sich mit denen des Vorderen Orients mischen. Es ist eine einfache saisonale Kost, bei der Gemüse eine Hauptrolle spielt. Das allein wäre ein guter Grund gewesen, sich in dieser Gegend niederzulassen, aber wie das Leben so spielt, kam es doch ganz anders.

Beruflich war ich in jener Zeit viel unterwegs und es war eine sehr angenehme Tradition auf diesen Reisen, dass man sich abends zum gemeinsamen Essen traf. Florenz und Neapel sind zwei Städte, die ich diesbezüglich in guter Erinnerung habe. Florenz ist ein Beispiel für eine bodenständige und einfache Küche. Saison und Tradition bestimmen das, was auf den Teller kommt. Ein sehr positives Beispiel für ein hochwertiges Street-Food-Produkt sind Lampredotto-Brötchen mit Salsa Verde (Panino con Lampredotto e Salsa Verde)! Das muss man probiert haben – einfach köstlich! Oder die Ribollita, eine Gemüsesuppe mit weißen Bohnen. Die koche ich bis heute sehr gern selbst. Den Speck (Pancetta) für die Suppe kann man auch durch ein Stück Parmesanrinde ersetzen (vor dem Servieren herausnehmen). Und nicht zu vergessen, die Crostini di Fegatini (Röstbrot mit Hühnerleber) – ein perfektes Beispiel für die schmackhafte Verwendung von Innereien. Die zweite Stadt der guten Erinnerungen ist Neapel – wo die Pizza erfunden wurde! Hier ist sie außen knusprig mit einer dicken Kruste, innen weich und saftig. Legendär, diese Pizza mit einer Soße aus San-Marzano-Tomaten und mit Büffelmozzarella belegt. Wie mein Freund, der Buchautor und Koch Franz Keller, sagen würde: „Vom Einfachen das Beste!"

Mein beruflicher Werdegang war unter anderem mit vielen Reisen in die USA verknüpft. Die Küche in den USA profitiert zweifellos von dem multikulturellen Einfluss, und auch dort habe ich perfekte kulinarische Abende mit Kolleg:innen erleben dürfen, die aber letztlich für mich nicht so prägend waren wie die Erlebnisse in Südeuropa.

Da ich beruflich immer sehr eingebunden war und der Beruf mich auch forderte, kam ich relativ spät auf die Idee, mich dem Thema Jagd und der Falknerei zu widmen. Ich hatte immer schon ein Faible für Natur und Tiere. Das Bestehen der Jagdprüfung, auch als das „grüne Abitur" bezeichnet, war ein weiterer wichtiger Schritt für mich gewesen, die Natur, die uns umgibt, in ihrer Vielfalt korrekt zu erkennen und Zusammenhänge zu begreifen, die letztlich auch unsere Ernährung betreffen. Die meisten von Ihnen werden Nichtjäger:innen sein, deshalb möchte ich an dieser Stelle meinen Freund, Kollegen und großes Vorbild in Sachen Jagd, Jörg Mangold (*Ansitzgedanken*, 2011) sprechen lassen: „Begeisterung für die Jagd, die große Jagdpassion, ist nicht unbedingt an das Erlegen oder Erbeuten eines Wildtieres gebunden. Jäger zu sein bedeutet für mich, aktiv eingebunden zu sein in das vielfältige Leben in Wald und Flur und auf dem Land. Jagen heißt für mich, Begegnungen zu haben mit Tieren und Menschen und dabei zu spüren, dass man ein kleiner Teil dieses wunderbaren Ganzen ist."

Für alle unter Ihnen, die Fleisch essen – was nichts Verwerfliches ist –, sei an dieser Stelle gesagt, dass Jäger:innen, die ihr Handwerk beherrschen und das Wild mit einem sicheren Schuss in seinem Lebensraum erlegen, ethisch höchst korrekt handeln. Sie liefern das wertvollste Fleisch, was wir regional anbieten können. Mehr darüber im Kapitel "(Wild-)Fleisch".

Die Falknerei habe ich bis zum heutigen Tag nicht praktizieren können, denn sie erfordert sehr viel Zeit. Die Falknerprüfung aber hat mein Wissen um die Greifvögel extrem erweitert, wofür ich sehr dankbar bin.

1999 trat ich die Stelle an, die ich bis heute innehabe: Koordinator des Tumorzentrums München. Die ersten zehn Jahre galten schwerpunktmäßig der Verbesserung der Zusammenarbeit zwischen den Kolleg:innen der Universitätskliniken, den städtischen Krankenhäusern und den niedergelassenen Kolleg:innen. Ein Paradigmenwechsel fand im Jahr 2010 statt, als wir uns entschlossen, kostenfreie Beratungsstellen direkt für die Patient:innen einzurichten. Eine Anmeldung per Telefon oder E-Mail genügte. 2010 wurde die erste Beratungseinheit, die „Krebsberatungsstelle mit Schwerpunkt psychoonkologische und psychosoziale sowie sozialpädagogische Beratung" gegründet. Es folgten die Gründung der Ernährungsberatung und der Beratung für Komplementärmedizin. Eine bis heute bahnbrechende Pionierleistung, die unseren Patient:innen unkompliziert Unterstützung anbietet.

Gemeinsam mit meinen Mitarbeitern entwickelte ich einen Blog „Wissen gegen Krebs" (https://news.tumorzentrummuenchen.de/), der Patient:innen bis heute Wissen, Tipps und Mut vermittelt. Unser jährlich stattfindender Patient:innentag war bis 2019 immer eine sehr gut besuchte Veranstaltung. Der Hörsaal war mit 500 Besucher:innen regelmäßig ausgebucht. Als die Corona-Pandemie Veranstaltungen dieser Art nicht erlaubte, rang ich mich zunächst sehr zögerlich zu der Idee eines online stattfindenden Patiententags durch (www.tumorzentrummuenchen.de/patienten/patientag/patientag2022. html). Das Online- Format brachte mich auf die Idee, auch eine Koch- und Entspannungssession zu integrieren. Bei Letzterem war das Großartige, dass sich aus dem Kolleg:innenkreis ein klassisches Duett zusammengetan hat. Dieses wunderbare Hobby der beiden Musikalischen war natürlich den Wenigsten bekannt. Überraschung und Begeisterung waren das Ergebnis. Der darauffolgende Online-Patient:innentag wurde dadurch getoppt, dass sich wieder ein bisher eher unbekanntes Ärzt:innenquartett aus meinem beruflichen Umfeld engagierte. Heute kann ich sagen, dass die Notwendigkeit eines digitalen Formats mit einem ausgewogenen Programm aus Wissensvermittlung und Unterhaltung eine tolle Bereicherung für die Patient:innen bedeutete, und ich bin Professor Sylvie Lorenzen, die das damals angeregt hatte, bis heute dankbar dafür. Über 3.000 dankbare Teilnehmer:innen erreichten wir zuletzt auf diese Weise, von denen viele krankheitsbedingt und natürlich auch ortsbedingt den Weg zu unserer Veranstaltung nie geschafft hätten! So wurde aus der Not eine Tugend, und für die meisten war das Online-Format ein Geschenk! Eine letzte Anmerkung noch, auch wenn es Sie vielleicht nur indirekt betrifft. Seit 2018 gibt es eine Projektgruppe „Ernährung und Krebs", die federführend Professor Dr. med. Hans Hauner und Professor Dr. med. Marc Martignoni leiten. Deren Arbeit ist es zu verdanken, dass Erkenntnisse aus der Ernährungsmedizin für onkologisch tätige Ärzt:innen gedruckt oder im Online-Format als sogenanntes „Blaues Manual" zur Verfügung stehen.

DER KOCHKURS, DER ALLES VERÄNDERTE

DER 14.5.2009 war der Tag, an dem sich für mich ein neues Kapitel aufschlug. An diesem Tag besuchte ich einen Kochkurs bei Hans Haas. Ein Geschenk meiner Frau, das bei mir zunächst Unmut ausgelöst hatte. War man etwa mit meinen Kochkünsten nicht mehr zufrieden? Mit dieser Chichi-Küche (so denken wahrscheinlich viele Leute über Sterneköch:innen), bei der man nicht satt wird (so jedenfalls lautet das Vorurteil), wollte ich lieber nichts zu tun haben. Der Geschenkgutschein wurde entsprechend spät eingelöst – kurz, bevor er verfiel. Aber was für eine Überraschung! Ein überaus herzlicher Empfang durch Hans Haas und seine Frau erzeugte bei mir ein Wohlgefühl und Neugier auf das, was mich da erwartete. Ich war der einzige „Single", alle anderen Männer waren in Begleitung ihrer Frauen gekommen. Es war gewissermaßen ein Spiegelbild des häuslichen Lebens: Die Frauen legten los, die Männer waren eher nur gering solidarisch und ließen sich maximal zum Schneiden von Gemüse motivieren. Und immer lautete der Kommentar der Männer zu ihren Frauen: „Hör genau zu, was der Herr Haas sagt!" Damit war klar, dass sich die Aufgabenverteilung auch nach diesem Tag nicht ändern würde. Ich vermute ja, dass die Frauen ihre Männer in der geheimen Hoffnung mitgebracht hatten, dass sie sich danach mehr in der Küche engagieren – eine allerdings unbestätigte Hypothese. Was mich bei Hans Haas so begeistert hatte: Entgegen meiner Erwartung, die wahrscheinlich viele Menschen teilen, musste ich feststellen, dass in der Sterneküche nichts weggeworfen wird. Alle Gemüse- und Fleischreste einschließlich der Knochen werden zu Gemüse- oder Fleischfond verarbeitet, die wiederum die Grundlage der legendären Soßen von Hans Haas sind. Und zugleich lernte ich viele einfache Tricks, um keine jener Zutaten, wie zum Beispiel Glutamat, zu verwenden, die nichts in einem schmackhaften, gesunden Essen zu suchen haben. Mir wurde sehr schnell klar, dass dieses Know-how an unsere Tumorpatient:innen, aber auch an Gesunde weitergegeben werden musste! Zumal ich bei den vielen von uns durchgeführten Patient:inneninformationstagen zum Thema Ernährung den Eindruck gewonnen hatte, dass es beim Thema Lebensmittel und Kochen noch sehr viel Informationsbedarf gab.

Meine Begeisterung löste eine Kettenreaktion aus. Zu Hans Haas hat sich eine Freundschaft entwickelt. Und dadurch hatte ich das große Glück, weitere Meisterköche kennenzulernen, vor denen ich bis heute Respekt habe und die ich bewundere. Nicht nur wegen ihres handwerklichen Könnens und ihrer Kreativität, sondern auch dafür, wie sie mit ihren Teams arbeiten, ganz im Geiste des großen Auguste Escoffier (1846–1935), der die französische Haute Cuisine prägte und dessen Standardwerk bis heute nicht an Bedeutung verloren hat. Vor allem hat er die unmenschlichen Arbeitsverhältnisse in der Küche radikal verbessert. Die Fotografie, aufgenommen am 20.3.2022 bei mir im Garten bei über 20 Grad – ein für mich sehr bedeutungsvolles und emotionales Treffen –, zeigt alle mir wichtigen Meisterköche und Freunde, die gewissermaßen Brüder und Schwestern im Geiste sind. Dazu gehören Astrid Löwenberg (Sommelière), Theresa Geisel (Vorsitzende des Vereins *Food & Health e. V.*) und Otto Geisel. Die Freundschaft mit Otto Geisel war und ist ein ganz wesentlicher Katalysator bei dem Bestreben, die Welt des Essens und Trinkens in allen Lebensbereichen etwas besser zu machen. Mit ihm zusammen, mit Carlo Petrini (Begründer der internationalen Slow-Food-Bewegung) und Gregory Emmel habe ich den Verein *Food & Health* gegründet.

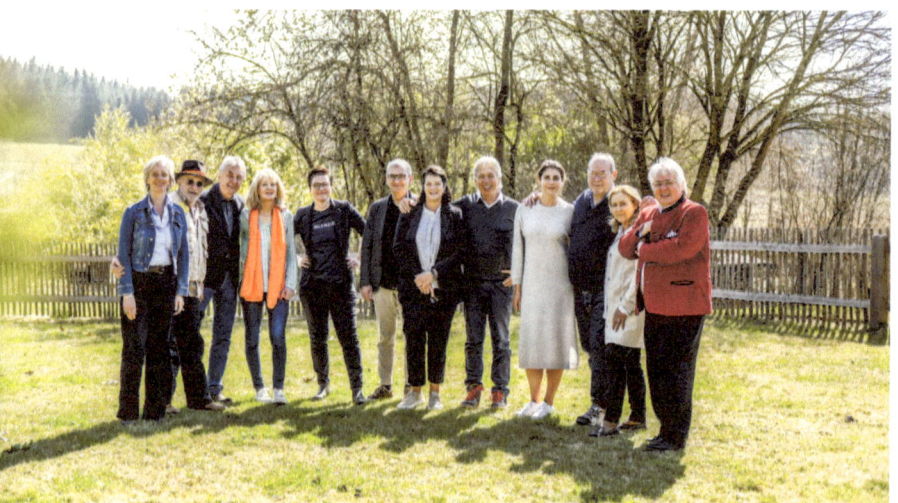

VON LINKS NACH RECHTS
ASTRID LÖWENBERG, FRANZ KELLER, HANS HAAS, INA HAAS, SIGRID SCHELLING, LUIS MATSCHER, ANNA MATSCHER, VOLKMAR NÜSSLER, THERESA GEISEL, OTTO GEISEL, EVELYN GEISEL UND HERBERT HINTNER *BEI UNSEREM TREFFEN AM 20. MÄRZ 2022 AUF GUT ROSENHOF.*

Eckart Witzigmann, der die französische Nouvelle Cuisine in Deutschland etablierte und das legendäre Restaurant *Tantris* in München als Wiege dieses neuen Kochstils prägte, und der Sternekoch Martin Fauster, der momentan in Freiburg arbeitet, konnten leider an dem Tag nicht anwesend sein. Alle genannten Köche hatten sich gemeinsam mit Otto Geisel für die App *HealthFood* und mein erstes Buch *Stark gegen Krebs* sehr engagiert.

Sie wissen nun, dass meine Nähe zu den Sterneköchen eher einem Zufall geschuldet war, aber es war ein sehr glücklicher! Entsprechend meinem Credo „Von den Besten lernen" kann ich Sie nur ermutigen, es mir nachzutun. Meine persönliche Erfahrung ist, dass die angebotenen Kochkurse der Meisterköch:innen für jeden von uns eine Bereicherung sind. Mit wenigen Schritten gelangen Sie zu einer neuen Stufe der Geschmackserfahrung und erlernen praktische, alltagstaugliche Fertigkeiten, die Sie mit nach Hause nehmen und umsetzen können. Für mich waren die Kochkurse von Hans Haas jedes Mal ein neues Highlight, und gleich am nächsten Tag kam das Gericht, das mich am meisten begeistert hatte, auf den Tisch. Wenn Sie es geschmacklich ähnlich hinbekommen, ist alles erreicht – was will man mehr? Das Wichtigste dabei ist, die Prinzipien zu erfassen, die sich für viele andere Gerichte ebenfalls anwenden lassen. Man tut gut daran, sich die Frage zu stellen: Warum schreibt das Rezept diesen Schritt vor? Das macht Sie gleich offener für die Entwicklung neuer Gerichte! Der schon erwähnte Escoffier hat mit der exakten Rezeptur die Basis für die beliebige Wiederholbarkeit der Gerichte geschaffen. Das wird von einem Profi, insbesondere der französischen Küche, verlangt. Damit hat er auch der Kochkunst wissenschaftlichen Charakter verliehen und es durch handwerkliches Talent geschafft, diese in den Rang der schönen Künste zu erheben. Ganz nebenbei hat Escoffier dadurch den Meisterköch:innen erhebliches soziales Ansehen verschafft. Das war in der damaligen Zeit absolut neu und hat an Aktualität ebenfalls nichts verloren. Damit erklärt sich auch der ästhetische Augenschmaus und die Schönheit der Sterneköch:innen-Bücher, die wir voller Bewunderung durchblättern. Leider vermitteln sie uns oft auch ein Gefühl der Ohnmacht, nach dem Motto „Das schaffe ich nie!" oder „Das kann ich mir nicht leisten". Haute Cuisine bedeutet in erster Linie, bewusst und effizient mit den Produkten zu arbeiten. Sie müssen nicht die besten Stücke von Fleisch oder Fisch nehmen! Sondern Sie lernen von diesen Köchen, die ausgewählten Produkte geschmackvoll zu verarbeiten. Die besten Soßen, die ich zum Beispiel bei Hans Haas und Sigi Schelling gegessen habe, sind aus Gemüse und Fleischresten entstanden! Manche Bücher mögen also das Gefühl von Überforderung auslösen, doch bitte haben Sie Geduld: Es gibt eine riesige Auswahl, und sicherlich werden auch Sie Ihren persönlichen Ratgeber finden. Es ist keine Schande, sondern eher eine große Bereicherung, eine umfassende Kochbuch-Bibliothek zu haben. Kochbücher haben doch etwas wunderbar Inspirierendes, ähnlich wie Reiseführer machen sie Appetit auf Neues. Aber unter uns gesagt, im Alltag sind es meistens die immer gleichen Lieblingskochbücher, die wir verwenden, nur hin und wieder wird ein neues Kochbuch in den Bereich Alltagstauglichkeit aufgenommen.

UNSER MIKROBIOM – BILLIONEN BAKTERIEN, DIE ÜBER UNSERE GESUNDHEIT ENTSCHEIDEN

ES KLINGT IMMER WIEDER SELTSAM und wird sehr oft vergessen, aber wir bestehen nicht nur aus „uns". Tatsächlich ist unser Körper wie ein eigenes kleines Ökosystem, welches Billionen mikroskopisch kleine Lebewesen beherbergt: das Mikrobiom oder auch die Mikrobiota oder Mikroflora.

Zusammengesetzt ist diese Besiedelung unserer Haut und der Schleimhäute im Mund, Genitalbereich sowie dem Darm aus Bakterien (etwa 99 Prozent), Viren und Pilzen. Mengenmäßig übertreffen diese Symbionten die Zellen ihrer Wirt:innen um den Faktor zehn. Bildlich gesprochen findet man in einem Gramm Stuhl mehr Mikroorganismen, als derzeit Menschen auf unserer Erde leben. Haben Sie sich einmal gefragt, warum wir uns im Laufe der Evolution auf diese Symbiose eingelassen haben? Fakt ist, dass wir einen sehr guten Grund gehabt haben müssen. Denn zunächst stellt es eine sehr große Gefahr dar, fremde Organismen in sich aufzunehmen. Erkunden Sie mit mir den unbezahlbaren Vorteil, den diese Verbindung für uns und unser Überleben darstellte und bis heute darstellt.

Ich werde mich im Folgenden vor allem auf das Mikrobiom des Darmes fokussieren, da es maßgeblich für die Verdauung unserer Nahrung verantwortlich ist. Hier leben mindestens 1.000 verschiedene Arten an Mikroorganismen, wobei die meisten im Dickdarm ansässig sind. Der Dünndarm ist verhältnismäßig dünn besiedelt.

Jeder Mensch weist eine ganz einzigartige Zusammensetzung seines Mikrobioms auf, welche unter anderem beeinflusst wird durch die Gene und das Immunsystem, aber auch durch Medikamente und die Ernährung.[1] Das Mikrobiom an sich ist maßgeblich an einer Vielzahl von Vorgängen in unserem Organismus involviert. Zunächst einmal hilft es uns, die unverdaulichen – meist pflanzlichen – Nahrungsbestandteile aus Magen und Dünndarm zu verwerten und daraus Stoffe herzustellen, die unser Körper nicht selbst produzieren kann. Ein Beispiel hierfür sind die kurzkettigen Fettsäuren Butyrat, Propionat und Acetat. Diese Fettsäuren stellen unserem Körper nicht nur Energie zur Verfügung. Sie fungieren auch als eine Art Signalgeber. Unter anderem können sie eine reduzierte Nahrungsaufnahme einleiten und führen zu einer verbesserten Glukosetoleranz. Das bedeutet, sie nehmen einen direkten Einfluss darauf, wie schnell Glukose in unsere Blutbahn aufgenommen wird und wie schnell unser Blutzuckerspiegel folglich nach einer Mahlzeit ansteigt. Ist die Glukosetoleranz beeinträchtigt und der Blutzuckerspiegel steigt nach einer Mahlzeit extrem an, könnte dies ein erster Hinweis auf die Entwicklung von Diabetes Typ 2 sein. Auch auf das Immunsystem wirken die Darmbakterien direkt ein und können beispielsweise dessen Aktivität steigern.[2] Ferner werden einige Vitamine und unsere Gallensäure von den Bakterien in unserem Darm (mit-)produziert. Vielversprechenden Studien zufolge nehmen sie sogar direkten Einfluss auf unser Essverhalten. Sie sind beteiligt an der Modulation der Darmmotilität, das ist die Beweglichkeit des Darms, und -sensibilität sowie der intestinalen Permeabilität, also der Durchlässigkeit unseres Darms, und der Aktivität unseres Darmnervensystems. Ist die mikrobielle Besiedelung in unserem Darm im Ungleichgewicht, kann es etwa zum Reizdarmsyndrom oder anderen funktionellen Magen-Darm-Erkrankungen kommen.[3]

Abgesehen von der Verwertung unserer Nahrung und dem direkten Wirken in unserem Darm können die Mikroorganismen auch durch Signalstoffe über die Blutbahn direkt mit unserem Gehirn kommunizieren. Nicht umsonst wird oft von unserem „Darmhirn" gesprochen. So fand eine Studie von *Valles-Colomer et al. 2019* heraus, dass ein Zusammenhang besteht zwischen einem funktionierenden Mikrobiom und unserer psychischen Gesundheit. „Unsere" Mikroorganismen können unter anderem auf das Gedächtnis, Stressreaktionen sowie das soziale Verhalten Einfluss nehmen und auch Krankheiten wie

Depressionen und neurodegenerative Erkrankungen begünstigen. Wie genau die Mechanismen dahinter funktionieren, ist derzeit noch Objekt vieler Forschungsarbeiten. Bekannt ist bisher jedoch, dass die Darm-Mikrobiota die Produktion von Neurotransmittern und neuroaktiven Verbindungen wie Serotonin, GABA und Dopamin produzieren oder stimulieren kann und dass diese Verbindungen wiederum das Bakterienwachstum modulieren können.[4]

Auch die Entwicklung und die Kontrolle unseres (adaptiven) Immunsystems steht in großer Abhängigkeit mit der Zusammensetzung unserer Darmbesiedelung. Es zeigte sich beispielsweise, dass Erkrankungen wie Allergien, Autoimmun- und Entzündungskrankheiten im engen Zusammenhang stehen mit einer Veränderung der Darmflora. Umso bedenklicher ist der unsachgemäße Einsatz von Antibiotika bei der Haltung von Nutztieren aller Art, welcher unser Mikrobiom aus dem Gleichgewicht bringt und dessen Diversität stark reduzieren kann (mehr dazu in den Kapiteln „Fleisch", „Fisch", „Eier").[5]

Darüber hinaus steht wohl auch die Erkrankung Krebs im direkten Zusammenhang mit unserem Mikrobiom – so das Ergebnis einer Vielzahl aktueller Studien. Dabei könnte die mikrobielle Zusammensetzung sowohl auf die Tumor-Entstehung an sich als auch auf das Anschlagen bestimmter Krebstherapien und das Auftreten von Nebenwirkungen Einfluss haben. Derzeit wird an einer Methode geforscht, die gezielt bestimmte Bakterienstämme abtötet, die eine Krebsentstehung begünstigen könnten. Auch die Produktion der kurzkettigen Fettsäuren Butyrat und Pentanoat durch die Darmbakterien könnte in der Krebsimmuntherapie künftig eine wichtige Rolle spielen. Eine jüngst veröffentlichte Forschungsarbeit zeigte, dass die Aktivität tumorspezifischer T-Zellen durch die Fettsäuren moduliert werden könnte.[6]

EIN GESUNDES MIKROBIOM – WAS KÖNNEN WIR SELBST DAZU BEITRAGEN?

DASS EIN INTAKTES MIKROBIOM einen Schlüsselpunkt in unserer Gesundheit darstellt, liegt – spätestens nach den oben stehenden Ausführungen – auf der Hand. Jüngere Studien legen sogar nahe, dass eine aus der Balance geratene mikrobielle Besiedelung bei jeglichen Erkrankungen mitberücksichtigt werden sollte. Nicht umsonst bespreche ich das Thema zu Beginn dieses Buches. Was jedoch kann jede:r Einzelne von uns nun konkret dafür tun, dass es den „richtigen", den gesundheitserhaltenden Bakterien in unserem Darm gut geht? Unser Handlungsspielraum fängt bereits in unserer frühesten Kindheit an. Bieten wir unseren Neugeborenen eine extrem saubere Umgebung, in der sie kaum mit Keimen und Viren in Berührung kommen, führt dies zu einer verringerten Zahl der mikrobiellen Vielfalt auf der Darmoberfläche. Als Resultat entwickelt sich das Immunsystem nicht optimal und der Grundstein für das Auftreten einer chronischen Entzündung ist gelegt. Ein erster Hinweis auf eine aus der Balance geratene Darmflora können das Auftreten von leichter Verstopfung, Übergewicht oder Stoffwechselstörungen sowie erhöhten Plasma-Cholesterinwerten sein. Dies jedoch meist im fortgeschrittenen Lebensalter.[7]

Auch im weiteren Verlauf unseres Lebens können wir einiges dazu beitragen, dass unsere Mikrobiota optimal (für uns) arbeiten kann. Vor allem die Ernährung gilt als einer der wichtigsten Faktoren, die die Unterschiede in der Darm-Mikrobiota hervorruft – insbesondere, wenn es sich um langfristige Ernährungsgewohnheiten und nicht um kurzfristige Interventionen handelt. Eine – zugegeben etwas ältere – Studie, die die Darmbakterien von Kindern aus Burkina Faso mit denen aus Europa verglich, brachte den Einfluss unserer Ernährung klar zutage: In dem westafrikanischen Staat ernährten sich die Kinder vorwiegend von Körnern und Gemüse. Fleisch kam nur selten auf den Tisch. Der Anteil der „nützlichen" Bacteroidetes-Bakterien betrug bei ihnen im Durchschnitt 73 Prozent, während er bei einer europäischen Kost mit weniger komplexen Kohlenhydraten bei 27 Prozent lag. Die eher ungünstigen Firmicutes-Stämme machten bei den Kindern aus Burkina Faso etwa zwölf Prozent der Darmbakterienstämme aus, während in Europa durchschnittlich 51 Prozent des Mikrobioms aus Firmicutes bestanden.[8]

Es scheint jedoch so, dass nicht nur die Zusammenstellung der Nahrungsmittel und Nährstoffe entscheidend für die Zusammensetzung der Darmflora ist, sondern auch die Zeiten, zu denen wir essen, sowie unser Essverhalten insgesamt. Essen wir in Ruhe und kauen jeden Bissen ausreichend, oder essen wir unter Stress, vor dem Laptop oder Fernseher? Essen wir rund um die Uhr, oder machen wir Pausen zwischen den Mahlzeiten? Besonders in der Nacht sollte beispielsweise eine längere Fastenperiode angestrebt werden, um dem Organismus die Ruhe zu gönnen, die er benötigt, um etwa Aufräumarbeiten zu erledigen.

Im Folgenden möchte ich kurz auf einige Aspekte der Ernährung eingehen, die sich als heilsam oder störend für das mikrobielle Gleichgewicht herausgestellt haben.

PROBIOTIKA

ZUNÄCHST EIN PAAR WORTE zu Probiotika, also lebenden Mikroorganismen, die wir zum Beispiel über fermentierte Milchprodukte wie Joghurt oder Kefir oder in Kapselform, etwa nach einer Antibiotikabehandlung, zu uns nehmen. Ein Beispiel hierfür sind Bifidobacterium- oder Lactobacillus-Arten. Eine gut dokumentierte Wirkung dieser Probiotika ist ihre Fähigkeit, Gastroenteritis und Atemwegsinfektionen vorzubeugen. Dies geschieht hauptsächlich über die Hemmung von Pathogenen (Krankheitserreger) im Darm und die Unterstützung einer gesunden Darmwand sowie unseres (angeborenen) Immunsystems. Zudem wird der regelmäßige Verzehr von Joghurt in Zusammenhang gebracht mit einer Verbesserung von Verdauungsbeschwerden wie Verstopfung oder Durchfall (mehr dazu im Kapitel „Milch").[9] Darüber hinaus scheint der Verzehr bestimmter Probiotika zu einem günstigen Effekt auf unsere Psyche zu führen. In einer Studie konnten beispielsweise die psychische Belastung und die Angstzustände der Teilnehmer:innen durch die Gabe von Lactobacillus und Bifidobakterien verbessert werden.[10]

PRÄBIOTIKA

UNTER PRÄBIOTIKA VERSTEHT man Nahrungsbestandteile, die „selektiv über unsere Darm-Mikroorganismen verwertet werden können und die einen gesundheitlichen Nutzen bringen". So die Definition des Gremiums der International Scientific Association for Probiotics and Prebiotics (ISAPP).[11] Gemeint sind hier unter anderem Ballaststoffe, Polyphenole und mehrfach ungesättigte Fettsäuren, wobei vor allem Ballaststoffe wie Pektine, Inulin oder resistente Stärke dazu beitragen, dass sich die nützlichen Darmbakterien wie Bifidobakterien richtig wohlfühlen, während schädliche und pathogene Bakterien reduziert werden. In der Muttermilch findet man ebenfalls bestimmte kurzkettige Kohlenhydrate, die insbesondere durch Bifidobakterien verwertet werden können. So unterstützt die Muttermilch den Säugling von Beginn an dabei, eine gesunde Darmflora aufzubauen.[12]

Polyphenole scheinen eine ähnliche Wirkung auf unsere Darm-Mikrobiota zu haben wie die Ballaststoffe, jedoch ist die Studienlage hier etwas spärlicher und die bisherigen Erkenntnisse stammen überwiegend aus Zell- und Tierexperimenten. In Interventionsstudien, das sind Studien, in denen ursächliche Zusammenhänge mit hoher Wahrscheinlichkeit erkannt werden, am Menschen schienen Polyphenole aus grünem Tee und Kakao die größten Veränderungen des Mikrobioms zu bewirken. Insbesondere konnten hier Bifidobakterien und Lactobacillus erhöht werden, während einige pathogene Arten reduziert wurden.[13]

RAFFINIERTER ZUCKER UND SÜSSSTOFFE

KAUM EIN BESTANDTEIL wird so sehr mit verarbeiteten Lebensmitteln und der typisch westlichen Ernährungsweise in Verbindung gebracht wie der raffinierte Zucker. So kann ein hoher Konsum von raffiniertem Zucker, künstlichen Süßstoffen und Zuckeralkoholen (also Zuckeraustauschstoffe wie Sorbit, Xylit, Maltit und Mannit) zu einer Beeinträchtigung der Interaktion zwischen uns und unseren Magen-Darm-Mikroben führen, was das Auftreten von Stoffwechselstörungen und Fettleibigkeit begünstigt. Zudem wird der Glukose- und Insulinstoffwechsel bei übermäßigem Verzehr beeinträchtigt und die Bakterienvielfalt unseres Darms verringert. Die Darmmikroben spielen bei der Aufnahme und der weiteren Verwertung der Glukose über die Leber eine wichtige Rolle. Nicht von ungefähr gilt eine nicht ausbalancierte Darm-Mikrobiota als eines der typischen Merkmale bei Adipositas und Typ-2-Diabetes. Der Zweifach-Zucker Saccharose (Haushaltzucker) besteht aus Fruktose und Glukose und wird vor allem über den Dünndarm aufgenommen. Zucker, der hier nicht resorbiert werden kann (zum Beispiel bei einer übermäßigen Aufnahme über die Nahrung), gelangt weiter in den Dickdarm und dient hier den Darmbakterien als „Futter". Gerade Fruktose (Fruchtzucker) spielt wohl eine entscheidende Rolle bei der Modulation der Darmflora, die zum Entstehen einer sogenannten nichtalkoholischen Fettleberkrankung (NAFLD) beitragen kann. Dies ist besonders bedenklich, weil Fruktose in den letzten Jahren als Ersatz für den üblichen Haushaltszucker in vielen Fertiglebensmitteln Einzug gehalten hat, teilweise begründet durch die geringe Auswirkung auf unseren Glukosespiegel. (Mehr dazu im Kapitel „Verstecktes Salz, versteckter Zucker".)

Zuckeralkohole und künstliche Süßstoffe finden ebenfalls ihren Weg in den Dickdarm, da sie über den Dünndarm kaum aufgenommen werden können. Auch diese Stoffe werden von unseren Mikroorganismen verwertet. Die Aussage, Süßstoffe würden uns nicht schaden, da wir sie gar nicht aufnehmen könnten, muss spätestens hier überdacht werden. Studien am Menschen über die genauen Auswirkungen von Süßstoffen und Zuckeralkoholen sind derzeit leider noch rar, die wenigen Ergebnisse deuten jedoch darauf hin, dass sich die mikrobielle Vielfalt verringert, wenn wir viele dieser Stoffe zu uns nehmen.[14]

FETTE

WAS FÜR DIE GESAMTE ERNÄHRUNG gilt, bewahrheitet sich insbesondere bei den Fetten: Sowohl Menge als auch Qualität entscheiden über den Gesundheitswert. So zeigte sich, dass die Aufnahme von Omega-3-Fettsäuren wie Docosahexaensäure (DHA) und Eicosapentaensäure (EPA) die Anzahl einiger nützlicher Bakterien im Darm erhöhte. Wie genau die Nahrungsfette Einfluss auf die Zusammensetzung und Funktionalität unserer Darm-Mikrobiota beeinflussen, ist noch nicht abschließend geklärt. Die meisten Fette werden jedoch über den Dünndarm resorbiert. Nur ein geringer Teil der Fette erreicht den Dickdarm, wo sie von den Darmbakterien verwertet werden können.

Hier zeigt sich jedoch ein grundlegendes Problem unserer Darm-Mikrobiota: Sie besteht vorwiegend aus Anaerobiern (Bakterien, die keinen Sauerstoff benötigen und die in Anwesenheit von Sauerstoff meist absterben). Da die Verstoffwechselung von Nahrungsfetten jedoch Sauerstoff benötigt, werden der Abbau und die Nutzung von Fetten als Energiequelle für die Bakterien erschwert. Wenn die fettreiche Nahrung noch zusätzlich ballaststoffarm ist, ein klassisches Beispiel wäre hier Currywurst mit Weißbrot, wird die Verwertung über die Bakterien zusätzlich eingeschränkt.[15]

Auch wenn es nicht direkt mit der Ernährung zu tun hat, möchte ich an dieser Stelle noch anmerken, dass sich auch chronischer Stress auf unser Mikrobiom auswirkt. Über Neurotransmitter (vor allem GABA, Dopamin und Serotonin), kurzkettige Fettsäuren und das Immunsystem beeinflusst die Mikrobiota das Gehirn mithilfe des Vagusnervs. Auch das Gehirn beeinflusst auf ähnliche Weise die Zusammensetzung der Darmbakterien. Als Folge von chronischem Stress kann unsere Darmbarriere geschädigt und durchlässiger werden, es können Entzündungen entstehen und das Mikrobiom kann in ein Ungleichgewicht geraten. Auch chronischer Schlafmangel ist ein körperlicher Stress, der sich negativ auf unser Mikrobiom auswirkt und unter anderem die Entstehung von Adipositas begünstigen kann. Eine gute Schlafqualität sorgt hingegen dafür, dass für uns nützliche Bakterien vermehrt auftreten und die mikrobielle Vielfalt erhöht wird. Die genauen Mechanismen sind zwar noch nicht 100-prozentig verstanden, es wird jedoch vermutet, dass hier ebenfalls von den Bakterien produzierte Neurotransmitter wie GABA und Serotonin beteiligt sind, die über die Darm-Hirn-Achse direkt mit unserem Gehirn kommunizieren können.[16]

Unsere Darmbakterien spielen eine zentrale Rolle in unserer Gesundheit, die weit über den Darm hinausgeht.

Wir haben es mit unserer Ernährung (und unserem Stressmanagement) selbst in der Hand, dass sich unser Mikrobiom optimal entwickelt:
- über den Verzehr von Probiotika, wie sie beispielsweise in Joghurts (auch oft in den veganen Alternativen) zu finden sind,
- über Präbiotika aus einer ballaststoffreichen, pflanzenbasierten Ernährung,
- über ungesättigte Fettsäuren,
- durch den Verzicht auf ein Übermaß an Zuckern, Zuckeralkoholen und künstlichen Süßstoffen sowie Alkohol und Antibiotika.

Motivationsschub: Diese an sich kleinen Veränderungen haben große Auswirkungen auf unsere kleinen Freunde, die Darmbakterien. Mit diesen kleinen Schritten tragen wir dazu bei, starken Einschränkungen unserer körperlichen und geistigen Gesundheit vorzubeugen.

GESUNDE UND NACHHALTIGE ERNÄHRUNG – WIE GEHT DAS ÜBERHAUPT?

WAS IST EINE GESUNDE ERNÄHRUNG? Es gibt wohl wenige Themen, die so kontrovers diskutiert werden wie diese Frage. Fragt man die *Deutsche Gesellschaft für Ernährung (DGE)* ist die Antwort ziemlich eindeutig:

- eine abwechslungsreiche Ernährung mit einer vielfältigen, pflanzenbasierten Nahrungsmittelauswahl. In diesem Zusammenhang wird oft davon gesprochen „alle Farben des Regenbogens" auf dem täglichen Speiseplan zu haben.

- Fünf Portionen Obst und Gemüse am Tag. Das bedeutet mindestens drei Portionen oder etwa 400 Gramm Gemüse und zwei Portionen oder etwa 250 Gramm Obst, da ein Zuviel an Fruchtzucker sonst unseren Organismus schädigen könnte.

- Reichlich Hülsenfrüchte wie Linsen, Kichererbsen und Bohnen sowie (ungesalzene) Nüsse und Samen. Eine Portion entspricht etwa 125 Gramm gegarten Hülsenfrüchten. Nüsse, Ölsaaten oder Trockenfrüchte können eine Portion Obst am Tag ersetzen. Eine Portion entspricht hier etwa 25 Gramm.

- Bei Getreideprodukten möglichst die Vollkornvariante wählen. Lebensmittel wie Brot, Nudeln oder Reis sättigen länger, wenn man die Vollkornvariante zu sich nimmt. Zudem können die enthaltenen Ballaststoffe das Risiko für verschiedene Erkrankungen wie Typ-2-Diabetes, Fettstoffwechselstörungen, Dickdarmkrebs und Herz-Kreislauf-Erkrankungen senken.

- Tierische Nahrungsmittel in Maßen. Täglich Milch und Milchprodukte, ein- bis zweimal die Woche Fisch, selten Fleisch und Wurst und ab und zu Eier. Die maximale Menge an Fleisch sollte je nach Körperstatur und Geschlecht maximal 300 bis 600 Gramm pro Woche umfassen.

- Bevorzugt pflanzliche Fette verwenden. Tierische Fette sind oft reich an gesättigten Fettsäuren, daher sollten sie durch pflanzliche Öle wie Rapsöl, Walnuss-, Lein- oder Sojaöl ersetzt werden, die viele mehrfach ungesättigte Fettsäuren beinhalten.

- Zucker und Salz nur in Maßen. Gezuckerte Lebensmittel sind oft arm an anderen Nährstoffen, erhöhen das Risiko für Karies und enthalten viele Kalorien, Salz hingegen kann den Blutdruck erhöhen und sollte daher auf sechs Gramm pro Tag reduziert werden.

- Als Getränk Wasser bevorzugen, mindestens 1,5 Liter pro Tag.

- Nahrungsmittel schonend zubereiten. Das bedeutet kurze Garzeiten, möglichst wenig Wasser und Fett hinzufügen und das Verbrennen von Lebensmitteln beim Braten, Grillen, Backen oder Frittieren vermeiden.

- Achtsamkeit bei jeder Mahlzeit, essen Sie bewusst, ohne Ablenkung durch Fernseher oder Computer. Kauen Sie gründlich, so merken Sie schneller, wenn Sie satt sind, und fördern ferner den Genuss an der Mahlzeit.[17]

Im Laufe dieses Buches werde ich auf jeden einzelnen dieser Punkte noch einmal genauer eingehen. Viele dieser Punkte sind schon mehrfach diskutiert worden und selbstverständlich is(s)t jede:r von uns ganz individuell. Eine gesunde Ernährung hat neben der unterschiedlichen Zusammensetzung unserer Darmbakterien auch viel mit unserer eigenen Gesundheit, unserem Alter und unserer Konstitution zu tun. So vertragen einige Menschen Rohkost wunderbar und ziehen viele Nährstoffe daraus. Für andere ist diese Art der Ernährung nicht geeignet und ihr Organismus kommt mit gekochter Kost besser zurecht.

Dass die Landwirtschaft einen erheblichen Einfluss auf unser Klima hat, wissen wir nicht erst seit dem Beschluss des Klimaschutzprogramms 2030 im Oktober 2019. Jede:r Einzelne ist hier angehalten, mithilfe einer nachhaltigen Ernährung seinen Beitrag zur Reduzierung von Treibhausgasemissionen zu leisten, wie sie etwa durch natürliche Prozesse im Boden, bei der Verdauung in der Tierhaltung und der Lagerung von Mist und Gülle entstehen.

Doch wie sieht eine klimafreundliche Ernährung in der Praxis aus? Um dies zu beantworten, möchte ich einen Bericht von 2019 zitieren, den die EAT-Lancet Kommission im renommierten Fachjournal *The Lancet* veröffentlichte: Der weltweite Verbrauch von Obst, Gemüse, Nüssen und Hülsenfrüchten muss sich verdoppeln, und der Konsum von Lebensmitteln wie rotem Fleisch und Zucker muss um mehr als 50 Prozent reduziert werden. Eine Ernährung, die reich an pflanzlichen Lebensmitteln ist und weniger tierische Lebensmittel enthält, bringe sowohl gesundheitliche als auch ökologische Vorteile mit sich, sagt Professor Walter Willett MD von der *Harvard T.H. Chan School of Public Health* und einer der Hauptverantwortlichen des Reportes.[18]

Ich denke, dass sich unsere Ernährungsgewohnheiten verändern müssen, ist – zumindest den Leser:innen dieses Buches – durchaus bekannt. Bevor ich auf das Wie eingehe, möchte ich dennoch kurz die Konsequenzen beleuchten, sollten wir weitermachen wie bisher, denn diese sind meines Erachtens vielen noch nicht bewusst. Eine Analyse von 2016 prognostizierte beispielsweise über eine halbe Million ernährungsbedingte Tote im Jahr 2050. Laut der Studie wird der weltweite Klimawandel vermutlich dazu führen, dass sich bis dahin die globale Verfügbarkeit von Nahrungsmitteln – allen voran Obst und

Gemüse – verringert. Dies führt zu höheren Nahrungsmittelpreisen und damit einhergehend zu einem geringeren Konsum eben dieser Güter. Die Folge sind Unter- aber auch Fehlernährung, da sich beispielsweise Fleisch und Fast Food nicht im gleichen Maße verteuern. Es wird sich also die gegenwärtige Situation noch verschärfen, denn schon heute sind weltweit etwa drei Milliarden Menschen fehl-, unter- oder überernährt und somit anfällig für Erkrankungen wie Diabetes, Herz-Kreislauf-Erkrankungen oder Krebs.[19] Auch die jüngsten Entwicklungen im Zuge der Covid-19-Pandemie zeigen eindrücklich auf, welche Risiken unsere derzeitigen Lebensmittelsysteme für die Weltgemeinschaft darstellen. Nicht nur steht das Auftreten des Virus im direkten Zusammenhang mit dem Eindringen des Menschen in intakte Ökosysteme zur Nahrungsbeschaffung und unserem derzeitigen Lebensmittelhandel, auch werden die Auswirkung auf die Menschheit durch unser (falsches) Essverhalten und die daraus folgende, zunehmende Adipositas und ernährungsbedingte Erkrankungen verstärkt. Insgesamt haben zoonotische Erkrankungen zwischen den Jahren 2000 und 2010 wirtschaftliche Verluste von mehr als 200 Milliarden Euro verursacht. Die aktuelle Pandemie ist hier nicht eingerechnet, wird jedoch gemäß den (pessimistischen) Schätzungen der Universität Cambridge die Weltwirtschaft bis zu 82 Billionen US-Dollar kosten. Der Klimawandel verschärft die Situation noch weiter und das Risiko neuer und potenziell weitaus gefährlicherer Pandemien steigt an. Erschwerend kommt hinzu, dass der ungleiche Zugang zu angemessenem Einkommen, hochwertiger Ernährung und Gesundheitsversorgung unsere Fähigkeit untergräbt, die am stärksten gefährdeten Menschen zu schützen und eine wirksame Pandemieabwehr aufzubauen.[20]

Die gute Nachricht ist: Wir können alle dazu beitragen, dass auch 2050 die zu erwartende Weltbevölkerung von etwa zehn Milliarden ernährt werden und eine Vielzahl der prognostizierten negativen Szenarien verhindert wird. Die *EAT-Kommission* hat hierzu in ihrem Report 2020 eine *„Planet Health Diet"* entwickelt, die größtenteils aus Gemüse, Obst und Vollkornprodukten, Hülsenfrüchten, Nüssen und ungesättigten Fettsäuren besteht. Im Detail sieht die empfohlene Diät wie folgt aus (die Mengen sind auf eine Diät von 2500 Kilokalorien pro Tag ausgelegt)[21]:

1. 230 g Vollkornprodukte
2. 300 g Gemüse

3. 200 g Obst
4. 250 g Milchprodukte
5. 40 g Fleisch (etwa 300 g pro Woche)
6. 30 g Fisch (etwa 200 g pro Woche)
7. 125 g Hülsenfrüchte und Nüsse
8. 40 g ungesättigte Fettsäuren
9. 30 g Zucker und andere Süßungsmittel

So betrachtet ist das Einhalten der *„Planet Health Diet"* durchaus machbar und deckt sich sogar in weiten Teilen mit den Empfehlungen der *DGE* sowie des *World Cancer Research Fund (WCRF)*. Damit das angestrebte Ziel, die gesamte Weltbevölkerung auch 2050 zu versorgen, auch erreicht werden kann, muss allerdings auch die gesamte Weltbevölkerung daran mitwirken. So heißt es im Report der *EAT-Lancet Kommission*, schon ein geringer Anstieg des Konsums von rotem Fleisch oder Milchprodukten erschwere dieses Ziel oder mache es unmöglich.[22]

Dennoch bin ich überzeugt, dass der Lohn für diese Mühen nicht lange auf sich warten lässt, immerhin profitieren von einer Ernährung, die reich an pflanzlichen Lebensmitteln und arm an tierischen Produkten ist, beide Bereiche – die Gesundheit und die Umwelt. Rezepte, wie sich diese Art der Ernährung nicht nur gesund, sondern auch genussvoll gestalten lässt, finden Sie am Ende dieses Buches.

Bevor ich jedoch auf die Besonderheiten der verschiedenen Nahrungsmittelgruppen eingehe, möchte ich ein Thema aufgreifen, das mir besonders am Herzen liegt und dessen Bedeutung mir im Laufe meiner Karriere immer bewusster wurde, je tiefer ich in die Forschung hierzu eingetaucht bin. Ein Thema, dass nicht nur bei den Empfehlungen der *DGE* vernachlässigt wird. Nämlich: ökologische Landwirtschaft und Nachhaltigkeit in der Produktion sowie im Konsum von Lebensmitteln. Die Begriffe biologische Lebensmittel und Tierwohl sind nicht erst seit der Klima-Debatte omnipräsent in den Medien vertreten. Dennoch habe ich das Gefühl, dass die Erkenntnisse bezüglich der Kosten sowohl für uns als Gesellschaft als auch für jeden Einzelnen noch nicht wirklich gut kommuniziert wurden. Wie Michalke et al. 2019 sehr gut darlegten, müssten beispielsweise konventionell hergestellte tierische Produkte etwa dreimal so teuer sein, wie es aktuell der Fall ist, um die wahren Folgekosten dieser Art der Landwirtschaft abzubilden. Die Folgekosten setzen sich dabei zum größten Teil aus den entstehenden Stickstoffemissionen, Treibhausgasen und der erforderlichen Produktionsenergie zusammen. Auch konventionell erzeugte Milchprodukte müssten nach dieser Berechnung mit einem Preisaufschlag von immerhin 94 Prozent gehandelt werden. Besser sieht es dagegen bei den biologisch erzeugten Lebensmitteln aus: Um hier die wahren Kosten zu decken, müssten tierische Produkte mit etwa 81 Prozent Preisaufschlag verkauft werden, Milchprodukte mit etwa 35 Prozent ebenfalls deutlich günstiger als die konventionellen Produkte. Bei pflanzlichen Lebensmitteln fällt die Bilanz der externen Kosten wie erwartet wesentlich geringer aus als bei den tierischen, aber auch hier gestalten sich die Folgekosten der konventionellen Landwirtschaft mehr als viermal so hoch wie die des biologischen Anbaus (27 Prozent gegenüber 6 Prozent Aufschlag).[23]

Vor dem Hintergrund dieser Faktenlage empfinde ich eine aktuelle Entwicklung als besonders erfreulich: Laut dem Branchenreport 2021 vom *Bund Ökologische Lebensmittelwirtschaft (BÖLW)* konnte die Biolebensmittelbranche letztes Jahr ein Umsatzplus von mehr als 20 Prozent verzeichnen. Biofleisch wurde 50 Prozent häufiger verkauft als im Jahr davor. Diese Zahlen können jedoch nicht verschleiern, dass wir noch einen weiten Weg vor uns haben. Bio ist in Deutschland noch lange nicht die Norm. So werden lediglich 10,2 Prozent aller landwirtschaftlich genutzten Flächen von Biobetrieben bewirtschaftet, von sieben verkauften Eiern kam 2020 in Deutschland nur ein Ei aus ökologischer Landwirtschaft und bei der Milch machte der Bio-Anteil nur elf Prozent aus.[24]

Der Umstieg auf biologisch erzeugte Lebensmittel kann im Übrigen auch ganz egoistische Motive umfassen, immerhin bin ich Mediziner und kein Volkswirt, daher betrachte ich die Materie zuvorderst unter gesundheitlichen Aspekten. Und auch hier schneiden biologisch erzeugte Lebensmittel besser ab. Ein großer Pluspunkt ist beispielsweise, dass ökologische Landwirtschaft den Einsatz von chemisch-synthetischen Pestiziden und mineralischen Stickstoff-, Phosphor- und Kaliumdüngern verbietet. Aus diesem Grund konnte beispielsweise in vielen europäischen Studien eine signifikant höhere Kadmiumbelastung bei konventionell erzeugten Nutzpflanzen wie Weizen, Hafer, Zwiebeln, Tomaten, Kopfsalat, Paprika, Pfirsichen, Linsen oder Erbsen gefunden werden. Beim Weizen war die Bleibelastung in den Untersuchungen in konventionell erzeugtem Pflanzen bis zu viermal höher als in den biologisch angebauten. Eine griechische Studie berichtete gar von einer um mehr als 60 Prozent erhöhten Bleibelastung in allen konventionellen Lebensmitteln, egal oder tierisch oder pflanzlich. Auch eine britische Studie erforschte 2011 in einem langfristig aufgebauten Feldversuch die Auswirkungen von konventionellen und ökologischen Anbaumethoden auf den Weizenanbau. Heraus kam, dass das konventionell angebaute Getreide sowohl bei Kadmium, Kupfer als auch beim Aluminium erhöhte Werte gegenüber dem ökologisch erzeugten Weizen aufwies.[25]

Jetzt könnte man sagen: „Was interessiert mich die Belastung in England und Griechenland?" Aber zum einen landen die dort produzierten Waren früher oder später auch auf unseren Tellern, zum anderen sieht es in Deutschland nicht viel besser aus: Der mittlere Pestizidgehalt lag 2020 hierzulande bei ökologisch erzeugtem Obst bei 0,004 Milligramm pro Kilo, während konventionell erzeugtes Obst einen Gehalt von 0,44 Milligramm pro Kilogramm aufwies, also die 100-fache Menge. Bei Gemüse sahen die Zahlen ähnlich aus, nur dass hier das konventionell erzeugte Gemüse mit durchschnittlich 0,29 Milligramm pro Kilo Pestizid-Rückstände etwas weniger belastet war als das konventionell angebaute Obst.[26]

Biologisch angebaute Nahrungsmittel sind jedoch nicht nur weniger mit Pestiziden belastet, sie versorgen uns darüber hinaus auch mit mehr gesunden Vitaminen und Mineralstoffen als die Produkte der konventionellen Landwirtschaft. Ein 2017 erschienener Artikel zeigte auf, dass viele Vitamine wie Vitamin C, E oder Karotinoide in ökologisch erzeugtem Obst und Gemüse in größeren Mengen vorhanden sind als in konventionellen. Das Gleiche gilt für Mineralstoffe wie Kalzium, Kalium, Phosphor, Magnesium oder Eisen. Auch die antioxidative Kapazität war bei Bio-Obst und -Gemüse höher als bei konventionellem. Bei Milch und Fleisch aus ökologischer Erzeugung zeigte sich ein wesentlich höherer Anteil ungesättigter Fettsäuren.[27]

Darüber hinaus konnte eine spannende Arbeit von Wasserman et al. von 2019 belegen, dass die Art des Anbaus auch die Vielfalt der Bakterien in Äpfeln beeinflusst. Besonders Bakterien, die als gesundheitsschädigend angesehen werden, konnten bei Äpfeln aus konventionellem Anbau vermehrt gefunden werden. Insgesamt unterschied sich die bakterielle Zusammensetzung von konventionell und ökologisch erzeugten Äpfeln erheblich, auch wenn die Anzahl in etwa gleich war. Die Bio-Äpfel wiesen sich durch eine deutlich vielfältigere und gleichmäßigere Mikrobiota aus.[28] Dies ist besonders interessant, bedenkt man, dass diese Bakterien letztendlich auch in unseren Darm gelangen und dort die Zusammensetzung unseres Mikrobioms mitbestimmen.

VERSTECKTES SALZ, VERSTECKTER ZUCKER

„VERSTECKT", DAS MACHT DEUTLICH, dass die Spurensuche nicht einfach wird und im Alltag auch nicht effektiv verfolgt werden kann. Nahezu in jedem, insbesondere in industriell gefertigten Lebensmitteln, sind Salz und Zucker schwer erkennbar, eben versteckt. Gerade gesund klingende Lebensmittel wie Fruchtsäfte, Joghurt-Fruchtmischungen, eingelegter Rotkohl oder Studentenfutter enthalten viel Zucker. Der Salzgehalt in Brot oder Brötchen (Semmeln) oder Wurstwaren erschließt sich für die Verbraucher:innen kaum auf den ersten Blick. Trotz alledem möchte ich versuchen, für Sie die Dinge klar zu analysieren und Ihnen auch Empfehlungen zu geben, wie Sie der Zucker- und Salzfalle ausweichen können.

SALZ

SALZ ODER AUCH DAS „WEISSE GOLD" ist bereits seit 10.000 vor Christus sehr begehrt und wurde selbst in Münzform gepresst, um damit Tauschgeschäfte durchzuführen. Im alten Rom erhielten die Beamten und Soldaten Salz als Sold, das sogenannte Salarium (das heutige Wort Salär – Lohn, Gehalt – wurde davon abgeleitet). Was damals selten und teuer war, ist heute im Überfluss vorhanden und man muss kein Mediziner sein, um bei dem ehemals kostbaren Gut eher an Hypertonie (Bluthochdruck), Nierenerkrankungen oder Magenkrebs zu denken als an ein segensreiches Gewürz. Dabei ist Salz oder auch Natriumchlorid, in Maßen genossen, sogar sehr wichtig für unseren Organismus. Wir benötigen das Natrium, um etwa Nervenimpulse weiterleiten zu können, den Blutdruck zu regulieren oder unsere Muskeln zu bewegen. Das Chlorid ist unter anderem Bestandteil unserer Magensäure und dient sowohl der Verdauung als auch der Abwehr von Krankheitserregern.

Um zu überleben, brauchen wir täglich bis zu 500 Milligramm Natrium, wobei die *DGE* eine angemessene tägliche Zufuhr von 1.500 Milligramm empfiehlt. Bei Chlorid liegt die Zufuhrempfehlung bei 2.300 Milligramm pro Tag. Insgesamt sollte die Menge an Speisesalz, die wir täglich zu uns nehmen, sechs Gramm nicht überschreiten. Dies entspricht in etwa einem Teelöffel pro Tag. Bei unseren Vorfahren wurde die tägliche Aufnahme von Natriumchlorid meist über die natürliche Nahrung gedeckt. Die Erfolgsgeschichte des Salzes fußt eher auf seinen konservierenden Eigenschaften. Obwohl es heutzutage Kühltechniken gibt, die den Bedarf an Salz zu diesem Zweck überflüssig machen, liegt der Salzkonsum heutzutage in den meisten Ländern bei durchschnittlich zehn Gramm am Tag. Es versteht sich fast von selbst, dass die menschliche Physiologie darauf nur schlecht eingestellt ist. So wurden weltweit im Jahr 2017 etwa drei Millionen Todesfälle auf einen zu hohen Salzkonsum zurückgeführt. Dies führt zu der zweifelhaften Ehre, dass Salz inzwischen unter den Top drei der ernährungsbedingten Risikofaktoren weilt.

Quellen der täglichen durchschnittlichen Salzaufnahme

- unverarbeitete Lebensmittel wie Fleisch, Fisch, Milch, Getreide, Gemüse, Obst, Kartoffeln, 1 Gramm
- alle Sorten Brot, 2–3 Gramm
- Brotbelag wie Schinken, Wurstwaren, Gepökeltes, Käse, Streichbeläge, Fischmarinaden, 3–5 Gramm
- Fertigprodukte, Fertiggerichte, Fertigsuppen und -soßen, Brühwürfel, verarbeitete Fleisch- und Fischkonserven, sonstige Konserven, salzige Snacks, selbst zubereitete Speisen, 4–5 Gramm
- Nachsalzen am Tisch, Gewürzmischungen, 1–2 Gramm[29]

4 Scheiben Brot (178 Gramm) oder eine Brezel liefern durchschnittlich 2–3 Gramm Salz, somit 30–50 Prozent der von der DGE empfohlenen maximalen Tagesmenge.

Die Berechnung des Kochsalzgehalts aus dem Natriumgehalt erfolgt durch Multiplikation mit dem Faktor 2,54. So entspricht ein Natriumgehalt von 620 Milligramm in 100 Gramm Emmentaler Käse einem Kochsalzgehalt von 1575 Milligramm.

WAS MACHT SALZ SO GEFÄHRLICH?

NEHMEN WIR über längere Perioden zu viel Salz zu uns, kann dies, wie bereits erwähnt, unter anderem zu Bluthochdruck, Herz-Kreislauf-Krankheiten und Schlaganfällen führen. Hier herrscht eine klare Dosis-Wirkung-Beziehung, die sich in mehreren Experimenten gezeigt hat. Je niedriger die Salzaufnahme war, desto niedriger auch der Blutdruck. Die Empfehlung, die aus diesen Studien hervorgeht, fassten Het et al. 2020 in einem sehr übersichtlichen Artikel so zusammen: „Diese Ergebnisse deuten darauf hin, dass eine Reduzierung der Salzzufuhr auf die von der Weltgesundheitsorganisation empfohlene Menge von fünf Gramm am Tag zwar gesundheitliche Vorteile bringt, eine weitere Reduzierung auf drei Gramm am Tag jedoch vorteilhafter ist."[30] Das wäre die Hälfte der von der DGE empfohlenen Höchstmenge! Diese Empfehlung könnte im Alter sogar noch gesenkt werden, da die Nierentätigkeit mit zunehmendem Alter oft nachlässt und somit die Ausscheidung von Natrium beeinträchtigt wird, was zu einem weiteren Anstieg des Blutdrucks führen kann. Als beste Maßnahme gegen einen erhöhten Blutdruck erwies sich im Übrigen eine Kombination aus einer geringen Salzaufnahme und einer Ernährung, die reich an Obst, Gemüse und (fettarmen) Milchprodukten und arm an rotem Fleisch, gesättigten Fettsäuren und Süßigkeiten war.[31]

Wie durchschlagend der Erfolg einer verringerten Salzzufuhr sein kann, zeigte indes eine etwas ältere Maßnahme aus Finnland. In den späten 1970er-Jahren führte das Land ein Salz-Reduktions-Programm mit allerlei Kampagnen durch, um die Bevölkerung dafür zu sensibilisieren. Unter anderem arbeitete die Regierung mit der Lebensmittelindustrie zusammen und führte ein, dass Salz auf der Verpackung gekennzeichnet werden sollte. Das Ergebnis: eine Reduktion des Salzkonsums der Bevölkerung von 14 Gramm am Tag auf neun Gramm pro Tag in den Jahren 1972 bis 2002, eine durchschnittliche Senkung des systolischen und diastolischen Blutdrucks um zehn mmHg und eine Verringerung der Sterblichkeit an Herz-Kreislauf-Erkrankungen um 75 bis 80 Prozent – und das obwohl in der gleichen Zeit sowohl die Adipositas-Rate als auch der Alkoholkonsum in der Bevölkerung zunahmen.[32]

Leider hat ein hoher Salzkonsum jedoch nicht nur Auswirkungen auf unser Herz-Kreislauf-System. Unter anderem steigt mit der täglich aufgenommenen Menge Salz der Kalziumverlust über den Urin. Haben wir zu wenig Kalzium im Blut, kann dies über eine erhöhte Kalziumabsorption aus dem Darm und den Abbau von Knochensubstanz vom Körper kompensiert werden. Als Konsequenz kann ein erhöhter Salzkonsum auf Dauer zu Osteoporose, also Knochenschwund, führen. Außerdem erhöht sich das Risiko für Nierensteine durch die erhöhte Kalziumausscheidung im Urin. Hingegen zeigte sich, dass eine Salzreduktion im Alter den altersbedingten Kalziumverlust aus den Knochen verlangsamen könnte.

Auch die Niere leidet unter einem Übermaß an Salz: Neben Nierensteinen führt eine hohe Natriumzufuhr auch zum Fortschreiten von chronischen Nierenerkrankungen.

Ein großes Thema ist auch Magenkrebs, der weltweit immer noch zu einer der Haupttodesursachen zählt. Laut dem *World Cancer Research Fund (WCRF)* gibt es deutliche Hinweise darauf, dass salzhaltige Lebensmittel eine Ursache von Magenkrebs darstellen. Besonders ungünstig wirken sich in diesem Zusammenhang gepökelte und in Salz konservierte Lebensmittel aus. Man geht davon aus, dass das Salz die Magenschleimhaut schädigt und diese Schäden im weiteren Verlauf zu Magentumoren führen können. Verstärkt wird dieser Umstand durch das Bakterium Helicobacter pylori, welches ebenfalls die Magenschleimhaut angreift. Auch unabhängig vom Salz ist dieses Bakterium eine Ursache für Magenkrebs. Nimmt man diese beiden Faktoren jedoch zusammen, erhöht sich das Risiko drastisch.

Es gibt darüber hinaus sogar Hinweise, dass ein hoher Salzkonsum mit einer kognitiven Beeinträchtigung, Kopfschmerzen und der Alzheimer-Krankheit einhergeht. Es gibt bisher jedoch wenige Studien dazu und es bedarf hier noch weiterer Forschung. Allerdings ist bei diesen Befunden auch immer das Darmmikrobiom involviert, weshalb ich hier noch mal kurz auf den Zusammenhang eingehen möchte: Es hat sich gezeigt, dass Salz die Zusammensetzung unserer Darmbakterien verändern kann. Im Anbetracht seiner Verwendung als Konservierungsmittel von Lebensmitteln – vor allem gegen bakteriellen Befall – ist dies keine große Überraschung. Unter anderem aktivierte das Salz jedoch über die Verschiebung der bakteriellen Zusammensetzung das Immunsystem, was zu Entzündungsreaktionen führte. Möglicherweise wirken sich diese Entzündungen zusammen mit oxidativem Stress auf die kognitiven Fähigkeiten der Salzkonsument:innen aus. Wie gesagt, diese Forschung steckt noch ganz am Anfang, jedoch sind die bisherigen Erkenntnisse sehr spannend.[33]

Etwas besser erforscht ist der Zusammenhang zwischen Salzkonsum und Adipositas. Durch einen hohen Salzkonsum nimmt tendenziell auch der Konsum gezuckerter Getränke zu, wobei wir eine wunderbare Brücke zum nächsten Thema, dem Zucker, geschlagen hätten. Es sei jedoch noch erwähnt, dass Tierversuche darauf hindeuten, dass die Salzaufnahme auch einen direkten Einfluss auf unseren Fettstoffwechsel haben könnte und daher das Risiko für Übergewicht und Adipositas auch ohne den zusätzlichen Konsum beispielsweise zuckergesüßter Getränke begünstigt.[34]

Jetzt liegt der Impuls nahe, im Angesicht all dieser negativen Auswirkungen auf unsere Gesundheit ganz schnell den Salzstreuer vom heimischen Esstisch zu verbannen und beim Kochen prinzipiell mehr auf frische Kräuter und Gewürze zu setzen. Dies macht durchaus Sinn und ich möchte Sie explizit dazu ermutigen, sich nach Alternativen zum Salzstreuer umzusehen. Schon allein die Erweiterung der geschmacklichen Vielfalt ist dieses Experiment wert. Gerade mit Kindern im Haushalt ist dies eine hervorragende Möglichkeit, die Kleinen von Beginn an an eine salzarme Kost zu gewöhnen. Den größten Teil am täglichen Salzkonsum machen jedoch verarbeitete Lebensmittel aus, bei denen die große Menge Salz meist gar nicht spürbar ist. Natürlich denken viele hier vor allem an Knabberartikel wie Salzstangen, geröstete Erdnüsse oder Chips, aber Brot und Brötchen sind beim Salzgehalt ganz vorne mit dabei, ebenso wie Wurst und Käse. Noch unübersichtlicher wird es bei Fertiggerichten wie Pizza oder anderer Tiefkühlkost. Hier bewahrheitet sich mal wieder der Rat: Nur wer selbst kocht, weiß am Ende auch, was drin ist.

Aus dauerhaft erhöhtem Salzkonsum entstehen Gesundheitsrisiken wie Bluthochdruck, Herz-Kreislauf-Erkrankungen wie Herzinfarkt, periphere Durchblutungsstörungen und Schlaganfall, Nierenfunktionsstörungen sowie Ödemneigung. Zehn Gramm Kochsalz binden einen Liter Wasser!

- Verwenden Sie weniger Salz beim Kochen. Suchen Sie Alternativen wie Gewürze und Kräuter.

- Vorsicht bei verarbeiteten Lebensmitteln und Fertiggerichten: Sie enthalten viel Salz, das oft nicht spürbar ist.

EXKURS: HIMALAJA-SALZ UND MEERSALZ

SALZ BEKOMMT MAN HEUTE aus vielerlei Quellen und in vielerlei Qualität. Dabei unterscheidet man hauptsächlich zwischen Berg- bzw. Steinsalz und Meersalz. Oftmals gepriesen und mit wundersamer Heilkraft in Verbindung gebracht ist das Himalaja-Salz analytisch betrachtet zunächst mal einfach nur Salz – Natriumchlorid. Zumindest zu 98 Prozent. Die restlichen zwei Prozent sollen den Unterschied zum industriell hergestellten Salz darstellen, denn sie umfassen angeblich ganze 84 Mineralstoffe und Spurenelemente.

Eine Frage, die sich hier aufdrängt, ist: Brauchen wir überhaupt so viele Mineralstoffe? Ich weiß, es klingt zunächst einmal beeindruckend: 84 Spurenelemente kann ich mithilfe eines Salzes aufnehmen. Das muss doch gut sein! Aber viel hilft ja bekanntlich nicht immer viel … Derzeit geht man von etwa 23 essenziellen Mineralstoffen aus, die unser Körper benötigt, um zu funktionieren. Etwa 32 weitere befinden sich in unserem Organismus, deren genaue Funktion noch nicht geklärt ist. Einige dieser Stoffe, beispielsweise Arsen oder Kadmium sind sogar extrem giftig und kommen nur in Spuren vor. Sogar Uran befindet sich in unserem Körper. Ich denke, es ist klar geworden, dass es nicht unbedingt positiv sein muss, wenn wir mit dem Himalaja-Salz eine enorm große Vielfalt an Mineralien zu uns nehmen.

Aber stimmt es überhaupt, dass in dem Salz aus dem Himalaja so viele nützliche Spurenelemente enthalten sind? Wissenschaftliche Untersuchungen konnten neben dem bereits erwähnten Natrium und Chlorid lediglich acht weitere Mineralstoffe im Himalaja-Salz nachweisen.

Zudem muss ich leider anmerken, dass die Nährstoffe, die für unseren Körper tatsächlich von Nutzen wären, im Himalaja-Salz in derart verschwindend geringen Dosen auftreten, dass es sich als Quelle zur Behebung eines Mangels als nahezu irrelevant darstellt.

Auch der Name Himalaja-Salz ist irreführend, da ein Großteil des Salzes nicht in unmittelbarer Nähe des Gebirges abgebaut wird, sondern in der 200 Kilometer entfernten pakistanischen Provinz Punjab. Das ist selbstverständlich kein Kriterium für schlechte Qualität, aber es macht vielleicht doch für den einen oder die andere einen Unterschied, wenn er oder sie anstelle eines Produktes, dass aus dem Gestein des höchsten Berges der Erde gewonnen werden sollte, nur „rosa Kristallsalz" in den Händen hält. So müsste das Produkt richtigerweise betitelt werden.[35]

Zwischen Meersalz und Himalaja-Salz besteht kein Unterschied bezüglich des Natriumchloridgehaltes.[36] Leider hat das Meersalz nach einem Boom in letzter Zeit eher für negative Schlagzeilen gesorgt.[37] Denn die Verschmutzung der Weltmeere mit Plastikmüll kann sich leider auch im Meersalz wiederfinden, das heißt Mikroplastik kann durch die Verwendung von Meersalz auf unseren Tellern landen. Wieder einmal ein unrühmliches Beispiel für unseren rücksichtslosen Umgang mit der Natur. Gleichzeitig enthält Meersalz nur winzige Spuren von weiteren Mineralien, die man leicht auch aus anderen Lebensmitteln aufnehmen kann, und enthält weniger von dem wichtigen Spurenelement Jod.

Neben diesen schlichten Fakten möchte ich Sie gern kurz auf etwas aufmerksam machen, das mich sehr fasziniert. Es gibt Salinen, die nach traditionellen Methoden arbeiten und dafür sorgen, dass dieses Wissen der Salzgewinnung nicht verloren geht. Ein sehr beeindruckendes Beispiel ist das Salztal von Añana, das 68 Kilometer von der baskischen Hafenstadt Bilbao entfernt liegt. Wegen der „einzigartigen und herausragenden Kulturlandschaft", der „ambitionierten und umfassenden Restaurierung" und des historischen wie kulinarischen Wertes der Salzproduktion erhielt Añana den renommierten Europa-Nostra-Preis 2015, eine Auszeichnung für den Schutz europäischen Kulturerbes. Ein weiteres bemerkenswertes Beispiel ist die Salzanlage bei Laeso (Dänemark). Hier wird ein Salz gewonnen, das bei Spitzengastronomen in aller Welt sehr begehrt ist. Es ließen sich weitere 27 bekannte traditionell arbeitende Salinen der Welt aufzählen.[38] Warum ich Ihnen das erzähle? Es gibt eine emotionale Bindung zu Lebensmitteln, die, wie in diesem Fall, etwas sehr Schönes ist. Mit dem Erwerb auf traditionelle Weise gewonnener Produkte unterstützt man ein Handwerk und eine alte Kulturtechnik, die zur Geschichte eines

Landstrichs gehören. Dass auf diese Weise erzeugtes Salz seinen Preis hat, ist doch nachvollziehbar; oft wird es auch in besonders schönen Behältern angeboten, die dafür sorgen, dass man es noch mehr wertschätzt. Für besondere Moment kann es das viel gerühmte Salz in der Suppe sein, das unser Leben einfach bunter macht. Denn die Kunst des Lebens besteht doch darin, aus dem Einfachen das Besondere zu machen und es genießen zu können!

ZUCKER

KOMMEN WIR ZU EINER SUBSTANZ, die wohl zu den umstrittensten Nahrungsmitteln überhaupt gehört: dem Zucker. Sprechen wir im normalen Sprachgebrauch von Zucker, meinen wir meist den kristallinen Haushaltszucker, der sich aus zwei Bausteinen zusammensetzt: Glukose (oder auch Traubenzucker) und Fruktose (Fruchtzucker). Viele Krebspatient:innen meiden ihn, wo es nur geht, oder versuchen, die Tumorzellen mittels der sogenannten ketogenen Diät – eine Ernährungsweise, die extrem arm an Kohlenhydraten aller Art ist – auszuhungern. Hintergrund dieser Zuckerphobie ist eine Beobachtung des Mediziners und (späteren) Nobelpreisträgers Otto Warburg aus den 1920er-Jahren: Er beobachtete, dass bösartige Tumorzellen ihren Energiebedarf vorwiegend über den Abbau von Glukose decken. Eine kohlenhydratarme Ernährung soll daher die Energiezufuhr für die Tumorzelle vermindern und somit das Tumorwachstum hemmen. Tatsächlich kam es in Tierexperimenten zunächst zu einer Verlangsamung des Wachstums durch die Zuckerrestriktion, jedoch wurde der Effekt schnell wieder aufgehoben. Teilweise kam es im Anschluss sogar zu einem beschleunigten Wachstum des Tumors. Hinzu kommt, dass ein Tumor nicht auf Kohlenhydrate als Energiequelle angewiesen ist. Bei einer Knappheit an Kohlenhydraten kann er auf andere Wege der Energiegewinnung zurückgreifen.

Es zeigte sich darüber hinaus, dass die anfängliche Verlangsamung des Tumorwachstums oft maßgeblich auf die mit dem Zuckerverzicht einhergehende Gewichtsabnahme der Versuchstiere zurückzuführen war. Dies ist insofern bedenklich, da bei Tumorpatient:innen eine Gewichtsabnahme oft mit einer verschlechterten Allgemeinprognose einhergeht. All die bisherigen Erkenntnisse über die Hemmung des Tumorwachstums sind derzeit vor allem auf Tier- und Zellstudien zurückzuführen. In den bisher durchgeführten Humanstudien konnte der Verzicht auf Kohlenhydrate weder eine Rückbildung von Tumorzellen noch eine verlängerte Überlebenszeit oder eine Verbesserung des Therapieansprechens bewirken. Es soll auf der anderen Seite jedoch nicht verschwiegen werden, dass die ketogene Ernährungsweise, wenn sie unter der strengen Kontrolle von geschultem Personal durchgeführt wird, durchaus ihre Berechtigung hat. Bei Patient:innen mit GLUT1-Defekt, einer Form der Epilepsie, Pyruvatdehydrogenase-Mangel, einer Stoffwechselstörung, und bei Kindern mit einer Epilepsie, die medikamentös nicht zufriedenstellend behandelt werden kann, ist eine solche Diät durchaus erfolgversprechend. Aber eben unter strenger Kontrolle, da die Nebenwirkungen und auch die eventuell resultierende Mangelernährung für die Patient:innen gravierend sein können.[39]

Nehmen wir diese krankheitsbedingten Situationen einmal raus, bleibt die Frage, ob sich der Ruf des Zuckers in unserer Gesellschaft zu Recht so ruinös gestaltet. Um diese Frage zu beantworten, ist es zunächst wichtig, wie schnell der Zucker in unseren Organismus kommt. Bei komplexen Kohlenhydraten, wie sie in Obst, Gemüse oder Vollkornprodukten vorkommen, ist die Wirkung demensprechend anders als bei gezuckerten Getränken wie Cola, Eistee oder Säften und Smoothies. Ich hatte ja bereits erwähnt, dass ein hoher Konsum mit Zucker gesüßter Getränke mit einem erhöhten Risiko einhergeht, an Darmkrebs zu erkranken. In einer jüngst erschienenen Studie hatten jene Personen, die mehr als zwei Gläser pro Woche tranken, ein mehr als doppelt so großes Risiko wie jene, die weniger als ein Glas pro Woche konsumierten.[40] Seit den 1980er-Jahren geht der zunehmende Konsum zuckergesüßter Getränke mit einer weltweiten Adipositas-Epidemie einher. Bezogen auf die Erkrankung Krebs kommen beim übermäßigen Konsum dieser Getränke zwei Faktoren zusammen, die eine Entstehung begünstigen: Fettleibigkeit und das metabolische Syndrom, also das gemeinsame Auftreten von Erkrankungen wie Übergewicht, Bluthochdruck sowie Zucker- und Fettstoffwechselstörungen. Aber auch ohne diese beiden Faktoren scheint das regelmäßige Trinken der süßen Limonaden oder Eistees das Tumorwachstum zu unterstützen – und das bereits ab moderaten Mengen.[41]

Warum also setzt uns der Verzehr von Zucker so sehr zu? Unser normaler Haushaltszucker besteht – wie schon erwähnt – aus zwei Bausteinen: der Glukose und der Fruktose. Die Glukose wird im Dünndarm über sogenannte Glukosetransporter sehr effizient in unsere Blutbahn transportiert. Im Gegensatz hierzu gelangt die Fruktose über einen passiven Transporter in unseren Organismus. Dieser passive Transporter ist jedoch sehr schnell (bereits nach fünf Gramm Fruktose) gesättigt. Die Fruktose gelangt demnach nur langsam in unsere Blutbahn und kann so den Dünndarm passieren, um in den Dickdarm zu gelangen. Befinden sich im Dickdarm bereits Krebszellen, können diese die ankommende Fruktose in ein Molekül verwandeln, das sich Fruktose-1-Phosphat nennt. Das ist besonders fatal, da der Tumor dadurch noch schneller Glukose verarbeiten kann, um so aus ihr Energie zu ziehen. Zudem ist Fruktose-1-Phosphat in der Lage, die Herstellung von Fettsäuren voranzutreiben. Diese Fettsäuren benötigen die neuen Krebszellen für ihre Zellwand. Dazu kommt, dass der Tumor die Fettsäuren zur Energiespeicherung und für die Kommunikation innerhalb der Zelle nutzt. Das Resultat: Der Tumor kann weiterwachsen.[42] Darüber hinaus kann die Fruktose hier ebenso wie künstliche Süßstoffe und Zuckeralkohole über die Magen-Darm-Mikroben zur Entwicklung von Stoffwechselstörungen und Fettleibigkeit beitragen. Mehr dazu im Kapitel „Unser Mikrobiom".

Abgesehen von den unterschiedlichen Wegen, über die die beiden Bausteine Glukose und Fruktose in unseren Organismus gelangen, geschieht auch die weitere Verstoffwechselung in konträrer Weise. Während die Aufnahme und Weiterleitung der Glukose streng kontrolliert wird, unterliegt die Fruktose kaum einer Regulierung. Ferner gelangt nur ein kleiner Teil der aufgenommenen Fruktose in den Blutkreislauf – im Gegensatz zur Glukose.

Nun könnten wir denken: Prima, ein erhöhter Blutzuckerspiegel ist doch schlecht. Wenn Fruktose diesen kaum berührt, dann ist doch wenigstens das eine gute Nachricht. Leider nein. Es gibt da nämlich ein Organ in unserem Körper, dass die Information eines erhöhten Blutzuckerspiegels dringend benötigt: unser Gehirn. Ist genügend (oder zu viel) Zucker im Blut, weiß unser Gehirn, das wir genug gegessen haben, und fährt die Produktion des appetitanregenden Hormons Ghrelin herunter. Wir sind satt. Fehlt diese Information aus dem Blut, können wir also in Ruhe weiteressen, ohne das Sättigungssignal zu bekommen.[43]

Doch leider ist das nicht alles, was Fruktose in unserem Körper bewirken kann. Nach der Aufnahme über den Darm in die Pfortader,

die sauerstoffarmes, aber nährstoffreiches Blut in die Leber transportiert, gelangt eben auch die Fruktose in die Leber. Und auch hier wird
sie in Fruktose-1-Phosphat umgewandelt. Das ist an dieser Stelle auch
nichts Schlechtes, denn auch unsere Zellen benötigen Energie. Fruktose unterliegt jedoch, wie bereits erwähnt, anders als Glukose keiner
Kontrolle. Das bedeutet: Gelangt ein Übermaß an Fruktose (beispielsweise durch ein mit Maissirup gesüßtes Erfrischungsgetränk) in unseren Organismus, wird dies in der Leber als Fett gespeichert. Durch
diese Neubildung von Fettsäuren wird dabei zusätzlich der Fettabbau
in der Leber gehemmt. Dies führt – Sie ahnen es – über kurz oder lang
zu einer Leberverfettung. Auch die Blutfettwerte steigen in Folge an,
da die Leber die Fettsäuren als sogenannte VLDL (very low density
lipoprotein) ins Blut entlässt. Aus den VLDL entstehen nun zunächst
IDL (intermediate density proteins) und letztendlich LDL, was vielen
als die „schlechten" Blutfette bekannt sind. Darüber hinaus kann diese große Menge an Fruktose zu einem Mangel an Phosphat führen, das
nun an die Fruktose geheftet wird. Um neues Phosphat zu bekommen,
wird der Abbau von Purinen angeregt, was wiederum einen Anstieg
der Harnsäurekonzentration nach sich zieht. Ein Zustand, der letztendlich zur Gicht führen kann.[44] Leider hat ein Übermaß an Harn-
säure noch eine weitere Konsequenz für uns: Sie verhindert eine gute
Durchblutung der Muskeln, da sie eine Erweiterung der Blutgefäße
unterbindet. Dies führt dazu, dass auch das Insulin nicht mehr so
wirksam dort hingelangt, wo es benötigt wird: in den Muskelzellen.
Unser Körper nimmt dies als Insulinmangel wahr und fährt seine Insulinproduktion hoch. Und schon sind wir bei einer sogenannten Hy-
perinsulinämie – ein Anzeichen für das metabolische Syndrom.[45] Tatsächlich kam es in den letzten Jahrzehnten neben der Zunahme von
Adipositas, Typ-2-Diabetes und dem metabolischen Syndrom auch zu
einem dramatischen Anstieg der nichtalkoholischen Fettleber. Letzteres ist dem Aspekt geschuldet, dass die unkontrolliert anflutende
Fruktose in der Leber zu Fett umgewandelt wird.

Zwar denken die meisten Menschen bei gesüßten Getränken an die
typischen Limonaden, aber derzeit sind Sportgetränke und Energy-
drinks Hauptquelle von derart zugesetzten Zuckern. Neben der Saccharose, also dem „normalen" Haushaltszucker, welcher zur Hälfte
aus Fruktose besteht, findet auch Maissirup häufig Verwendung
(etwa 55 Prozent Fruktose).

Noch einen Aspekt möchte ich in diesem Zusammenhang anführen: Im Rahmen der amerikanischen *NHANES-Studie (National Health and Nutrition Examination Survey)* wurde 2010 bei 6.113 Teilnehmer:innen der Zusammenhang zwischen Blutfettwerten und dem Verzehr zugesetzter Zucker untersucht.[46] Die Ergebnisse wurden im Anschluss in mehreren Studien bestätigt. Es zeigte sich, dass eine erhöhte Fruktosezufuhr zu einer deutlichen Verschlechterung der Lipidwerte führte – das „gute" HDL-Cholesterin wurde deutlich verringert, während man das „böse" LDL-Cholesterin ebenso wie die Triglyceride in erhöhter Konzentration vorfand. Bei kurzzeitiger Fruktosezufuhr kam es, im Gegensatz zur Glukose, sowohl bei mageren als auch bei fettleibigen Personen zu einer Erhöhung von nüchtern und postprandial, also nach dem Essen, gemessenen Triglyceridwerten. Zusammengenommen zeigte sich hier also ein starker Risikofaktor für Herz-Kreislauf-Erkrankungen, der Todesursache Nummer eins in der westlichen Welt.

EXKURS: SMOOTHIES

SIE PASSEN PERFEKT in unsere Zeit: Smoothies. Nie zuvor konnte man seine tägliche Portion Gemüse und Obst so schnell und unkompliziert zu sich nehmen. Nicht umsonst sind sie so beliebt wie kaum etwas. Und leider werden sie von den meisten Menschen in dem Glauben konsumiert, sich etwas Gutes zu tun. Zur kurzen Begriffserklärung: Smoothie kommt vom englischen „smooth", was so viel heißt wie „sanft" oder „gleichmäßig". Der Name zielt auf die Textur des Getränkes ab, da hier – anders als beim klassischen Fruchtsaft – die ganze Frucht verarbeitet wird. Bis auf Kerne und Schale versteht sich. Heraus kommt ein sämiges Püree, welches je nach Fruchtanteil mehr oder weniger Fruchtzucker enthält.

Der Smoothie wird oft dafür gerühmt, dass er besonders gesund sei und praktisch gleichbedeutend zu der gleichen Menge an Obst und Gemüse in herkömmlicher Form. Ich gehe hier von dem selbst gemachten Produkt aus, da die gekauften Varianten durch Lagerung und etwaige Zusatzstoffe bereits an Gesundheitswert verloren haben. Aber auch so können wir uns vorstellen: Wir beißen in einen Apfel – es dauert eine ganze Weile, bis wir den in Gänze verspeist haben. Zeit für unseren Körper, allerlei Mechanismen in Gang zu bringen. Die Zunge schmeckt den Nährstoffgehalt und leitet ihn an das Gehirn

weiter, der Magen bekommt Anweisung, die Produktion von Magensäure hochzufahren, die Sättigungshormone stehen bereits in den
Startlöchern... Es passieren viele kleine Stoffwechselprozesse, bis der
Apfel verspeist ist und in unserem Magen landet, wo er von Sensoren,
die die Magendehnung registrieren und somit ebenfalls den Grad der
Sättigung feststellen, erfasst wird. Kommt der Apfel jedoch in flüssiger Form in uns hinein, bleibt dem Körper wenig Zeit, zu registrieren,
was er da gerade gegessen hat. Das Resultat: ein enormer Anstieg des
Blutzuckerspiegels und das bleibende Gefühl des Hungers.

**Eine allgemeine Verteuflung von Kohlenhydraten ist nach derzeitiger Studi-
enlage nicht zielführend.**

**Studien belegen sogar eine geringere Sterblichkeit durch den Konsum von
Vollkornprodukten, die ebenfalls Kohlenhydrate enthalten.**

**Auch der Verzehr von (selbst gemachtem) Kuchen oder einem süßen Nachtisch
führt nicht gleich zu Übergewicht und den beschriebenen Stoffwechselstörungen, solange das eine Ausnahme bleibt.**

**Vorsicht bei einem Übermaß an versteckten Zuckern! Gerade bei Fertigpro-
dukten, Fruchtjoghurts, Dips und Soßen sowie Frühstücksflocken wird oft
der vermeintlich gesündere Fruchtzucker eingesetzt. Schauen Sie in Zukunft
genauer auf die Inhaltsangaben und greifen Sie im Zweifelsfall wieder ei-
gens zum Kochlöffel. Vielleicht inspirieren Sie die Rezeptideen am Ende dieses Buches.**

**In allererster Linie sollten Sie jedoch einen großen Bogen um gesüßte Geträn-
ke, Fruchtsäfte und Smoothies aller Art machen. Ihre Leber und Ihr gesamter
Organismus werden es Ihnen danken.**

UMSTRITTENES LEBENSMITTEL: MILCH

ES SCHEINT FAST SO, als wäre der Streit um das Thema Milch so
alt wie die Menschheit selbst. Das Bild vom ländlich gekleideten Kind
mit der Milchkanne direkt vom Bauern, welches dann die gesunde Milch
am heimischen Frühstückstisch voller Genuss trinkt, ist passé. Während
die einen die Milch verteufeln und sie für allerlei Erkrankungen ver-

antwortlich machen – von Osteoporose über Herz-Kreislauf-Erkrankungen bis hin zum Krebs –, fokussieren sich immer mehr Unternehmen auf pflanzliche Alternativen wie Soja-, Mandel-, Reis- oder Haferdrink.

Dabei ist die Geschichte der Milch als menschliches Nahrungsmittel bereits über 8.000 Jahre alt. Neben den hierzulande gebräuchlichsten Milcharten von Kühen, Schafen und Ziegen stehen auch je nach Breitengrad Kamel-, Stuten- und Eselsmilch auf dem Speiseplan.

In Deutschland kommt der größte Teil der Konsum-Milch noch immer von Kühen. Im Jahr 2020 wurden rund 50 Kilogramm (Kuh-)Milch pro Bundesbürger konsumiert, dicht gefolgt vom Käse mit etwa 25 Kilogramm und Joghurt (etwa 15 Kilogramm). Insgesamt 3,9 Millionen Milchkühe werden derzeit in Deutschlands Milchbetrieben gehalten, die nach Stand Mai 2021 pro Jahr 33,3 Millionen Tonnen Milch produzieren.[47] Allein diese Zahlen machen bewusst, wie mächtig die Milchindustrie hierzulande ist und wie wichtig es für uns und unseren Planeten ist, diese Industrie und auch deren Erzeugnisse einmal genauer unter die Lupe zu nehmen.

Eines der Hauptprobleme der Milchviehhaltung ist bereits medial vielfach aufbereitet worden: die Produktion von Methan. Die *enterale Fermentation*, also die gasförmigen Emissionen von Wiederkäuern, ermöglicht es Wiederkäuern (also auch Ziegen und Schafen), für den Menschen unverdauliche Biomasse wie etwa Gras und Heu zu verwerten. Dies gelingt jedoch nur mithilfe von *methanogenen Archaeen*, Mikroorganismen, bei deren Energiestoffwechsel Methan gebildet wird. Dass bei der Milchviehhaltung Methan entsteht, ist folglich nicht zu verhindern, über die Variation von Menge und Zusammensetzung des aufgenommenen Futters jedoch können wir die Methanproduktion im Darm der Tiere etwas beeinflussen. Derzeit stammen etwa ein Drittel der vom Menschen verursachten Methanemission aus der Viehhaltung. „Die Reduzierung von Methan ist die größte Chance, die Erwärmung bis 2040 zu verlangsamen", erklärte *Durwood Zaelke*, ein leitender Gutachter des *Zwischenstaatlichen Ausschusses für Klimaänderungen (IPCC)*, im August 2021.[48] Auch er empfiehlt neben der Verringerung der Lebensmittelverluste beziehungsweise -abfälle und der allgemeinen Reduzierung der Fleisch- und Milchproduktion alternative Futtermittel. Leider fehlt es bislang bei den meisten Regierungen weltweit am politischen Willen, diese Maßnahmen umzusetzen.

Auf der anderen Seite beeinflusst der Klimawandel natürlich auch die Milchviehhaltung. Langfristig werden Lufttemperatur, Menge und Anzahl der Niederschläge und die Häufigkeit und Vehemenz von extremen Wetterereignissen zunehmen. Die Sommermonate werden zunehmend durch Dürreperioden und Hitzewellen gekennzeichnet sein, in Norddeutschland beispielsweise werden die Niederschläge Schätzungen zufolge bis zum Jahr 2050 um 15 Prozent zurückgehen, während die mittlere Temperatur um zwei Grad Celsius ansteigen wird. All dies führt zu höheren Sterblichkeitsraten und einer Beeinträchtigung des Immunsystems der Milchkühe. Gleichzeitig werden sich Infektionskrankheiten stärker ausbreiten und das Wachstum, die Fruchtbarkeit sowie die Milchleistung der Tiere eingeschränkt. Sowohl Quantität als auch Qualität der Milch werden folglich unter den neuen Gegebenheiten leiden.[49] All dies wird mit erheblichen Mehrkosten für Erzeuger:innen und letztlich auch für Verbraucher:innen einhergehen. Daher ist es sinnvoll, jetzt zu handeln und umzusteigen, von einer kurzfristig billigen Lösung zu langfristig nachhaltigem Konsumverhalten. Ein Konsum, der auf eine qualitativ hochwertige Milch setzt und dafür in Kauf nimmt, dass nicht jeden Tag Milch, Käse und Co. auf dem Tisch stehen. Dies wird sich langfristig auf alle Beteiligten positiv auswirken. Die Kühe, die wieder ein tierwürdiges Leben führen können, die Erzeuger:innen, die ihren Beitrag zum Klimawandel und die damit einhergehenden finanziellen Belastungen verringern können, und die Verbraucher:innen, die qualitativ hochwertige Produkte bekommen und gleichzeitig zum Klimaschutz beitragen.

So weit der allgemeine Blick auf die Milch als Lebensmittel im Hinblick auf unsere Umwelt. Gehen wir einen Schritt weiter und fokussieren uns auf die Auswirkungen, die die Milch auf unsere Gesundheit hat.

KRANKMACHER ODER WERTVOLLES LEBENSMITTEL?

SCHAUT MAN in die Empfehlungen der *DGE*, findet man die Richtlinie von 200 bis 250 Gramm Milch und Milchprodukte und 50 bis 60 Gramm Käse pro Tag. Milch enthalte hochwertiges Protein, welches für den Muskelaufbau und -erhalt unverzichtbar sei, lautet die Begründung der *DGE*. Darüber hinaus lieferten Milch und Milchprodukte Vitamin B2 und Kalzium.[50] Wer hat nun recht? Die Skeptiker oder die DGE, die offizielle Empfehlungen herausgibt?

Zumindest die Anmerkung der *DGE,* man solle bei seiner Auswahl auf fettreduzierte Milch(-produkte) setzen, scheint revidiert. Im Zuge der sogenannten PURE-Studie, einer großen multinationalen Kohortenstudie mit 136.384 Personen im Alter von 35 bis 70 Jahren aus 21 Ländern, wurde der Zusammenhang zwischen dem Verzehr von Vollfett-Milchprodukten und dem Auftreten schwerer Herz-Kreislauf-Erkrankungen sowie der Sterblichkeit insgesamt untersucht. Ergebnis: Ein höherer Verzehr von Milchprodukten (mehr als zwei Portionen pro Tag) war mit einem geringeren Risiko für Herz-Kreislauf-Erkrankungen und der Gesamtsterblichkeit verbunden.[51] Ist dies nun der „Freispruch für die Milch", wie das Kompetenzzentrum für Ernährung (Kern) an der *Bayerischen Landesanstalt für Landwirtschaft* in einer 2015 veröffentlichten Publikation titelte?[52] Es kommt wie immer darauf an ...

Die (Kuh-)Milch kann viele „gute" (das heißt einfach oder mehrfach ungesättigte) Fettsäuren besitzen, die tatsächlich unter anderem vor Herz-Kreislauf-Erkrankungen schützen. Dies ist vor allem der Fall, wenn die Milch von Kühen aus ökologischer Landwirtschaft stammt, so das Fazit einer 2016 erschienenen Metaanalyse, die auf 170 veröffentlichten Studien basiert, in denen der Nährstoffgehalt von ökologischer und konventioneller Kuhmilch verglichen wurde. Die Ergebnisse zeigen, dass die Bio-Milch einen deutlich höheren Anteil an Omega-3-Fettsäuren besitzt als die Milch aus konventioneller Landwirtschaft, 56 Prozent, um genau zu sein, und insgesamt eine „vorteilhaftere Fettsäurezusammensetzung" aufweist.[53]

BMMFS – INFEKTION IN FRÜHESTER KINDHEIT

AUF DER ANDEREN SEITE korreliert der Verzehr von Kuhmilch unter anderem mit einem bis zu 30 Prozent erhöhten Risiko für Brust-, Lungen-, Prostata- oder Darmkrebs.[54] Eine Erkenntnis, die den Nobelpreisträger Professor Harald zur Hausen und sein Team um die ganze Welt schickte, um diese Korrelation zu untersuchen. Sie fanden heraus, dass dieser Zusammenhang vor allem bei eurasischen Milchkühen (also Tiere aus dem europäischen und asiatischen Raum), die vom Auerochsen abstammen, beobachtet werden konnte. In Ländern wie der Mongolei, wo vornehmlich Produkte von Yaks konsumiert werden, oder in der Region Äquatorialafrika, wo Produkte der Watussi-Rinder verbreitet sind, ist ein solcher Zusammenhang nicht zu

beobachten. Auch in Indien stieg die Brustkrebsrate erst dann nach-
weislich an, als große industrielle Rinderfarmen zur Produktion von
Milcherzeugnissen ausgebaut wurden. Die vermutete Erklärung ist
laut dem Nobelpreisträger eine Infektion, die von der eurasischen
Milchkuh stammt. In der Tat konnte bereits ein möglicher „Übeltäter"
ausfindig gemacht werden. Es handelt sich hierbei um ein kleines,
kreisförmiges DNA-Molekül bakteriellen Ursprungs, welches sowohl
in Blutproben gesunder Rinder als auch in sämtlichen getesteten Kuh-
milchprodukten in deutschen Supermärkten gefunden wurde. Gemäß ihrer Herkunft wurden diese DNA-Moleküle „Bovine Meat and
Milk Factors" (BMMFs) getauft. Interessanterweise fand man diesen
Krankheitserreger in der unmittelbaren Umgebung von menschlichen Dickdarmtumoren und bei Patient:innen mit Multipler Sklerose.
Es wird vermutet, dass die Infektion über die Ernährung im frühen
Lebensalter erfolgt, da die Immunabwehr hier noch nicht ausgereift
ist und zu einer lebenslangen chronischen Entzündung führt. Die dadurch entstehenden freien Radikale gelten als spezifische Auslöser
zufälliger Mutationen, aus denen letztendlich Tumorzellen entstehen
können.[55]

Um seine These zu untermauern, untersuchte zur Hausen Säuglinge, die
vor dem ersten Lebensjahr abgestillt wurden, also bevor das Immunsystem ausreichend entwickelt wurde, und denen man anschließend
Kuhmilch-basierte Säuglingsnahrung gab. Auch hier fand man ein erhöhtes Risiko für Brust- und Darmkrebs im späteren Lebensalter. Darüber hinaus konnte eine – neben vielen anderen – positive Eigenschaft
der Muttermilch ausgemacht werden. Die Muttermilch besitzt spezielle
Zuckerverbindungen, sogenannte Glykane, die den Krankheitserregern
den Zugang zu den Zellen erschweren.[56] Ein langes Stillen bis zum voll-
endeten ersten Lebensjahr des Säuglings könnte also in zweifacher Hinsicht vor der BMMFs-Infektion schützen.

Was können wir also hinsichtlich dieser Erkenntnisse tun? Nicht viel,
lautet die etwas ernüchternde Erkenntnis. Natürlich sollten Säuglinge
vor diesem Hintergrund umso mehr natürlich gestillt werden, möglichst sechs Monate, besser noch ein ganzes Jahr. (Wird erst nach der
vollständigen Entwicklung des Immunsystems des Säuglings mit ein
bis zwei Jahren abgestillt, kann eine Infektion eventuell völlig verhindert werden.) Wobei ich mir natürlich im Klaren bin, dass es Umstände
gibt, die dies nicht zulassen. Die Ansteckung findet wie bereits erwähnt

im sehr frühen Lebensalter statt, daher haben wir rückwirkend leider wenig Einfluss darauf. Das Beruhigende dabei ist: Eine Infektion reicht alleine nicht aus, um einen Tumor zu bekommen. Laut Hanna und Mathias Heikenwälder, Wissenschaftler:in und Krebsforscher:in, gibt es jedoch etwas, was wir auch im späteren Leben noch tun können, um unser Risiko zu senken: auf eine gute Vitamin-D-Versorgung und eine ausgewogene Ernährung achten.

DAS ZWEISCHNEIDIGE SCHWERT DES MILCH-EXOSOMS

EINE 2019 ERSCHIENENE STUDIE von B.C. Melnik und G. Schmitz beschäftigte sich mit dem sogenannten Milch-Exosom, ein uraltes evolutionäres Programm zur Kommunikation zwischen der Mutter und dem Säugling.[57] Das Exosom hilft unter anderem bei der Regulierung des Wachstums, der Gewebereifung sowie der metabolischen und immunologischen Entwicklung des Neugeborenen. Sprich, es ist maßgeblich daran beteiligt, wie sich der Stoffwechsel und das Immunsystem des Säuglings entwickeln. Unter anderem ermöglicht es die Übertragung sogenannter MicroRNA (miRs) aus der Milch. Eben diese Übertragung von miRs aus Kuhmilch auf den Menschen steht seit Kurzem im Verdacht, Einfluss auf unsere Gene zu haben und beteiligt zu sein am Auftreten vieler zivilisatorischer Erkrankungen. Lassen Sie mich kurz den Mechanismus dahinter erklären:

Normalerweise sorgt die physiologische Laktoseintoleranz (Milchzucker-Unverträglichkeit) dafür, dass die Übertragung des mütterlichen Milch-Exosoms auf die Säuglingszeit beschränkt ist. Allerdings tragen immer mehr Menschen eine Laktase-Mutation in sich, die es ihnen erlaubt, Milch auch nach Ablauf der Säuglingsperiode zu verwerten. Nun ist Muttermilch eine Art Dopingsystem, welches die Neugeborenen möglichst schnell wachsen und gedeihen lassen möchte. Das Milch-Exosom wirkt somit sowohl wachstumsfördernd als auch gewebeschützend. Was sich zu Beginn des Lebens als äußerst vorteilhaft erweist, kann im fortgeschrittenen Alter jedoch zu Fettleibigkeit, Diabetes, Osteoporose, neurodegenerativen Erkrankungen und Krebs führen. Das in der Milch enthaltene Exosom fungiert also als potenzieller Krankheitserreger, den es zu minimieren gilt.

Leider hat man zum einen festgestellt, dass dieses Exosom vermehrt in Milchkühen zu finden ist, die auf eine erhöhte Milchleistung gezüchtet wurden. Zum anderen schützen gängige Verfahren wie das Pasteuri-sieren nicht nur die hitzeempfindlichen Vitamine der Milch, auch das Milch-Exosom bleibt hier erhalten. Anders geht es den Exsosom-ab-bauenden Laktobakterien, diese werden durch das Erwärmen redu-ziert. Als Resultat enthält unsere „moderne" Milch sogar noch mehr Exosom als Milch aus früheren Zeiten, die nicht pasteurisiert wurde.

Eine Möglichkeit existiert jedoch, das Exosom in der Milch drastisch zu verringern: die Fermentation. Wir haben den Nutzen von Joghurt, Kefir und Co. bereits im Kapitel über das Mikrobiom kennengelernt und wissen, dass die „guten" Milchsäurebakterien auch unseren Darmbakterien guttun. Nun haben wir ein zweites Argument, um die-se Milchprodukte für den täglichen Speiseplan zu empfehlen. Im Üb-rigen gilt dies auch für Käse, da auch hier die Milch fermentiert wird.

WAS KÄSE MIT ANTI-AGING ZU TUN HAT

KÄSE IST INDES auch wegen einer weiteren Besonderheit ein span-nendes Lebensmittel: Er enthält größere Mengen des Stoffes Spermi-din. Dieses natürliche Polyamin ist als Botenstoff in jeder unserer Zellen vorhanden. Auch unser Mikrobiom stellt Spermidin her. War-um jedoch erregt das Spermidin seit einiger Zeit sowohl die Gemüter vieler Wissenschaftler:innen als auch die der „Anti-Aging-Jünger"? Der Grund: Spermidin soll die Autophagie unserer Zellen ankurbeln. Unter Autophagie versteht man den Zustand einer Zelle, in dem sie Reparatur- und Aufräumarbeiten leistet und so die Zelle – und letzt-endlich auch unseren Organismus – gesund und jung erhält. Mit zu-nehmendem Alter sinkt der körpereigene Spermidinspiegel jedoch und die Fähigkeit der Zelle zur Autophagie nimmt ab.[58]

In Tiermodellen konnte die Autophagie zusätzlich durch längere Fastenperioden ausgelöst werden. Dabei war das regelmäßige „Auf-räumen" der Zelle mit allerhand positiven Auswirkungen auf den Organismus verbunden. Unter anderem konnte das Risiko für Er-krankungen wie Herzinfarkt, Diabetes, Schlaganfall, Alzheimer und Morbus Parkinson gesenkt werden. Gleichzeitig wurden die Zellen vor DNA-Schäden geschützt, was der Entstehung und dem Wachstum von Krebs entgegenwirkt. Auch beim Menschen weisen erste Studien in die gleiche Richtung.[59] Allerdings sind längere Fastenperioden gerade bei untergewichtigen und geschwächten Personen nicht zu empfehlen.

Jüngste Untersuchungen legen nun den Verdacht nahe, dass auch über exogen zugeführtes Spermidin aus der Nahrung eine Autophagie ausgelöst werden könnte, auch ohne dass wir uns einer Fastenkur unterziehen müssen. Allerdings ist die Studienlage beim Menschen derzeit noch zu dünn, um hier eindeutige Ergebnisse zu präsentieren – aber vielversprechend ist sie allemal.

Sollte man Milchprodukte nun meiden? Oder von den gesundheitlichen Vorzügen profitieren? Wie bei allen Lebensmitteln ist auch hier das Maß entscheidend. Ich persönlich würde vom Konsum reiner Kuhmilch eher abraten, auch wenn ein Glas – auch wenn es täglich getrunken wird – wohl noch keine negativen Effekte auf unseren Organismus hat. Fermentierte Milchprodukte wie Joghurt, Kefir und Käse stehen bei mir dagegen mehrmals pro Monat auf dem Speiseplan. Wichtig ist auch hier die Haltung der Kühe, Ziegen oder Schafe. Eine biologische Haltung und ein artgerechter Umgang helfen nicht nur den Tieren, auch die Qualität der Produkte und letztendlich der Nutzen für unsere Gesundheit nehmen dabei zu.

DIE SACHE MIT DEM HONIG

ICH WERDE MICH JETZT nicht in die Riege derjenigen einreihen, die den viel zitierten Satz „Wenn die Biene einmal von der Erde verschwindet, hat der Mensch nur noch vier Jahre zu leben" Einstein in den Mund legen. Wer diese Worte tatsächlich einmal gesagt hat, ist für die eigentliche Diskussion auch unerheblich. Fakt ist: Die Bienen und die Artenvielfalt insgesamt sind überlebenswichtig für die gesamte Menschheit. Wir alle sind letztendlich voneinander abhängig. Die Gesundheit der Tiere und ihrer Lebensräume sichert auch die Gesundheit unseres Planeten und unsere eigene Gesundheit ab. Spätestens seit Beginn der Covid-19-Pandemie ist die Debatte um den Erhalt eines intakten Ökosystems auf eine neue Stufe gestellt worden. Gemäß dem Motto „Naturschutz ist besser als Lockdown" schreibt der Weltbiodiversitätsrat IPBES in seinem aktuellen Report: „Die Ursachen für Pandemien sind dieselben globalen Umweltveränderungen, die auch für den Verlust der biologischen Vielfalt und den Klimawandel verantwortlich sind."[60] Der Report stellt dar, dass unsere bisherigen Pandemiestrategien, welche darauf beruhen, den Erkrankungen nach ihrem Auftreten „mit Maßnahmen des öffentlichen Gesundheitswesens und

technologischen Lösungen [...], insbesondere mit der schnellen Entwicklung und Verteilung von neuen Impfstoffen und Therapeutika" zu
begegnen, zu langsam und unsicher seien. Die Weltbevölkerung wartet
darauf, dass Impfstoffe zur Verfügung gestellt werden, und gleichzeitig steigen die Kosten in Form von Menschenleben und Erkrankungen,
aber auch in Form von wirtschaftlichen Verlusten und verlorenen Exis-
tenzen.[61] Das Risiko für eine erneute Pandemie könnte laut dem Report
dadurch minimiert werden, dass wir (endlich) lernen, verantwortlich
mit den Rohstoffen dieser Erde umzugehen und die ökologische Vielfalt
der Natur zu erhalten. Und hier sind wir wieder bei den Bienen ...

Alle, die einmal die Bilder chinesischer Arbeiter gesehen haben, die
in Bäumen balancierend mit überdimensionierten Pinseln Obstbäume
bestäuben, wissen, wie wichtig die kleinen Insekten für unser Überleben sind. In China ist das schon traurige Realität, was sich bei uns wie
eine weit entfernte Dystopie anhört: Es gibt in weiten Teilen des Landes keine Bienen mehr. Ohne künstliche Bestäubung würde kein Apfel
und keine Kirsche mehr wachsen. Selbstredend gibt es auch noch andere Insekten und Tiere, die die Pollenübertragung von Blüte zu Blüte übernehmen, aber die Bienen sind mit Abstand die bedeutendste
Gruppe. Von den 107 weltweit am meisten verbreiteten Kulturpflanzen
werden 90 Prozent primär von Bienen bestäubt. Diese Nutzpflanzen
bieten für uns wichtige Quellen für Mikronährstoffe wie die Vitamine
A und C, Kalzium, Fluorid und Folsäure. Ohne unser Handeln könnte
der Verlust von Bestäubern daher zu einem erheblichen Anstieg der
weltweiten Rate vermeidbarer Krankheiten führen, was Millionen zusätzliche Todesfälle jedes Jahr zur Folge haben könnte. Hinzu kommt,
dass viele der verbreitetsten und wertvollsten Nutzpflanzen wie Kakao, Mandeln und Kaffee von Tieren bestäubt werden. Die Herstellung
dieser landwirtschaftlichen Produkte bietet Millionen von Menschen
Arbeit und Einkommen. Besonders einprägsam sind diese Zahlen hinsichtlich der ärmsten ländlichen Gemeinden der Welt, von denen 70
Prozent auf die Landwirtschaft als Haupteinkommens- und Beschäfti-
gungsquelle angewiesen sind.[62] Nicht ohne Grund hat man sich selbst
in der renommierten US-amerikanischen Harvard-Universität dieses
Problems angenommen und kleine Mini-Roboter gebaut, die unter anderem die Bestäubung unserer Nutzpflanzen übernehmen könnten.[63]

Warum genau die Bienen weltweit sterben, ist eine komplexe Materie
und bis dato noch nicht vollständig erforscht. Fakt ist, dass sich die

Masse an Insekten in den letzten Jahrzehnten um mehr als 70 Prozent reduziert hat. Ein deutsches Forschungsteam rund um den Ökologen und Ökotoxikologen Dr. Carsten Brühl hat hierfür neben dem Verlust von Lebensräumen durch die intensive Landnutzung auch den flächendeckenden Einsatz von Pestiziden im Verdacht. In einer jüngst veröffentlichten Arbeit konnte der Forscher anhand von Proben aus 21 deutschen Schutzgebieten darlegen, dass die dort eingefangenen Insekten im Durchschnitt 16 (!) verschiedene Chemikalien in sich trugen. Darunter auch verbotene Substanzen. Die Tiere hatten die Chemikalien von den umliegenden Feldern aufgenommen, die sich vorherrschend durch konventionelle Landwirtschaft auszeichneten. Vor dem Hintergrund dieser alarmierenden Funde rät Brühl, die Schutzgebiete auszuweiten oder zumindest Pufferzonen von mehreren Hundert Metern um die Naturschutzgebiete zu ziehen, in denen dann auch lediglich ökologischer Landbau erlaubt ist. Dies wäre zudem im Sinne des sogenannten „Green Deals" der Europäischen Union, der bis 2030 einen Anteil von 25 Prozent der landwirtschaftlichen Nutzfläche für den ökologischen Landbau vorsieht.[64] Neben dem Einsatz von Pestiziden und dem Verlust von Lebensräumen sind indes auch die Umstellung auf eine intensive Landwirtschaft mit Monokulturen, Düngemittel, eingeschleppte Arten und der Klimawandel in der Diskussion, eine Mitschuld am Artensterben zu haben.[65]

WAS KÖNNEN WIR TUN?

ALL DIE GERADE BESCHRIEBENEN FAKTOREN sind menschengemacht. Folglich liegt es auch in unseren Händen, dass die wissenschaftlichen Erkenntnisse über die Auswirkungen des Bienensterbens auf uns und unsere Gesundheit, das Ökosystem, die Vermehrung von Wildpflanzen sowie unsere Ernährungssicherheit auch unser (politisches) Handeln beeinflussen. Was also können wir tun, um das Sterben dieser essenziell wichtigen Gattung – der Bienen – zu verhindern?

Das Gute ist, mit zunehmendem Problembewusstsein haben sich auch immer mehr Vereine, Initiativen und Forschungsgremien gegründet, die sich den Schutz der Bienen auf die Fahnen geschrieben haben. Auch die ökologische Landwirtschaft hat das Potenzial, die biologische Vielfalt auf unseren landwirtschaftlichen Nutzflächen zu fördern und so neue Lebensräume für (Wild-)Bienen zu schaffen oder zu erhalten. Wir als Verbraucher:innen können durch die Wahl von ökologisch erzeugten Nahrungsmitteln dazu beitragen, dass sich diese sanftere Art der Flächennutzung etabliert. Ein großer Pluspunkt hierbei ist, dass weder synthetisch-chemische Pestizide noch Herbizide ihren Einsatz finden und die Bienen somit von den giftigen Auswirkungen der Agrochemikalien verschont bleiben.[66] Darüber hinaus gilt es, große Monokulturen, die die Bienen zu einer einseitigen Ernährung zwingen, zu verhindern, damit eine Vielfalt an (Nutz-)Pflanzen vielen verschiedenen Bienenarten Lebensraum und Nahrung bieten kann. Landwirt:innen können beispielsweise bewaldete Flächen oder Hecken etablieren sowie Ackerrandstreifen mit Wildblüten und Kräutern bepflanzen. Es ist andersherum wesentlich, dass eine ausreichende Vielfalt an Wildbienenarten existiert, um die Produktion von Nutzpflanzen sicherzustellen. Vielfalt bringt Vielfalt hervor.

Vor diesem Hintergrund sehe ich mit großer Freude, dass immer mehr Gartenbesitzer:innen wild wachsende Blumen stehen lassen und Stauden, Kräuter oder Obstbäume anpflanzen – je nach Größe des Grundstücks. Auch wer keinen eigenen Garten hat, kann im Balkonkasten Wildblüten sähen. Welche Pflanzen besonders bienenfreundlich sind, kann man in sogenannten Bienenweidekatalogen nachlesen, oder man greift auf spezielle Samen für Bienenwiesen und -büsche zurück. Da Wildbienen immer weniger Orte und Materialien zum Nisten finden, bietet es sich an, aus Totholz, Sand, Steinen oder Laubhaufen Brutplätze für die Tiere bereitzustellen. Es gibt viele Möglichkeiten, der Natur etwas zurückzugeben – und gleichzeitig schmeckt der selbst produzierte Honig so auch viel besser.

HONIG – WAS IST DRAN AN DER „SPEISE DER GÖTTER"?

DA WAR ES, das Stichwort, das nicht fehlen darf, wenn man über die Biene spricht: der Honig. Ein Lebens- und Genussmittel, dem alle möglichen Heilwirkungen und Fähigkeiten zugesprochen werden. Selbst die griechischen Götter sollen sich an dem goldenen Saft gelabt haben und ihm sogar ihre Unsterblichkeit verdanken. Nicht umsonst ist Honig eines der ältesten Nahrungsmittel der Menschheit und diente bereits im alten Ägypten als göttliche Speise, mit der hohe Beamte teilweise entlohnt wurden. Im alten Rom wurde Honig als Heilmittel bei Fieber, Verletzungen, Geschwüren und sogar bei Depressionen eingesetzt. Heutzutage kommt der Honig meist als

Hustenmittel im Tee oder als vermeintlich gesunde Alternative zum Haushaltszucker zum Einsatz.

Doch wie viel Heilkraft steckt tatsächlich im Honig? Nüchtern betrachtet besteht der Honig aus etwa 80 Prozent Zucker, vor allem in Form von Fruktose und Glukose. Das klingt erst mal wenig gesundheitsförderlich, besonders wenn wir uns die Erkenntnisse aus dem „Honig"-Kapitel noch mal vor Augen führen. Je nach Quelle und Herkunft befinden sich im Honig darüber hinaus Enzyme, Aminosäuren, Mineralstoffe wie Kalzium und Kalium, Spurenelemente wie Zink und Eisen sowie Vitamine wie Vitamin C oder B. Die Zusammensetzung ist unter anderem beeinflusst durch die Blütenquelle sowie die Jahreszeit und Umweltbedingungen beim Sammeln des Nektars. Hinzu kommen Faktoren wie Verarbeitungs-, Bearbeitungs-, Verpackungs- und Lagerungsbedingungen, die die Qualität des Honigs beeinflussen.

Seine wohlbekannten antioxidativen und entzündungshemmenden Eigenschaften verdankt der Honig jedoch vor allem den sekundären Pflanzenstoffen wie Flavonoiden und Phenolsäuren. Durch seine Phytochemikalien besitzt der Honig die Kraft, Zellschäden vorzubeugen und chronische Entzündungen zu lindern. Diese Mechanismen spielen unter anderem bei der Krebsentstehung eine wichtige Rolle und der Honig steht daher im Verdacht, vor Krebs zu schützen, indem diese pflanzlichen Stoffe an verschiedensten Stellen der Tumorentstehung eingreifen. Neueste Untersuchungen legen sogar nahe, dass Honig in der Lage ist, einer Insulinresistenz entgegenzuwirken und somit neben der Krebsentstehung auch eine mögliche Diabetes-Entwicklung zu verhindern. Auch in der unterstützenden Behandlung von oraler Mukositis, wie sie oft bei Krebspatient:innen auftritt, die sich einer Chemotherapie unterziehen, soll Honig gut funktionieren.[67] Warum genau jedoch reiner Haushaltszucker als krebsfördernd eingeschätzt wird und Honig, der ja zum Großteil aus den gleichen Bestandteilen, nämlich Fruktose und Glukose, besteht, antikanzerogen wirkt, ist und bleibt das Objekt intensiver Forschung. Wir dürfen gespannt sein, welche Geheimnisse die künftige Forschung hier noch aufzudecken vermag.[68]

Neben den antikanzerogenen Eigenschaften haben neuere Studien entdeckt, dass Honig die Heilung von chronischen Geschwüren und die Wundheilung verbessert und unser Immunsystem unterstützt. Wie Scepankova et al. in ihrer jüngst erschienenen Studie darlegen,

funktioniert Honig als Wundheillösung, indem er die Reparatur-
prozesse der Haut beschleunigt, den Körper dabei unterstützt, neue
Blutgefäße aufzubauen, und das Immunsystem stärkt. Durch seine
antiviralen und antimikrobiellen Eigenschaften verringert der Honig zudem, dass Infektionen und das Eindringen pathogener Mikroorganismen die Heilung stören.[69] Allerdings möchte ich hier dringend
davon abraten, in anfänglicher Euphorie bei der nächsten Verletzung
einfach Honig auf die offene Wunde zu geben. Es besteht dabei zum
einen die Gefahr einer Wundinfektion, etwa wenn der Honig mit Clos-
tridiensporen befallen ist, zum anderen ist Honig oft mit Pestiziden,
Herbiziden oder Schwermetallen verunreinigt. Etwas, was sicher nie-
mand in einer offenen Wunde haben möchte ...

Es gibt unzählige Studien zu allen möglichen Aspekten des gesundheitlichen Nutzens des Honigs, unter anderem soll er sogar bei der
Regeneration beim Leistungssport helfen. Ich möchte hier jedoch nur
noch auf einen weiteren Aspekt des Honigs eingehen, einfach weil
es nach meinem Empfinden etwas ist, was die meisten Menschen
im Kopf haben, wenn sie an die Heilwirkung von Honig denken: die
Linderung von Infekten der oberen Atemwege, also Honig als klassisches Erkältungsmittel. Hier liefert eine jüngst erschienene Metaanalyse erstaunliche Erkenntnisse. Laut den Ergebnissen übertraf
die Behandlung mit Honig die üblichen Strategien zur Linderung von
Husten. Besonders hervorzuheben ist die Erkenntnis, dass Honig hier
eine bessere Wirkung zeigte als die leider übliche Antibiotikaver-
schreibung. Nun sind die meisten Infektionen der oberen Atemwege
viral bedingt, daher ist das Ergebnis nicht weiter überraschend, dennoch könnte diese Erkenntnis dazu beitragen, die Ausbreitung von
Antibiotikaresistenzen zu verlangsamen und Honig als wirksame, gesündere und kostengünstigere Alternative zu etablieren.[70]

Honig ist in der Tat ein ganz besonderer Saft, der viel für uns und unsere Gesundheit zu tun vermag. Wir sollten ihm und auch seinen Er-
zeugerinnen, den Bienen, mehr Respekt entgegenbringen. Letztendlich
sind wir davon abhängig, dass unser Ökosystem funktioniert. Wir stehen eben nicht außerhalb dieses Systems, und wenn wir weitermachen
wie bisher, bewahrheitet sich womöglich wirklich die zu Anfang erwähnte Prophezeiung, nach der die Menschheit nur noch vier Jahre zu
leben hat, sollten einmal alle Bienen von der Erde verschwunden sein.

GELÉE ROYALE – DER SAFT, DER KÖNIGINNEN MACHT?

ES KLINGT WIRKLICH ZU SCHÖN: Gelée Royale – der Saft, der lediglich Königinnen vorbehalten ist. In diesem Fall den Bienenköniginnen. Dieser spezielle Futtersaft macht aus einer ganz normalen Arbeiterinnenlarve eine langlebige und fruchtbare Bienenkönigin. Die mit Gelée Royale gefütterte Biene lebt etwa 40-mal länger als ihre Artgenoss:innen und legt bis zu 3.000 Eier pro Tag.

Kein Wunder, dass sich um diesen Trank viele Mythen ranken und ihm allerlei Heilwirkung angedichtet wird. Unter anderem soll er auch bei uns Menschen die Lebenserwartung und die Fruchtbarkeit erhöhen, darüber hinaus das Immunsystem stärken und Wechseljahrbeschwerden lindern.[71]

Etwas weniger mystisch wird es, schaut man sich einmal an, woraus das königliche Gelée eigentlich gemacht ist: Die gelblich-weiße Flüssigkeit entstammt den Futter- und Oberkieferdrüsen von „Hebammenbienen". Damit der süß-säuerlich schmeckende Saft die Königin optimal nähren kann, enthält er alle wichtigen Nährstoffe, Enzyme und Bienenhormone. Vor allem jedoch: 60 bis 70 Prozent Wasser, 11 bis 25 Prozent Zucker (hier vor allem Einfachzucker wie Glukose und Fruktose), 9 bis 18 Prozent Proteine und 2 bis 8 Prozent Fette. An Vitaminen sind vorrangig B-Vitamine enthalten, diese jedoch in einer solch geringen Menge, dass sie kaum zur Deckung des täglichen Bedarfs beitragen können.

Was ist also dran an den erwähnten Heilsversprechen? Mit dieser Frage beschäftigte sich auch die European Food Safety Authority (EFSA). Ihr Resümee: Werbeaussagen, die suggerieren, Gelée Royale stärke die Immunabwehr, habe positive Auswirkungen auf den Stoffwechsel, die Vitalität und die Menopause oder verbessere die Herzgesundheit, sind (bis dato) nicht belegbar und daher irreführend und unzulässig.[72]

Leider sind auch Hinweise, Gelée Royale könne einen positiven Einfluss auf einen erhöhten Blutzuckerspiegel bei Typ-2-Diabetes haben, laut neuesten Studien nicht hinlänglich bewiesen.[73] Vielleicht sollte man hinzufügen, dass eine nicht bewiesene Wirkung nicht zwangsläufig auch tatsächlich nicht vorhanden ist. Bei einigen der nachgesagten Eigenschaften – etwa der Linderung von Hautleiden – fehlt es schlicht an größeren, gut gemachten Studien, um eine fundierte Aussage treffen zu können.

Es existieren jedoch erste Studien, die Tumorpatient:innen Hoffnung geben könnten, die aufgrund einer Chemo- oder Bestrahlungstherapie an einer Entzündung der Mundschleimhäute (Mukositis) leiden. In einer ersten Studie mit 103 Patient:innen konnte das Gelée Royal zu einer schnelleren Heilung der angegriffenen Mundschleimhaut beitragen. Eine weitere kleine Studie mit 13 Patient:innen erzielte ähnliche Ergebnisse.[74] In einer 2017 erschienenen klinischen Studie konnte zudem ein leicht nierenschützender Effekt von Honig und Gelée Royale unter der Therapie mit Cisplatin (ein Chemotherapeutikum) beobachtet werden.[75]

Auf der anderen Seite gibt es auch ein paar Punkte, die bei der Einnahme von Gelée Royale beachtet werden sollten. So kann der Saft zu teilweise schwerwiegenden, bis hin zu lebensbedrohlichen allergischen Reaktionen führen – insbesondere bei Personen, die zu allergischen Erkrankungen wie *Asthma bronchiale* neigen oder allergisch auf Bienen- oder Wespenstiche reagieren.[76] Darüber hinaus enthält das Gelée Royale geringe Mengen an *Pyrrolizidinalkaloiden (PA)*. Dies sind zwar natürliche pflanzliche Stoffe, können beim Menschen jedoch das Erbgut schädigen und eventuell sogar Krebs auslösen.[77] Auch Frauen, die an hormonabhängigem Brustkrebs leiden, sollten auf Gelée Royale verzichten, da die Produkte das Krebswachstum fördern könnten.

FAKE-HONIG ODER DAS ERKENNEN WAHRER QUALITÄT

VORAUSSETZUNG FÜR ALL die eben beschriebenen positiven Eigenschaften des Honigs ist natürlich, dass es sich hierbei um ein qualitativ hochwertiges Produkt handelt. Leider ist der Honig ein Lebensmittel, das nach Olivenöl und Milch am meisten verfälscht wird. Das bedeutet, der Honig wird mit einem vergleichsweise günstigeren Invertzucker- oder Saccharose-Sirup gestreckt, was für die heilenden Wirkungen des Lebensmittels nicht gerade förderlich ist.[78] Leider kann man sich beim Kauf nicht immer hundertprozentig sicher sein, gerade ein qualitativ hochwertiges Produkt in den Händen zu halten oder eben doch eine gestreckte Mogelpackung. Im Labor ist es möglich, die Echtheit eines Lebensmittels mithilfe der sogenannten Stabilisotopenanalyse zu ermitteln, bei der charakteristische und quantitativ erfassbare Isotopenmuster der Inhaltsstoffe eine Überprüfung der Authentizität und den Nachweis von Verfälschungen von Lebensmitteln ermöglichen. Auch die Unterscheidung von ökologisch und konventionell hergestellten Lebensmitteln lässt sich hierdurch ermitteln.[79] Nun hat nicht jede:r von uns ein eigenes Labor zu Hause, daher hier ein paar Tipps, wie Sie in der Lage sind, einen guten Honig zu erkennen.

- Ein großer Vorteil ist es, wenn Sie lokale Imker:innen kennen, zu denen Sie Vertrauen haben.

- Auch Qualitätssiegel wie das Bio-Siegel oder unabhängige Testungen wie etwa von Ökotest können bei der Auswahl zu Hilfe genommen werden. Demeter-Honig ist zusätzlich besonders strengen Richtlinien unterworfen, die weit über die üblichen Bedingungen für das Bio-Siegel hinausgehen und unter anderem auch das Wohl der Bienen im Blick haben.

- Im Supermarkt erkennt man einen qualitativ guten Honig zudem an weißlichen Verfärbungen, die sogenannte Blütenbildung. Ein Honig mit solchen Erscheinungen beinhaltet wenig Wasser und ist daher von besserer Qualität. Je höher der Wassergehalt, desto schneller fängt der Honig an zu gären. Dies erkennt man an einem braunen Rand. Kristallisiert ein Honig im Übrigen etwas aus, ist dies kein Anzeichen schlechter Qualität, vielmehr ist das unter anderem abhängig von der Sorte.

- Die Lagerung im Kühlschrank begünstigt diese Kristallbildung und ist daher ebenso zu vermeiden wie die Lagerung bei Temperaturen über 20 Grad. Sollten Sie den Honig längere Zeit lagern wollen, verhindert ein Einfrieren die Kristallbildung.[80]

FISCH – EIN GESUNDES NAHRUNGSMITTEL FÜR MENSCH UND UMWELT?

IMMER ÖFTER WERDE ICH von Patient:innen gefragt: Kann man Fisch überhaupt noch essen? Horrormeldungen von Schwermetall- und Antibiotikabelastungen, Pflanzenschutzmitteln und Mikroplastik, welche in unseren Speisefischen gefunden wurden, verunsichern die Menschen und lassen sie mit der Frage zurück, ob dieses an sich so wertvolle Lebensmittel überhaupt vereinbar ist mit einer nachhaltigen, verantwortungsvollen und vor allem gesunden Ernährungsweise. Lassen Sie mich hier einige der dringendsten Befürchtungen aufgreifen und wissenschaftlich fundiert beleuchten.

Die gute Nachricht zuerst: Die wissenschaftlichen Erkenntnisse der letzten 50 Jahre ermöglichen es uns inzwischen, die komplexen Ökosysteme des Meeres, der Seen und Flüsse immer besser zu verstehen. Im gleichen Zuge steigt das weltweite Bewusstsein um die Bedeutung eines nachhaltigen und verantwortungsvollen Umgangs in der Bewirtschaftung dieser aquatischen Lebensräume. Was ebenfalls steigt, ist jedoch die weltweite Fischproduktion. Im Jahr 2018 wurden weltweit 179 Millionen Tonnen Fisch und Meeresfrüchte produziert oder gefangen. Pro Kopf aß jeder Erdenbürger 20,5 Kilogramm Fisch und Meeresfrüchte pro Jahr. Zum Vergleich: In den Jahren 1986 bis 1995 produzierten wir weltweit lediglich 102 Millionen Tonnen und der Pro-Kopf-Verbrauch lag bei 13,4 Kilogramm pro Jahr. Dies entspricht einer Zunahme von fast 60 Prozent. Damit nahm der weltweite Konsum von Fisch stärker zu als der aller anderen tierischen Eiweißquellen wie Fleisch, Milch und Milchprodukte. Einen großen Anteil an dieser Entwicklung macht die Aquakultur aus, die in den Erhebungen von 1986 bis 1995 mit knapp 15 Tonnen kaum eine Rolle spielte und inzwischen bei einem Marktanteil von 82 Tonnen und 250 Milliarden US-Dollar liegt. Vor allem in China nehmen die Aquakulturen rasant zu. Insgesamt dominiert Asien die Fischzucht mit 89 Prozent der weltweiten Produktion.[81] Europa und speziell Deutschland spielen bei alldem kaum eine Rolle. Wir beziehen fast 90 Prozent unseres Fisches aus dem Ausland. Im Durchschnitt verzehrt jeder Deutsche etwa 14 Tonnen Fisch pro Jahr, damit liegen wir weit unter dem weltweiten Niveau.

Dieser etwas zahlenlastige Einstieg in die Thematik Fisch und Fischerei verdeutlicht meiner Meinung nach recht eindrücklich, welch einen mächtigen Bestandteil der Weltwirtschaft dieser Sektor ausmacht – sowohl was die Bereitstellung von Nahrungsmitteln und Beschäftigung betrifft als auch die Erhaltung und nachhaltige Nutzung der Ozeane und Meere. In der Agenda 2030 für nachhaltige Entwicklung, die die Vereinten Nationen 2015 auf den Weg gebracht haben, ist dem Thema Fischerei und Aquakultur daher auch große Aufmerksamkeit geschenkt worden. Eines der Kernprobleme ist und bleibt die Überfischung der Meere. Zum Glück gibt es immer mehr Beispiele, in denen sich ein gutes Fischereimanagement bezahlt macht, und sich die Fischbestände erholen. Dennoch werden immer noch 30 bis 35 Prozent der Fischpopulationen auf eine nicht nachhaltige Weise befischt und weitere 60 Prozent sind bereits vollständig befischt worden. Das Ausmaß der Überfischung ist vor allem in den Tropen zu sehen, die den weltweit größten Anteil an der Überfischung in ihren marinen Ökosystemen aufweisen. Speziell in Südostasien sind die Schwellenwerte für eine Überfischung oft in einem extremen Ausmaß überschritten. Um dieses Problem zu umgehen, setzen Gebiete wie die tropischen Regionen Afrikas und Asiens auf Aquakultur – auch weil der fortschreitende Klimawandel die Meeresfischerei hier zusätzlich erschwert. Weltweit gilt die Aquakultur als der am schnellsten wachsende Bereich in der Nahrungsmittelproduktion.[82]

Doch ist es nicht die Aquakultur, die – provokant formuliert – aquatische Massentierhaltung, die Probleme wie Pflanzenschutzmittel und Antibiotika erst aufkommen ließ und den unbesorgten Fischgenuss zunichtemachte?

Die schlechte Nachricht ist: Auch hier macht sich der Klimawandel bemerkbar. Aufgrund von hohen Temperaturen im Sommer und fehlenden Regenschauern leiden viele Betriebe an Wassermangel. Bakterielle Infektionen sowie umweltbedingte Erkrankungen nehmen zu. Wie auch bei uns treten bei den Fischen immer häufiger bis dato unbekannte Erkrankungen auf, die sich aufgrund der veränderten Temperaturen rasch ausbreiten können. Da in Deutschland jedoch derzeit nur wenige Arzneimittel für die Fischzucht zugelassen sind, kommen oft Arzneimittel zum Einsatz, die eigentlich für terrestrische Nutztiere (wie etwa Rinder, Hühner oder Schweine) zugelassen sind. Seit

2022 gibt es jedoch eine EU-Verordnung, die den Einsatz von Arznei-
mitteln für Aquakulturen besser regelt.

ANTIBIOTIKA

DER EINSATZ von Antibiotika wird in Deutschland bislang über die
„Leitlinien für den sorgfältigen Umgang mit antibakteriell wirksamen
Tierarzneimitteln" der Bundesärztekammer geregelt. Unter anderem
wird hier festgehalten, dass eine Antibiotikagabe allein bei bakteriellen Infektionen Einsatz finden darf. „Antibiotika sind nicht dazu bestimmt, Mängel bei der Umsetzung der ‚guten veterinärmedizinischen
Praxis' sowie schlechte Haltungsbedingungen, Managementfehler
oder mangelhafte Hygienestandards zu kompensieren", so die Leitli-
nie.[83] Eine prophylaktische Gabe von Antibiotika ist somit verboten,
die Krankheitsdiagnose muss von einem Tierarzt oder einer Tierärz-
tin offiziell bestätigt werden. Darüber hinaus ist der Einsatz von Medikamenten in der Tierhaltung in Deutschland, aber auch EU-weit streng
kontrolliert und es gelten Wartezeiten nach der Behandlung, bevor das
Tier geschlachtet wird. Damit soll sichergestellt werden, dass nur noch
Spuren eines Antibiotikums im Fleisch vorhanden sind, bevor es bei
uns auf den Teller kommt. Auch die frühere Praxis, Antibiotika als
Wachstumsbeschleuniger einzusetzen, ist seit 2006 in der EU verboten
und wird durch das Bundesamt für Verbraucherschutz und Lebensmittelsicherheit (BVL) und das Bundesinstitut für Risikobewertung
(BfR) überwacht. Für die Einfuhr tierischer Lebensmittel wurde der
sogenannte „Nationale Rückstandskontrollplan und Einfuhrüberwachungsplan für Lebensmittel tierischen Ursprungs" ins Leben gerufen,
der es sich zur Aufgabe macht, EU-weit zu kontrollieren, wie Tierarz-
neistoffe eingesetzt werden und wie viel Umweltkontaminationen –
etwa mit Schwermetallen oder marinen Biotoxinen – in tierischen Produkten nachzuweisen sind.[84] Darüber hinaus kam es mit der Zunahme
der Aquakultur in den Ländern, die dementsprechende Sicherheits-
standards etabliert haben (EU, Kanada, Japan, Australien) entgegen
den Vermutungen zu einer Reduktion des Antibiotikaeinsatzes. Grund
hierfür sind verbesserte Haltungsbedingungen, die Etablierung von
Hygieneplänen sowie die Entwicklung von spezifischen Impfstoffen
und Probiotika, die die Antibiotikagabe oft hinfällig macht.[85]

Die genannten Maßnahmen scheinen auch in Deutschland Wirkung
zu zeigen: In einer gemeinsamen Untersuchung des *BVL* und des *BfR*

im Jahr 2020 an deutschen Fischereiprodukten konnte keine größere Anreicherung resistenter Bakterien gefunden werden. Die untersuchten Fische reagierten überwiegend sensibel auf die getesteten Antibiotika.[86] Ein Problem wurde in dieser Untersuchung jedoch nicht berücksichtigt. Bei einem Einsatz von Antibiotika in Aquakulturen mit sogenannten offenen Systemen gelangt das Tierarzneimittel ins offene Gewässer und somit zu anderen Meeresbewohnern und letztendlich auch wieder zum Menschen. Ein Problem, das bis heute besteht.

Darüber hinaus konnten die Umweltbelastungen, die im Zusammenhang mit den Aquakulturen auftreten, deutschlandweit immer weiter reduziert werden, etwa durch eine verbesserte Futtermittelherstellung und die Optimierung der Abwasserreinigung. Da das eingesetzte Futter den bei Weitem größten Anteil an der CO_2-Emission der Fischzucht ausmacht, ist hier auch das größte Potenzial einer Verringerung des CO_2-Fußabdruckes gegeben. Beispielsweise, indem Insektenmehle und Mikroalgen aus der Region eingesetzt werden.

Verstehen Sie mich nicht falsch: Ich will hier keinesfalls einen Freibrief für die Aquakultur ausstellen. Auch ich kenne die Bilder von vor sich hinsiechenden Fischen in viel zu kleinen Becken. Zudem beziehen sich meine Ausführungen größtenteils auf Deutschland. Wie es in anderen Ländern dieser Welt aussieht, würde den Rahmen dieses Buches sprengen. Außerdem ist mein Ansatz und auch der Ansatz dieses Buches ja, die regionalen Lebensmittel in den Fokus zu rücken, und da sieht es hinsichtlich der Aquakultur eben nicht so schlecht aus, wie die Horrormeldungen in den Medien oft glauben machen ... Des Weiteren hat die Aquakultur einige entscheidende Vorteile gegenüber der klassischen Tierzucht. Zum einen ist die „Produktion" von Fischen sehr viel effizienter als bei anderen Arten der Tierzucht wie etwa die von Rindern. Fische sind sehr viel bessere Futterverwerter und weisen eine geringere CO_2-Bilanz auf. Darüber hinaus wird bei der Aufzucht von Fischen paradoxerweise weniger Wasser benötigt als bei der Aufzucht anderer Nutztiere.

Ein besonders positives Beispiel ist der Karpfen, vor allem bei einer extensiven Karpfenteichwirtschaft. Angefangen bei der Fütterung über Getreide und Hülsenfrüchte, die größtenteils regional bezogen werden können. Die Karpfenteiche können zu wertvollen Biotopen werden, die einer große Artenvielfalt Lebensraum bieten – sowohl für andere kleine Fische, Muscheln oder Krebsarten als auch für Tiere, die den Teich als Rückzugsort nutzen. Ohne die Bewirtschaftung der Teiche würden diese oft entweder verschwinden oder mit hohen Kosten für die Gesellschaft erhalten werden.[87]

METHYLQUECKSILBER-BELASTUNG

SPÄTESTENS SEIT DEM AUFTRETEN der Minamata-Krankheit Mitte der 1950er-Jahre in Japan ist uns allen bewusst, welch verheerende Auswirkung Quecksilber auf den menschlichen (und tierischen) Organismus haben kann. (Zur Erinnerung: Die sogenannte Minamata-Krankheit hat ihren Ursprung in der japanischen Stadt gleichen Namens. Hier wurde jahrelang quecksilberhaltiger Industrieabfall in jenes Gewässer geleitet, welches die Bewohner als Trinkwasser nutzten. Die Folge waren Schädigungen des zentralen Nervensystems, die bis hin zum Koma führen konnten. Besonders gravierend war die Beobachtung, dass Schwangere, die selbst nur geringe oder gar keine Vergiftungserscheinungen hatten, Kinder mit schwerwiegenden neurologischen Störungen zur Welt bringen konnten.)

Was hat dies nun mit dem Fisch zu tun? Nun, Fische sind dafür bekannt, dass sie geringe Mengen an natürlich vorkommendem Quecksilber als Methylquecksilber aus ihrer Umgebung aufnehmen. Besonders Raubfische wie Thunfisch, Hai, Zander, Heilbutt, Aal, Seeteufel, Rotbarsch oder Schwertfisch können das durch ihre Beutetiere aufgenommene Quecksilber im Fettgewebe anreichern und sind daher besonders belastet. Die Empfehlungen raten daher vor allem Schwangeren und stillenden Müttern, auf diese Arten von Fischen zu verzichten, da es zu erheblichen neurologischen Störungen beim (ungeborenen) Kind kommen kann.

So die bisherigen Empfehlungen. Allerdings kommen selbst leidenschaftliche Fischesser selten auf die Mengen an Quecksilber, die die Bevölkerung von Minamata erleiden mussten. Welche Schwellenwerte für die Quecksilberaufnahme wirklich gefährlich für unseren Organismus sind, ist derzeit schwer zu sagen.

Um herauszufinden, wie viel Fisch für uns noch gesundheitlich unbedenklich ist, machte sich ein internationales Forschungsteam Mitte der 1970er-Jahre auf die Suche nach einer passenden Studienpopulation für dieses Unterfangen. Nun ist es in der Ernährungswissenschaft oft etwas schwierig, die Auswirkungen eines bestimmten Lebensmittels in einer großen Bevölkerung zu untersuchen, da die Versuchsbedingungen über Monate hinweg in einer großen Anzahl an Menschen nur schwer zu kontrollieren sind. Vor allem gilt dies bei einem Thema wie der neuronalen Entwicklung eines Babys, welche erwiesenermaßen von vielen Faktoren wie dem sozioökonomischen Status, der Intelligenz der Mutter, der elterlichen Erziehung oder der Belastung durch andere Schadstoffe abhängig ist. Die Forscher:innen suchten also nach einer Population, die eine große Menge an Fisch konsumiert und eine möglichst kleine Anzahl an unkontrollierbaren Einflussfaktoren aufweist. Die Anzahl der Teilnehmer:innen musste groß genug sein, um ein repräsentatives Ergebnis zu erlangen. Der Inselstaat Seychellen, 1.000 Meilen vom nächsten Festland entfernt, erfüllte all diese Bedingungen. Die Bevölkerung ernährt sich täglich von Fisch, verzehrt jedoch so gut wie keine Meeresfrüchte, die mit anderen Giftstoffen belastet sein und somit die Ergebnisse verfälschen könnten. Die durchschnittliche Methylquecksilber-Belastung auf den Seychellen liegt aufgrund des hohen Fischkonsums etwa zehnmal so hoch wie in den Vereinigten Staaten oder Großbritannien. Zudem sind Gesundheitsversorgung und Bildung kostenlos und leicht zugänglich, und die Bevölkerung erwies sich als kooperativ, da auch lokale wissenschaftliche Mitarbeiter:innen und die Regierung selbst an der Beantwortung der Frage interessiert waren, ob der tägliche Fischkonsum ein Risiko für die geistige Entwicklung ihrer Kinder darstellt. Seit den 1970er-Jahren läuft diese „Seychelles Child Development Study (SCDS)" nun schon und hat erstaunliche Ergebnisse hervorgebracht.[88]

Wie anfängliche Untersuchungen zeigten, wiesen die dort geborenen Säuglinge im Alter von 20 Monaten sogar eine außergewöhnlich gute neuronale Entwicklung auf. Die pränatale Belastung durch Methylquecksilber aus dem Fischkonsum der Mutter schien keine Auswirkungen auf die neurologische Entwicklung des Neugeborenen zu haben. Die Forscher:innen führten diese Testergebnisse auf das optimale Verhältnis von Omega-3- zu Omega-6-Fettsäuren in der Ernährung der Mutter zurück. Diese Fettsäuren stellen einen wichtigen Faktor für eine normale Gehirnentwicklung dar und werden vom Fötus über das mütterliche Blut aufgenommen.

Außerdem könnten sie einen positiven Einfluss auf die Entzündungen haben, die üblicherweise durch eine Methylquecksilber-Vergiftung hervorgerufen werden. In einer jüngst publizierten Folgestudie wurden erneut siebenjährige Kinder auf den Seychellen auf ihre geistige Entwicklung hin untersucht. Auch hier konnten keine negativen Auswirkungen des Fischkonsums der Mutter auf die geistige Entwicklung der Kinder ausgemacht werden. Weiterhin überwogen die positiven Effekte eines hohen Fischkonsums die negativen Auswirkungen einer erhöhten Methylquecksilber-Aufnahme.[89]

Dies soll nun keine Aufforderung darstellen, als Schwangere alle Empfehlungen der offiziellen Behörden in den Wind zu schießen. Die vorliegenden Befunde machen jedoch deutlich, wie gesund ein regelmäßiger Fischkonsum ist, aller Warnungen zum Trotz – und das gerade in der Zeit der Schwangerschaft und des Stillens. Dennoch würde ich Schwangeren und Stillenden im Zweifelsfall dazu raten, heimische Fische wie Forelle oder Karpfen den großen Raubfischen vorzuziehen.

MIKROPLASTIK

ES IST SICHERLICH NICHT ALLEIN das Problem der Meere. Mikroplastik ist derzeit ein allgegenwärtiger Schadstoff. Es wurde weltweit in Gewässern, Sedimenten, in der Luft sowie im Verdauungstrakt von Organismen nachgewiesen. In den letzten zehn Jahren wurde die Aufnahme von Mikroplastik durch marine Arten jedoch zunehmend dokumentiert. Neuere Untersuchungen konzentrieren sich auch auf die Auswirkungen des Schadstoffes auf unsere Ökosysteme. Als Mikroplastik werden kleinste Kunststoffpartikel mit einem Mikrometer bis fünf Millimeter Durchschnitt bezeichnet, welche beispielsweise in Kosmetika verwendet werden. Aber auch beim Abbau großer Kunststoffteile entsteht Mikroplastik. Die Teilchen sind so klein und haben eine so lange Haltbarkeit, dass sie inzwischen selbst in der Tiefsee gefunden werden können. Sogar Muscheln können diese Partikel anreichern, wenn sie die Meere nach Schwebstoffen filtern. Das Mikroplastik lässt sich jedoch vermehrt im Verdauungstrakt der marinen Bewohner feststellen, weshalb es derzeit noch nicht ausreichend geklärt ist, ob wir durch den Verzehr von Fisch (abgesehen von Krusten- und Krebstieren sowie kleinen Fischen, die im Ganzen verzehrt werden) Mikroplastik zu uns nehmen. Studien legen nahe, dass sich das Plastik auch in Leber, Blut und Muskelmasse der Fische anreichert und wir demnach auf jeden Fall damit konfrontiert werden, wenn wir Fische und Meeresfrüchte verspeisen. Die kleinen Plastikpartikel können unter anderem eine krebserregende, hormonelle und toxische Wirkung auf unseren Organismus haben. Allerdings ist die genaue Belastung durch die Aufnahme von Mikroplastik noch nicht ausreichend geklärt, um hier eine verlässliche Aussage treffen zu können. In Deutschland beschäftigt sich insbesondere das Max Rubner-Institut (MRI) als Bundesforschungsinstitut für Ernährung und Lebensmittel mit dem Nachweis von Mikro- und Nanoplastik in unseren Fischereierzeugnissen.[90]

ZWEIMAL DIE WOCHE FISCH?

NACH DIESEN TEILS wenig appetitlichen Ausführungen fällt es nun natürlich schwer, die positive Seite des Fischverzehrs zu beleuchten. Dennoch gilt weiterhin die Empfehlung der DGE, zweimal pro Woche Fisch zu konsumieren.[91] In der Tat ist Fisch eine hervorragende Quelle für hochwertiges Protein. Dieses hilft dabei, verletzte Zellen zu erneuern, die Muskeln zu versorgen und einem Muskelschwund vorzubeugen sowie das Immunsystem zu stärken. Diese Eigenschaften veranlassen mich regelmäßig dazu, Krebspatient:innen, die sich einer Strahlen- oder Chemotherapie unterziehen, Fisch zu empfehlen.

Darüber hinaus besitzt Fisch Mikronährstoffe wie Jod, Selen, Zink und Eisen sowie Vitamine wie Vitamin B6, B12 und auch Vitamin D, welches ansonsten kaum in unserer Nahrung zu finden ist. Einer der Hauptgründe jedoch, warum Fisch ein so wertvolles Nahrungsmittel darstellt, sind seine Fettsäuren. Besonders fettiger Fisch enthält viele der hochgelobten mehrfach ungesättigten Fettsäuren wie die Omega-3-Fettsäure, die unter anderem für die Entwicklung des Gehirns wichtig sind. Es wird darüber hinaus vermutet, dass sie Entzündungen in unserem Körper lindern und auch das Wachstum von Tumorzellen bremsen können.

Zu den wichtigsten Omega-3-Fettsäuren gehört die langkettige α-Linolensäure (ALA), die als essenziell gilt. Das bedeutet, der Körper ist nicht in der Lage, diese Fettsäure selbst herzustellen und ist auf die Zufuhr über die Ernährung angewiesen. Für alle Vegetarier:innen und Veganer:innen sei hier der Hinweis gestattet, dass man ALA auch über Walnüsse, Leinsamen und Raps beziehungsweise die daraus gewonnenen Pflanzenöle aufnehmen kann (Die Empfehlung der DGE lautet derzeit etwa 1,3 Gramm α-Linolensäure täglich aufzunehmen, was etwa einem Esslöffel Rapsöl entspricht.) Eine Besonderheit vom fettigen Fisch ist es jedoch, dass die Omega-3-Fettsäuren Docosahexaensäure (DHA) und Eicosapentaensäure (EPA) in großen Mengen darin enthalten sind. Diese Fettsäuren können von unserem Organismus auch aus ALA hergestellt werden, die freie Form ist aber praktischer. Vor allem Lachs, Makrele, Sardinen und Hering sind reich an diesen Fettsäuren, die beispielsweise einen wichtigen Bestandteil unserer Zellmembranen darstellen. Das bedeutet, unsere Zellen werden geschmeidiger, wenn wir viele Omega-3-Fettsäuren zu uns nehmen. Vor allem in unseren Augen und im Gehirn werden die Fettsäuren benötigt und führen dazu, dass sowohl unsere Sehfunktion als auch unser Gehirn besser funktionieren – ein Grund, warum der Markt mit Omega-3-Öl-Kapseln seit Jahren explodiert.

Ein weiterer Grund für den wachsenden Konsum von EPA und DHA besteht darin, dass den Fettsäuren nachgesagt wird, sie schützten uns vor allerhand Krankheiten – zuvorderst Herz-Kreislauf-Erkrankungen und Krebs. Doch stimmt das wirklich?

Ein 2020 erschienener Überblick von Metaanalysen untersuchte die Ergebnisse aller bis dato vorhandenen Beobachtungsstudien auf diesem Gebiet erneut und fasste ihre Erkenntnisse wie folgt zusammen:

Der Verdacht, marine Omega-3-Fettsäuren könnten das Krebsrisiko senken, hat viele Forscher:innen dazu bewogen, sich dieser Thematik anzunehmen. Es existieren infolgedessen eine Vielzahl von Studien, die eine Senkung des Risikos verschiedener Krebsarten mit dem Verzehr von Fisch und dessen Fettsäuren in Verbindung bringen. Das Problem hierbei ist jedoch, dass sich die Daten oft auf sogenannte Beobachtungs- oder Kohortenstudien beziehen. In Fall-Kontroll-Studien waren die Ergebnisse hingegen oft nicht mehr nachvollziehbar. Auch eine 2019 erschienene Studie kam zu dem Ergebnis, dass eine Nahrungsergänzung mit Omega-3-Fettsäuren die Häufigkeit von Herz-Kreislauf- und Krebserkrankungen im Vergleich zum Placebo nicht merklich senken kann.[92] Dennoch stellt der regelmäßig erscheinende Report des *World Cancer Research Fund/American Institute for Cancer Research (WCRF/AICR)* einen Zusammenhang her. Demnach kann ein regelmäßiger Fischkonsum das Risiko für Leber- und Darmkrebs senken – auch wenn diese Aussage als „begrenzt aussagefähig" eingestuft wurde.[93] Auch das Risiko für koronare Herzkrankheiten konnte durch die Aufnahme von Omega-3-Fettsäuren nur leicht vermindert werden –

und das unabhängig davon, ob die Fettsäure tierischen oder pflanzlichen Ursprungs war. Sprich: Der Konsum von α-Linolensäure (etwa über Walnüsse oder fettigen Fisch) hat laut der Studie nur eine geringe Auswirkung auf Todesfälle jeglicher Art, kardiovaskuläre oder koronare Sterblichkeit oder koronare Ereignisse.[94]

Jetzt könnte man das Thema Fisch und Omega-3-Fette vor dem Hintergrund dieser Ergebnisse ad acta legen und als nutzlos deklarieren. Allerdings würde man hierbei eine Kleinigkeit übersehen: die sehr heterogene Wirkung der Fette auf die Proband:innen. Es scheint bei näherer Betrachtung so, dass sich die positiven Eigenschaften von EPA und DHA vor allem dann zeigen, wenn die Versuchsperson zu Beginn besonders schlecht mit diesen Fetten versorgt war. Wenn man also schon zu Beginn der Studie ausreichend Fisch zu sich nahm oder viel mit Omega-3-reichen Ölen kochte, gestaltete sich der Nutzen einer zusätzlichen Portion als eher gering. In vielen Studien fehlte die anfängliche Bestimmung der Grundversorgung der Proband:innen mit eben diesen Fetten. Darüber hinaus scheint auch die Zusammensetzung der Fischöle ein Einfluss auf deren Wirkung zu haben. Besonders Öle mit einem hohen DHA-Gehalt schienen demnach durchaus eine Wirkung auf den Schweregrad von Herzrhythmusstörungen zu erzielen. Es zeigte sich, dass eine hohe DHA-Gabe die viel zitierte positive Wirkung auf Blutfettwerte und Blutdruck, Cholesterin und Entzündungswerte erzielte. Auch eine Verbesserung der Gedächtnisleistung bei älteren Erwachsenen mit leichten Gedächtnisproblemen konnte eher über die Aufnahme von DHA als EPA erzielt werden.[95] Dies würde dafürsprechen, die Empfehlungen von EPA-reichen Fischen wie etwa dem Lachs umzustellen auf DHA-reiche Fische wie den Kabeljau.

Ein besonderer Fall, den ich hier noch anfügen möchte, ist die Zeit der Schwangerschaft und die Stillzeit. Ein gut gefüllter DHA-Spiegel ist für das Wachstum und die Reifung des Gehirns des neuen Lebens fundamental, daher sollte während dieser Zeit die Versorgung der Mutter mit dieser Fettsäure gewährleistet sein. Besonders bei den (ungeborenen) Mädchen scheinen gut gefüllte DHA-Speicher wichtig für deren geistige Entwicklung zu sein. Darüber hinaus scheint sich eine gute Versorgung mit Omega-3-Fettsäuren positiv auf die Stimmung der Mutter auszuwirken. Einige Studien berichteten von einer Reduktion der sogenannten Wochenbettdepression, wenn die Mutter genug Fisch oder andere Omega-3-Quellen zu sich nahm. Diese Ergebnisse sind jedoch mit Vorsicht zu genießen, da es sich bei einer Depression um eine komplexe Erkrankung mit vielfältigen Ursachen handelt. Nichtsdestotrotz sind diese Erkenntnisse spannend und bedürfen einer weiteren Verfolgung.

FAZIT

DER FISCH IST EIN LEBEWESEN mit einer Artenvielfalt, die so kaum zu finden ist. Weltweit kennen wir etwa 30.000 Arten, deutschlandweit immerhin um die 500. Wir als Konsument:innen haben die Wahl zwischen mageren, mittelfetten und fetten Fischen sowie Süß- oder Meeresfischen. Diese Auswahl bietet sowohl kulinarisch als auch gesundheitlich einen großen Vorteil. Schade nur, dass wir uns als Verbraucher:innen oft auf wenige Fische fokussieren, die noch dazu bis zur Unkenntlichkeit mit Panade ummantelt oder als Schlemmerfilet verunstaltet sind. Von derartigen Abweichungen mal abgesehen, ist Fisch nach wie vor ein sehr wertvolles Lebensmittel und sollte regelmäßig auf dem Speiseplan stehen. Allerdings ist die Herkunft des Fisches von entscheidender Bedeutung.

- Am besten fährt man wie immer, wenn man seinen Bedarf über eine heimische Fischzucht des Vertrauens decken kann. Hier lohnt sich die anfänglich aufwendige Recherche nachhaltig, wenn man im Gegenzug eine langjährige verlässliche Quelle für guten Fisch findet. Auch der etwas längere Anfahrtsweg kann sich lohnen, da viele Fischzüchter:innen ihre Fische viel länger „reifen" lassen, sodass eine Lachsforelle beispielsweise gut und gerne vier Kilo schwer sein kann. Eingefroren hält dies je nach Fischkonsum bis zu mehrere Wochen.

- Im Supermarkt rate ich zu Fisch aus heimischer Aquakultur oder nachhaltiger Fischerei. Diese sind hierzulande gut kontrolliert und schonen die sensiblen marinen Ökosysteme. Um eine optimale Nährstoffdeckung zu erhalten und zusätzlich die Meere zu schützen, bietet es sich an, die Fische regelmäßig zu variieren und eben nicht nur Lachs, Hering oder Seelachs zu konsumieren. Fischratgeber wie der vom WWF helfen bei der Auswahl und werden regelmäßig aktualisiert.[96]

- Seinen Fisch selbst im Fluss zu angeln, scheint eine romantische und nachhaltige Angelegenheit zu sein, ist jedoch aufgrund von Schadstoffen und stabilen Verbindungen wie Dioxinen und PCB, die sich über Jahre im Bodengrund der Flüsse angesammelt haben, mit Vorsicht zu genießen.

FAKTEN ZUM (WILD-)FLEISCH

WAS FÜR FISCH GILT, das gilt wohl umso mehr für Fleisch: Viele Konsument:innen sind verunsichert. Fleisch ist ein sensibles Thema – auch wegen der medial hinreichend beleuchteten Skandale, der Antibiotikamissbräuche oder den Ausbrüchen von Covid-19 in Großschlachtereien im Sommer 2020. Das Dilemma ist hinlänglich bekannt und immer wieder besprochen, ohne dass sich maßgeblich etwas ändert: Ein ganzes Huhn für drei Euro oder ein Kilo Schweinefleisch für 1,66 Euro geht eben nicht zusammen mit einer nachhaltigen und artgerechten Haltung (und im Übrigen auch nicht mit menschenwürdigen Arbeitsbedingungen, wie uns die jüngsten Skandale rund um die Covid-19-Ausbrüche wieder einmal dargelegt haben). Dennoch sind viele von uns nicht bereit, einen anständigen Preis für ein in Würde gelebtes Tierleben zu bezahlen. Der Anblick eines saftigen Steaks, Hühnerschenkels oder Burgers macht es uns leicht, die Bedingungen zu vergessen, unter denen das Tier, das uns diesen Genuss beschert hat, gelebt haben muss, damit das Endprodukt für uns so schön erschwinglich ist. Die Bedingungen sind teilweise derart skandalös, dass man beim Anblick dieser Haltungsbedingungen sprachlos wird und in der Regel den dringenden Wunsch verspürt, hier für die geschundenen Kreaturen helfend einzugreifen. Die Tiere leiden oftmals unter zu wenig Bewegungsfreiheit, zu wenig (Tages-)Licht und unter Stallböden wie die gängigen Spaltböden, die eine hohe Verletzungsgefahr mit sich bringen. Hinzu kommen die Eingriffe, die an den Tieren oft ohne Narkose vollzogen werden, um diese nicht artgerechte Form der Haltung überhaupt möglich zu machen. Praktiken wie das Absägen der Hörner bei Rindern, das Kupieren der sensiblen Schnabelspitzen von Küken oder das Abtrennen der Ringelschwänze von Ferkeln sind schon aus moralischen Gründen absolut nicht gerechtfertigt.

Dazu gehören auch der Gebrauch von Antibiotika und der Transport der Tiere. Es braucht nicht viel Fantasie, um sich vorzustellen, was für einen Stress und welche Angst ein Tier während des Tiertransportes bis zu der Großschlachterei durchmachen muss. Angekommen setzt sich das zu erleidende Elend für die Kreaturen im Schlachthof fort! Eine sinnvolle und gnädigere Methode ist der Tod durch einen Schuss auf der Weide. Eine Variante, die zum Glück immer mehr Anhänger:innen unter den Landwirt:innen findet.

Eingedenk all dessen stellt sich nun die Frage: Können wir wirklich weiterhin wegschauen, während die Probleme, die mit unserem Fleischgenuss einhergehen, immer brisanter werden? Machen wir weiter wie bisher, wird die globale Fleischindustrie bis zum Jahr 2029 auf 360 Millionen Tonnen Fleisch pro Jahr anwachsen. Das ist mehr, als unsere Erde leisten kann.[97]

Tatsächlich sind wir auch hierzulande noch weit entfernt von den maximal 300 Gramm Fleisch pro Woche, die uns weltweit pro Kopf zur Verfügung stehen, wollen wir auch 2050 noch den Großteil der Weltbevölkerung mit Nahrung versorgen können. Auch wenn der jährliche Pro-Kopf-Verbrauch im Jahr 2020 im Vergleich zu den vorherigen Jahren leicht absank, so konsumieren wir mit 57,3 Kilogramm Fleisch pro Jahr und etwa einem Kilo pro Woche immer noch mehr als dreimal so viel wie die empfohlene Höchstmenge.[98]

Gleichzeitig wächst die Zahl der Vegetarier:innen und Veganer:innen: Allein in den letzten fünf Jahren stieg die Anzahl von vegetarisch essenden Menschen um 21 Prozent und die der Veganer:innen sogar um 50 Prozent. Nun muss dazu gesagt werden, dass es sich dabei um eine absolute Zahl von derzeit 7,5 Millionen Vegetarier:innen und 1,4 Millionen Veganer:innen handelt, eine geringe Menge also bei einer Bevölkerung von insgesamt 83,2 Millionen Menschen in Deutschland.[99]

Ob es an den genannten Skandalen, dem fehlenden Willen der Politik, etwas maßgeblich zu verändern, oder am voranschreitenden Klimawandel liegt: Die Jugend sieht unseren Fleischverzehr inzwischen sehr viel kritischer als noch die Generation Y. In einer Umfrage zum *Fleischatlas 2021* – einem Gemeinschaftsprojekt der Heinrich-Böll-Stiftung, dem Bund für Umwelt und Naturschutz Deutschland und *Le Monde diplomatique* – gaben zwei Drittel der 15- bis 29-Jährigen an,

die derzeitige Fleischindustrie abzulehnen: „Sie sehen in der Fleischproduktion eine Bedrohung für das Klima und ernähren sich doppelt
so oft vegetarisch und vegan wie der Durchschnitt der gesamten Bevölkerung", so der Bericht.[100]

WAS UNSER FLEISCHGENUSS FÜR DAS KLIMA BEDEUTET

ES IST JA INZWISCHEN BEKANNT, dass wir unseren Fleischkonsum weltweit einschränken und die Preise für tierische Produkte
eigentlich erhöhen müssten. Dies sind wichtige Hebel im Kampf gegen
die voranschreitende Klimakrise und den Verlust der Biodiversität
mitsamt dessen Konsequenzen für uns alle (siehe auch Kapitel „Gesunde und nachhaltige Ernährung, wie geht das überhaupt?", S.33).

Im Folgenden möchte ich noch auf ein paar weitere Aspekte unseres
enormen Fleischkonsums eingehen. Eine besonders eindrückliche Be-
schreibung hierfür findet man in der im Oktober 2020 erschienenen
Studie des Umweltbundesamtes.[101] Demnach fällt auf jede:n Bundesbür-
ger:in für den täglichen Lebensmittelkonsum eine durchschnittliche
Anbaufläche von 2.250 Quadratmetern jährlich (gemessen in dem be-
rühmten Fußballfeld entspricht dies dem Drittel eines Feldes). Es handelt sich dabei sowohl um die Fläche, die wir für den direkten Anbau
von Obst und Gemüse benötigen, als auch um die Gebiete für den Anbau
von Futtermitteln, um unsere Schweine, Hühner und Kühe zu mästen.

Vor allem Letzteres beansprucht ungeheuer viel Platz: Für die Produktion von tierischen Erzeugnissen wie Fleisch, Wurst, Eiern und
Milchprodukten werden zwei Drittel unserer Anbaugebiete benötigt, der überwiegende Anteil von 57 Prozent für die Produktion von
Fleisch und Wurst. Dabei stehen wir in Deutschland nicht allein da:
Weltweit gesehen beansprucht die Fleischproduktion fast die Hälfte
aller bewohnbaren Flächen. Es klingt fast absurd, wenn wir gleichzeitig wissen, dass der Fleischkonsum weltweit nur für 20 Prozent
aller aufgenommenen Kalorien verantwortlich ist (und für weniger
als 40 Prozent der weltweiten Proteinzufuhr). Was für eine Kosten-
Nutzen-Rechnung![102]

Nun ist es natürlich so, dass nicht alle Flächen dazu verwendet werden können, um auf ihnen Obst oder Gemüse anzubauen. Es gibt viele

karge Böden, auf denen nur Gras wächst und wo es folglich durchaus Sinn macht, hier Viehhaltung zu betreiben. Aber gerade, wenn für die Weidehaltung große Waldareale weichen oder Moosflächen trockengelegt werden, ist dies klimatechnisch einfach suboptimal – vorsichtig formuliert. Zum einen, weil wir durch das Roden der (Ur-) Wälder immer mehr in die Lebensräume von Wildtieren eindringen, welche dann wiederum im Kontakt mit dem Menschen Viren übertragen können – somit rückt die nächste Pandemie à la Covid-19 in greifbare Nähe. Zum anderen sind sowohl Wald als auch Moore sehr gut dafür geeignet, Emissionen aus der Luft zu filtern. Würden in der EU nur drei Prozent der bisher für die Landwirtschaft verwendeten Moorflächen wieder renaturiert werden, könnte man ein Viertel aller klimaschädlichen Emissionen aus der Landwirtschaft einsparen.[103]

Es gibt noch einen weiteren Aspekt, den ich hier ansprechen möchte: Rein unter dem Aspekt der Flächennutzung ist Fleisch nämlich nicht gleich Fleisch. Vor allem die Haltung von Rindern benötigt große Areale, mehr als die von Hühnern und Schweinen zusammen. Dies führt dazu, dass, auch wenn unser derzeitiger Fleischkonsum insgesamt rückgängig ist, wir dennoch durch unsere steigende Lust auf Rindfleisch mehr Agrarfläche als in den vorherigen Jahren benötigen, um unseren Fleischhunger zu stillen. Und auch wenn gutes argentinisches Rindfleisch jedem Kenner das Wasser im Mund zusammenlaufen lässt, es bleibt ein schlechter Beigeschmack, wenn für den kurzen Genuss oft große Flächen Regenwald in Weideflächen und zum Anbau von Futtermitteln umgewandelt werden. Womit wir wieder beim Klima wären ...

Und damit auch bei der Wasserknappheit, die mit den weltweit steigenden Temperaturen ebenfalls zunimmt und viele jener Gebiete betrifft, die derzeit am meisten zu unserem Fleischgenuss beitragen. Leider benötigt die Fleischproduktion neben den gewaltigen Anbauflächen auch jede Menge Wasser. Die Produktion von einem Kilogramm Rindfleisch verbraucht einen halben Tanklastzug davon, ein Kilo Schweinefleisch immerhin noch etwa 21 Badewannen (zum Vergleich: ein Kilogramm Getreide benötigt in etwa drei Badewannen). Um trotz Hitze und Dürreperioden dennoch die nötigen Futter- und Lebensmittel anzubauen, greifen viele Bauern in den Trockenregionen zu künstlichen Bewässerungsanlagen, die das Wasser aus den Seen und Flüssen sowie dem Grundwasser entnehmen. Dieses Wasser fehlt nun aber der lokalen Bevölkerung (und nebenbei auch der Tier-

und Pflanzenwelt in den betroffenen Gebieten). Unsere Genusssucht geht also zulasten der lokalen Wasserversorgung und kann hier zu Verteilungskonflikten führen und dazu, dass Menschen ihre Heimat verlassen müssen.

Da wir gerade beim Klima sind, möchte ich der Vollständigkeit halber auch noch ein Thema ergänzen, das den meisten von uns beim Begriff Klimakrise als Erstes in den Kopf kommt: die Treibhausgase.

Wie wir wissen, tragen nicht nur Strom, Heizung oder Reisen zur persönlichen Klimabilanz bei, auch unsere Ernährung hat mit etwa einem Fünftel unserer Treibhausgasemissionen einen enormen Einfluss. Unser gesteigerter Konsum von Rindfleisch verursacht derzeit einen enormen Anstieg der Emission von Treibhausgasen – allen voran von Methan und Distickstoffmonoxid. Dies geschieht einerseits durch die Fermentationsprozesse im Magen der Wiederkäuer, andererseits durch die Verwertung von Klärschlamm und die Stickstoffdüngung der Böden. Gerade die Emission von Methan ist besonders kritisch zu sehen, da das Treibhausgas mindestens 28-mal so stark wirkt wie CO_2. Gemäß den Daten der US-amerikanischen National Oceanic and Atmospheric Administration (NOAA) vom Januar 2022 ist die Methankonzentration in der Atmosphäre im Jahr 2021 auf über 1900 Parts per million (ppm) gestiegen, also fast auf das Dreifache des vorindustriellen Niveaus. Viele Forscher:innen befürchten, dass die globale Erwärmung einen Rückkopplungsmechanismus in Gang setzt, der dazu führt, dass immer mehr Methan freigesetzt wird. Das bedeutet, es wird immer schwieriger für uns, den Temperaturanstieg einzudämmen.[104] Natürlich geht auch eine rein pflanzliche Ernährung mit einer Emission von Treibhausgasen einher, dennoch fällt die Emission, die bei der Produktion von Fleisch-, Wurst- und Milchprodukten zwei Drittel aller ernährungsbedingten Treibhausgasemissionen ausmacht, ungleich deutlicher ins Gewicht.

Nebenbei bemerkt: Auch der Luftschadstoff Ammoniak entsteht vor allem bei der Haltung von (Nutz-)Tieren. Das Problem bei Ammoniak: Der giftige Stoff gelangt über die Gülle in unsere Böden und Gewässer. Das ökologische Gleichgewicht geht so verloren und die Artenvielfalt reduziert sich. Für uns Menschen ist der Schadstoff kritisch zu sehen, da er sich mit anderen Gasen in der Luft zu Feinstaub verbinden kann und somit auch unsere Gesundheit direkt angreift.

Ich hatte es anfangs schon erwähnt, möchte aber noch einmal explizit erklären, warum sich der Einsatz von Antibiotika und Antiparasitika so problematisch gestaltet. Diese Medikamente werden vorsorglich eingesetzt, um Infektionen durch Bakterien und Parasiten zu verhindern. Wie beim Fisch ist auch bei Rind, Schwein und Huhn der Einsatz von Antibiotika zur Steigerung der Nahrungsverwertung und somit zum beschleunigten Wachstum seit 2006 verboten. Dennoch gelangen weiterhin große Mengen über die Gülle in unsere Böden und – wie Untersuchungen beweisen – in unser Grundwasser. Neuesten Zahlen zufolge werden 70 bis 80 Prozent aller weltweit eingesetzten Antibiotika nicht in der Humanmedizin, sondern in der Nutztierhaltung eingesetzt.

Antibiotika sind jedoch nicht das einzige Medikament, das wir in unseren Flüssen und Feldern finden können. Laut dem Umweltbundesamt wurden derzeit 414 verschiedene Arzneimittelrückstände in unserer Umwelt nachgewiesen. Neben Antibiotika sind darunter viele Medikamente, die auch beim Menschen Einsatz finden, daher ist es nicht klar, wie viele dieser Rückstände tatsächlich von der Tierzucht stammen. Auch ist nicht bei allen Tierarzneimitteln bekannt, wie sie mit ihrer Umwelt (und den anderen Medikamenten, die sich unter Umständen darin befinden) reagieren. Fakt ist jedoch, das bei der Behandlung der Tiere mit Medikamenten etwa 40 bis 90 Prozent wieder ausgeschieden werden und über die Gülle in unsere Böden und Gewässer gelangen. Hier sind es vor allem die Ausscheidungen von Geflügel und Schweinen, die eine hohe Konzentration von Antibiotika aufweisen. Rindergülle ist etwas weniger belastet. Über alldem schwebt die Angst, die wir nur allzu gerne wegschieben: Was passiert, wenn wir auf einmal wieder schutzlos ausgeliefert sind und keine Wunderwaffe namens Antibiotika mehr haben, die uns vor krank machenden Mikroorganismen schützen kann, weil sie bereits zu oft eingesetzt wurde und somit stumpf geworden ist? Die bittere Wahrheit finden wir im Review on Antimicrobial Resistance (AMR), der prognostiziert, dass im Jahr 2050 mehr Menschen an den Folgen von Antibiotikaresistenzen sterben werden als an allen Krebsarten zusammen.[105]

WIE SICH FLEISCH AUF UNSERE GESUNDHEIT AUSWIRKT

UND NUN ZUR GUTEN NACHRICHT: Eine allgemeine Umstellung auf eine fleischärmere Kost hätte nicht nur positive Auswirkungen auf das weltweite Klima, auch unserer individuellen Gesundheit können wir durch den sorgsameren Umgang mit dem Lebensmittel Fleisch etwas Gutes tun. Einer 2016 im PNAS-Magazin erschienenen Studie zufolge könnte eine pflanzenbetonte Ernährungsweise die weltweite Sterblichkeitsrate bis 2050 um sechs bis zehn Prozent und die ernährungsbedingten Treibhausgasemissionen um 29 bis 70 Prozent im Vergleich zu einem Referenzszenario reduzieren.

Vorweg: Dass Fleisch durchaus wertvolle Inhaltsstoffe besitzt, setze ich zunächst einmal als bekannt voraus. Neben seinem hochwertigen Eiweiß liefert es uns vor allem Eisen, Zink und Selen sowie Vitamin A und mehrere B-Vitamine – allen voran Vitamin B12. Ein Grund, warum gerade rotes Fleisch (etwa vom Rind, Schwein oder Lamm) immer wieder in die Kritik kommt, ist jedoch unter anderem der Fakt, das ein übermäßiger Verzehr das Risiko für viele Krebsarten – allen voran für Darmkrebs – erhöht. Warum Fleisch eine derart verheerende Auswirkung auf unsere Zellen hat, ist noch nicht abschließend geklärt. Es verhärtet sich jedoch der Verdacht, dass eine organische Verbindung, Häm-Eisen genannt, eine entscheidende Rolle in der Tumorentstehung spielen könnte. Gelangt dieses Häm-Eisen in größeren Mengen in unseren Körper, kann es die Bildung von reaktiven Sauerstoffspezies fördern, was wiederum zu einer Schädigung unserer DNA und letztendlich auch zu Krebs führen kann.

Aber ist der Mikronährstoff Eisen nicht gerade ein Grund dafür, dass uns der Verzehr von Fleisch empfohlen wird? Auch hier gilt wie so oft: Die Dosis macht das Gift. Führen wir unserem Körper zu wenig Eisen zu, kann es zu einer gefährlichen Eisenmangelanämie kommen. Der Körper ist ohne Eisen nicht in der Lage, den Blutfarbstoff Hämoglobin herzustellen, dessen Aufgabe es ist, Sauerstoff für den Transport durch den Körper zu binden. Aus diesem Grund geht eine Eisenmangelanämie auch häufig mit Kurzatmigkeit einher.[106]

Abgesehen vom Häm-Eisen enthält (rotes) Fleisch noch weitere Stoffe, die sich als krebserregend und erbgutschädigend erwiesen haben. Die Rede ist von sogenannten heterozyklischen Aminen (HCA) und polyzyklischen aromatischen Kohlenwasserstoffen (PAK), organischen Verbindungen, die unter anderem beim Grillen, Räuchern und Braten von Fleisch entstehen können.

Die HCAs bilden sich, wenn die Aminosäuren aus den Proteinen vom Fleisch mit Zuckern und Kreatin beziehungsweise Kreatinin unter hohen Temperaturen miteinander reagieren. Beim Kreatin und bei dessen Abbauprodukt Kreatinin handelt es sich um aminosäureähnliche Substanzen, die in Muskeln vorkommen. Wie genau sich HCA und PAK im (Muskel-)Fleisch bilden, ist noch nicht abschließend geklärt, es scheinen jedoch neben hohen Temperaturen und Garmethode beziehungsweise -grad (blutig, medium oder gut durchgebraten) auch die Art des Fleisches und dessen Fettgehalt eine Rolle zu spielen. Gut durchgebratene oder gegrillte Steaks oder Hähnchen weisen eine besonders hohe HCA-Konzentration auf. Ein wichtiger Faktor für die Entstehung von PAKs ist auch der direkte Kontakt mit Rauch, beispielsweise wenn beim Grillen einer fettigen Bratwurst Fett und Fleischsäfte auf die Kohle tropfen. Hierdurch kommt es zur Bildung flüchtiger PAK, welche sich an der Oberfläche des über dem Grill liegenden Fleisches ablagern. PAKs lassen sich im Übrigen auch an geräuchertem Fleisch feststellen.[107]

Die gute Nachricht ist jedoch: Allein die Tatsache, dass wir PAKs und HCAs aufgenommen haben, heißt noch nicht, dass sie Schaden in unserer DNA anrichten. Sie müssen zunächst in unserem Körper in ihre aktive Form überführt werden. Dies geschieht durch sogenannte Enzyme, Eiweißstrukturen, die in unserem Körper biochemische Reaktionen auslösen und beschleunigen können. Diese Enzyme sind nicht nur passgenau für ein bestimmtes Gegenstück und eine Reaktion konzipiert, sie unterscheiden sich auch in ihrer Aktivität von Mensch zu Mensch. Neben der eigentlichen Exposition, also der Aufnahme von HCAs und PAKs ist es eben diese unterschiedliche Enzymaktivität, die über das individuelle Krebsrisiko entscheidet. Aus diesem Grund ist es auch so schwer zu bestimmen, wie krebserregend HCAs und PAKs letztendlich für uns sind. Vor diesem Dilemma stand auch die internationale Krebsforschungs-Agentur IARC, als sie rotes Fleisch 2015 als „wahrscheinlich krebserregend" einstufte, jedoch weder HCAs noch PAKs in die Empfehlungen mit einbezog.[108]

Wie sollen wir uns nun hinsichtlich dieser unklaren Lage verhalten?

Ich persönlich halte es so, dass ich durch das Befolgen einiger einfacher Punkte die Bildung der Chemikalien auf meinem Fleisch möglichst klein zu halten versuche: Zunächst vermeide ich den direkten Kontakt mit offenem Feuer. Beim Grillen gelingt das durch eine Grillschale, welche ich unter das Grillgut lege. Auch lange Garzeiten bei hohen Temperaturen vermeide ich nach Möglichkeit. Beim Anbraten in der Pfanne wende ich das Fleisch öfters, um so zu vermeiden, dass es lange Zeit mit der hohen Hitze in Berührung kommt. Und selbstverständlich schneide ich verkohlte Stellen großzügig aus dem Fleisch heraus. Auch eine Bratensoße aus Fleischfett kann im Übrigen reichlich HCA und PAK enthalten, doch darauf zu verzichten, fällt mir zugegebenermaßen oft noch sehr schwer ...

Zusätzlich möchte ich hier noch erwähnen, dass Ballaststoffe in der Lage sind, Giftstoffe in unserem Darm zu binden und aus dem Körper zu transportieren. Aus diesem Grund ist es sinnvoller, das Würstchen oder Stück Grillfleisch mit einer Beilage aus ballaststoffhaltigem Gemüse wie etwa Krautsalat zu genießen anstelle eines aus mehreren Gründen ungesunden Weißbrötchens.

Als Wissenschaftler bin ich ein Verfechter der Aufklärung. Damit meine ich, dass jeder Mensch wissen sollte, woraus sein Essen besteht und auch in Grundzügen weiß, wie man damit umgeht. (Mehr hierzu im Rezeptteil am Ende des Buches.) Dazu gehört jedoch auch, möglichst wenig verarbeitete Lebensmittel zu konsumieren. Jeder Verarbeitungsschritt führt zu einer Verminderung der Nährstoffe und fügt gegebenenfalls für uns schädliche Stoffe hinzu. Beim Fleisch bedeutet das: Ich verzichte grundsätzlich auf verarbeitetes Fleisch wie Pökelfleisch, Speck, Wurst, Schinken oder Salami, also alle Fleischprodukte, die durch geschmacksverbessernde oder konservierende Verfahren verändert wurden. Ich möchte einfach nicht, dass meinem Lebensmittel Nitrite und Nitrate beigefügt werden, die im Verdacht stehen, (Magen-)Krebs zu verursachen. Oder eine große Menge versteckter Fette zu mir nehmen, wie es bei vielen Würstchen der Fall ist. „Normales" Fleisch besitzt im Durchschnitt einen Fettgehalt von drei bis fünf Prozent, bei Streichwurst beträgt der Fettgehalt oft über 50 Prozent. Bei Aufschnitt und Würstchen liegt der Fettgehalt durchschnittlich immer noch bei beachtlichen 30 Prozent. Ich meine nicht, dass jedes Fett per se schlecht ist (mehr dazu im übernächsten Kapitel), das kann jede:r handhaben, wie er oder sie möchte, aber ich will einfach sehen, wie viel Fett auf meinem Teller ist.[109]

Anders als beim roten Fleisch ist der Zusammenhang zwischen diesen verarbeiteten Fleischprodukten und einem erhöhten Risiko für

allerlei Erkrankungen – allen voran Krebs – im Übrigen nahezu bewiesen. Die Kausalität wird seit einem Jahrzehnt vielfach untersucht
und hat sich mittlerweile erhärtet, sodass selbst die IARC verarbeitetes Fleisch inzwischen als „sichere Ursache für Krebs" einordnet. Die
gleiche Kategorie wie Rauchen und Alkohol.

Zum besseren Verständnis sei noch mal erwähnt, dass diese Einordnung lediglich besagt, wie sicher die IARC ist, dass rotes und verarbeitetes Fleisch Krebs verursachen kann, und nicht, wie viele Krebsfälle
jedes Jahr aufgrund eines erhöhten Konsums an rotem und verarbeitetem Fleisch auftreten. Das Rauchen von Zigaretten führt selbstredend
sehr viel häufiger zu einem Tumor als der Konsum von (verarbeitetem) Fleisch. Professor David Phillips – ein von der Wohltätigkeitsor-
ganisation Cancer Research UK, die die Krebsforschung unterstützt,
finanzierter Karzinogenexperte vom King's College London – erklärte
diesen Sachverhalt einmal so treffend, dass ich ihn hier zitieren möchte: „Denken Sie zum Beispiel an Bananenschalen. Sie können durchaus
Unfälle verursachen, aber in der Praxis kommt das nicht sehr oft vor
(es sei denn, man arbeitet in einer Bananenfabrik). Und die Art von
Schaden, den man durch das Ausrutschen auf einer Bananenschale erleiden kann, ist in der Regel nicht so schwerwiegend wie zum Beispiel
bei einem Autounfall." Da aber sowohl die Bananenschale als auch das
Auto Unfälle hervorbringen, würden diese beiden bei der IARC in der
gleichen Kategorie „verursachen definitiv Unfälle" landen.[110]

Ich möchte an dieser Stelle nicht verheimlichen, dass der von mir so
selbstverständlich beschriebene „Fakt", dass rotes und verarbeitetes
Fleisch zu Krebs führen, nicht von all meinen Kollegen geteilt wird. So
sorgte 2019 eine Arbeit von Johnson et al. für Aufsehen, die resümierte,
dass sowohl rotes als auch verarbeitetes Fleisch von Erwachsenen mit
gutem Gewissen verzehrt werden dürfen – zumindest was die gesundheitlichen Aspekte betrifft.[111] Was im medialen Aufschrei jedoch unter-
ging, ist der Aspekt, dass die Autoren den Konsum von verarbeitetem
und rotem Fleisch nur sehr vorsichtig und auf Grundlage „wenig gesi-
cherter Erkenntnisse" empfahlen.[112] Es war also kein „Freispruch" für
den Fleischverzehr, wie ein großes Online-Magazin in diesem Zusammenhang titelte.[113] Die Arbeit ergab vor allem, dass die Untersuchung
der Fragestellung, ob Fleisch gesundheitsschädlich ist oder nicht, mit
allerlei Schwierigkeiten einhergeht. Viele der in die Auswertung ein-
gegangenen Studien wurden beispielsweise mithilfe von Fragebögen

durchgeführt, die die Teilnehmer selbst ausfüllen sollten. Hier sind Messfehler vorprogrammiert. Versuchen Sie selbst einmal, über Monate hinweg alles haarklein zu dokumentieren, was Sie zu sich nehmen, dann wissen Sie, wovon ich spreche. Auch große randomisierte Studien sind schwer durchzuführen, da dieses Studiendesign eine große Anzahl von Teilnehmer:innen erfordert, die sich über einen langen Zeitraum hinweg an eine ihnen zufällig zugeteilte Ernährungsform halten müssen. Viele der Proband:innen halten dies schlichtweg nicht durch. Aus diesem Grund setzen viele Studien auf eine kurzfristige Ernährungsintervention, die jedoch wenig solide Beweiskraft liefert für klinische Folgen wie Krebs oder schwerwiegende kardiovaskuläre Erkrankungen oder gar Tod.

Nichtsdestotrotz deuten alle Erkenntnisse, die in vielfältigen Studiendesigns gesammelt und wiederholt belegt werden konnten, darauf hin, dass der übermäßige Verzehr von rotem und noch mehr von verarbeitetem Fleisch gesundheitsschädlich ist. Zudem konnte in verschiedenen Studien beobachtet werden, dass ein höherer Verzehr von pflanzlichem Eiweiß und der Ersatz von rotem oder verarbeitetem Fleisch durch pflanzliches Eiweiß mit einer niedrigeren Gesamt-, Krebs- und kardiovaskulären Sterblichkeit einherging.[114]

Und wie sehr ich es auch als Liebhaber eines qualitativ hochwertigen Stück Fleisches bedaure, es bleibt wohl so, wie der World Cancer Research Fund (WCRF) als Antwort auf die erwähnte Studie von Johnson et al. bekräftigte: „Verarbeitetes Fleisch (Speck, Salami und einige Wurstsorten wie Frankfurter Würstchen und Chorizo) wurde 2015 von der Weltgesundheitsorganisation als Karzinogen der Gruppe eins eingestuft. Darüber hinaus gibt es deutliche Hinweise […], dass der Verzehr von rotem und verarbeitetem Fleisch das Risiko für Darmkrebs erhöht."[115]

Auch das Team rund um Johnson stellte in der erwähnten Studie fest, dass eine Ernährung, die arm an rotem und verarbeitetem Fleisch ist, in Zusammenhang gebracht werden kann mit einem geringeren Risiko für tödliche Herz-Kreislauf-Erkrankungen und einem niedrigeren allgemeinen Mortalitätsrisiko. Zusätzlich reduziert sich das Risiko für einen Schlaganfall, Typ-2-Diabetes, die Krebsinzidenz sowie für krebsbedingte Todesfälle – allerdings nur um je 10 bis 24 Prozent. Die Autor:innen kamen daher zu dem Schluss, dass „für die Mehrheit der

Menschen die wünschenswerten Auswirkungen (ein potenziell gerin-
geres Krebs- und Herz-Kreislauf-Risiko), die mit einer Reduzierung
des Fleischkonsums verbunden sind, wahrscheinlich nicht die unerwünschten Auswirkungen (Auswirkungen auf die Lebensqualität,
Belastung durch die Änderung kultureller und persönlicher Essens-
zubereitungs- und Essgewohnheiten) überwiegen".[116]

Was bedeutet das also? Die Autor:innen hatten angenommen, dass
wir alle lieber das gesundheitliche Risiko in Kauf nehmen, das mit
einem hohen Fleischverzehr einhergeht, als unsere lieb gewonnenen
Gewohnheiten – nämlich Fleisch zu essen – aufzugeben. Das ist eine
steile These.

GIBT ES EINEN AUSWEG?

ICH WEISS, ICH WEISS, viele dieser Punkte sind nicht neu, vielfach besprochen und führen dennoch nicht zu einem allgemeinen
Umdenken. Fakt ist jedoch, dass wir neue Wege gehen müssen, um
die Weltbevölkerung im Jahr 2050, also in noch nicht mal mehr 30
Jahren (!) immer noch größtenteils versorgen zu können und unsere
Kinder vor einer Welt zu bewahren, in der Versorgungskämpfe und
klimabedingte Flüchtlingsströme auf der Tagesordnung stehen. Und
das bei einem weltweiten Fleischbedarf, der sich Schätzungen zufolge bis 2050 verdoppelt haben wird. Meine bisherigen Ausführungen
machen, denke ich, klar, dass sich die derzeitige Fleischproduktion
einfach zu ineffizient und zu kostenintensiv gestaltet, als dass wir
weiterhin diese massive Produktion von Tieren für den menschlichen
Verzehr betreiben könnten.[117] Hinzu kommt, dass wir das Nutztier
vielfach zur „Produktionsmaschine" degradieren, aus der wir immer
mehr herauszuholen versuchen (siehe hierzu auch Kapitel „Milch").

Was also können wir tun, um unser gelegentliches Stück Fleisch mit
einem besseren Gewissen genießen zu können? Die Antwort ist zunächst auch hier – wie eigentlich immer –, auf eine ökologische und
regionale Produktion zu setzen. Natürlich ist es sehr wertvoll, auf
einen Hof des Vertrauens zurückgreifen zu können, bei dem die Tiere
viel Auslauf erleben dürfen und mit artgerechtem Futter großgezogen werden. Die artgerechte Tierhaltung orientiert sich an den natürlichen Bedürfnissen der Tiere und nimmt auf ihre angeborenen Bedürfnisse Rücksicht. Daraus resultieren lebhaftere, gesündere Tiere,

die friedfertiger im gegenseitigen Umgang sind. Das gern verwendete Argument, dieses Fleisch schmecke auch besser, sollte nicht das alleinige Kriterium für diese Haltungsform sein. Es geht vielmehr um die Wertschätzung und den Respekt vor den anderen Lebewesen. Auch die Tötung (Schlachtung) von Tieren, ein oft von der Gesellschaft völlig ausgeblendetes Thema, sollte hier unter strengen Tierschutzrichtlinien erfolgen. Wenn Sie Ihr Fleisch lieber in der Metzgerei kaufen, sollten Sie auch hier auf eine ökologische Aufzucht achten. Neben dem guten Gefühl, zu einem verantwortungsvollen Umgang mit unseren Ressourcen beizutragen, wird Ihre Wahl auch dadurch belohnt, dass das Biofleisch auf Ihrem Teller eine deutlich bessere Zusammensetzung der Fettsäuren an den Tag legt als das Fleisch aus konventioneller Aufzucht.[118] Zudem werden hier häufig anstelle des problematischen Sojas heimische Lupinen oder Ackerbohnen zur Fütterung verwendet, was zumindest die brasilianischen Regenwälder freuen mag. Darüber hinaus garantieren Gütesiegel, dass die verfütterten Sojabohnen aus nachhaltiger Bewirtschaftung stammen und/oder in Europa angebaut wurden. Der Respekt vor dem Tier und dessen Tötung relativiert die Frage, ob man mehr rotes oder weißes Fleisch essen sollte. Die Frage ist vielmehr: Soll man überhaupt Fleisch aus nicht artgerechter Haltung essen? Im Hinblick auf die Menge, die man idealerweise zu sich nehmen sollte, ist nicht von einer übermäßigen zusätzlichen finanziellen Belastung auszugehen und die Antwort somit eindeutig: Nein!

Darüber hinaus möchte ich hier auf ein Nischenprodukt hinweisen, das die gewünschten Voraussetzungen erfüllt: das Wildfleisch. Es freute mich sehr zu lesen, dass die Nachfrage nach Wildfleisch in den letzten Jahrzehnten drastisch gestiegen ist, weil es immer mehr als „natürliches Fleisch" wahrgenommen wird. Die Tiere leben in ihrem natürlichen Lebensraum und ernähren sich entsprechend ihrer Art. Sofern ihr Lebensraum unbelastet von menschengemachten Schadstoffen ist, geschieht dies im Einklang mit unserem Ökosystem. Dass dies gar nicht so selbstverständlich ist, zeigt uns das Beispiel Wildschwein. Noch immer, 36 Jahre nach Tschernobyl, sind Wildschweine – in Abhängigkeit von ihrem Lebensraum – mit radioaktivem Cäsium-137 belastet. Ursache dafür sind Pilze, wie Maronen oder Birkenröhrlinge. Aus diesem Grund muss das Fleisch von jedem erlegten Wildschwein vor dem Verzehr bis heute auf Radioaktivität untersucht werden. Mittlerweile ein Standardverfahren für jede:n Jäger:in! Getö-

tet werden die Wildtiere vom Jäger oder von der Jägerin völlig stress-
frei in ihrem angestammten Lebensraum. Meines Erachtens die ein-
zig vertretbare Art, ein Tier zu töten.

Der Anteil der Bevölkerung, der regelmäßig Wildfleisch verzehrt, ist
mit zwei bis vier Prozent in Europa noch sehr gering. Ich denke jedoch, wenn sich das Wissen über die Qualität des Fleisches und über
dessen Zubereitung verbreitet, wird auch der Anteil der Bevölkerung,
der dieses Fleisch wertschätzt, weiter steigen. Wildfleisch ist indes
nicht nur vom ökologischen Standpunkt aus gesehen eine gute Alternative: Der Fettgehalt ist vergleichsweise gering, das Fettsäureprofil
ist wesentlich besser als das von Nutztieren, was bedeutet, es besitzt
einen geringeren Anteil gesättigter Fettsäuren und Cholesterin, dafür
mehr der als positiv angesehenen mehrfach ungesättigten Fettsäuren.
Ferner ist sein Proteingehalt vergleichsweise hoch ebenso wie sein
Gehalt an (B-)Vitaminen und Mineralstoffen wie Eisen und Zink, auch
wenn die „physikalisch-chemischen und sensorischen Eigenschaften
von Wildfleisch [...] durch Faktoren wie Geschlecht, Alter, Ernährung,
Körperzustand, Hormonspiegel, Standort, Klima und Jahreszeit beeinflusst werden [können]".[119] Es gibt also wenig Argumente dagegen,
sich auf die Suche nach einer Jägerin oder einem Jäger in der Nähe zu
machen und Wildfleisch als gute Alternative einmal auszuprobieren.

Kommen wir aber nun zu einer Fleischalternative, die das Töten von
Tieren obsolet machen soll: Die Frage, wie wir das Fleisch auf unserem Burger so ethisch und klimafreundlich wie möglich produzieren
können, hat den Erfindungsreichtum vieler Wissenschaftler:innen
und Unternehmer:innen angekurbelt. Die Antwort auf das Fleischpro-
blem wird gerade in vielen Laboren weltweit erforscht. Ich spreche
vom sogenannten Zellkultur- oder auch Laborfleisch. Die Produkte
schmecken, riechen wie echtes Fleisch, sehen aus wie echtes Fleisch,
weil sie aus tierischen Zellen hergestellt wurden. Es mag (noch) etwas
befremdlich wirken, sich vorzustellen, dass der Burger auf dem Teller
in der Petrischale entstanden ist, aber die Forschung ist hier schon
sehr weit. Derzeit sind die Fleischprodukte noch nicht im Supermarkt
erhältlich, aber der Schritt in die Kommerzialisierung ist nicht mehr
weit. In den USA sind die Zulassungsverfahren bereits auf den Weg
gebracht, und bald werden auch die Preise so weit gefallen sein, dass
wir uns das Laborfleisch leisten können. Was bisher fehlt, sind jedoch
lang angelegte hochwertige Studien, die die Auswirkungen der Pro-

dukte auf die menschliche Gesundheit untersuchen. Bisher können wir lediglich festhalten, dass das Zellfleisch in einer sterilen Umgebung hergestellt wird. Das bedeutet, weder ist der Einsatz von Antibiotika vonnöten, noch riskieren wir Kontaminationen mit Viren, Bakterien oder Prionen wie Salmonellen oder Escherichia coli während der Schlachtung. Darüber hinaus können die Labore den Fettgehalt des Produktes genau bestimmen, was unserer Gesundheit von Nutzen sein mag.[120]

Das sind alles vielversprechende Vorzüge von zellbasiertem Fleisch, was bisher jedoch fehlt, ist der Wille der Verbraucher:innen. Es können noch so viele zukünftige Studien darlegen, dass zellbasiertes Fleisch sowohl unserer Gesundheit als auch unserer Umwelt von Nutzen ist, wenn die Bereitschaft der Verbraucher:innen nicht vorhanden ist, ihr Fleisch künftig aus dem Labor zu bekommen, bleibt wohl nur der Weg zur Fleischreduktion jedes Einzelnen von uns. Was mir, ganz ehrlich, auch am liebsten wäre. Es wird noch eine Weile dauern, bis auch diese Art der Fleischproduktion ausgereift und bezahlbar ist. Aber ich bin davon überzeugt, dass es zukünftig eine echte Alternative sein wird. Das niederländische Start-up-Unternehmen Mosa Meat berichtete 2019 über einen Preis von neun Euro pro Burger![121]

Noch kurz ein Wort zu pflanzlichen Burger-Pattys oder veganen Würstchen: Diese Alternativen sind hinsichtlich des weltweiten Klimawandels und auch aus moralischen Aspekten her sicher sinnvoll. Ich werde hier niemandem, der oder die sich vegan oder vegetarisch ernährt, absprechen, sich auf diese Weise ein fleischähnliches Erlebnis zu gönnen. Aber aus meiner persönlichen Haltung heraus, ziehe ich es wie bereits erwähnt vor, zu wissen, was auf meinem Teller liegt. Die pflanzlichen Fleischalternativen sind oft derart verarbeitet und mit Salz, Zucker oder sonstigen Zusatzstoffen versehen, dass ich es als Mediziner nicht über mich bringe, sie hier zu empfehlen. Auch wenn es Ausnahmen geben mag. Ich ernähre mich selbst die meiste Zeit vegetarisch und bin der Meinung, Mutter Natur beschenkt uns mit derart wohlschmeckenden pflanzlichen Lebensmitteln, die – richtig zubereitet – jeden Fleischersatz vergessen lassen.

EXKURS: INTERVIEW MASTKÄLBER

HABEN SIE SICH EINMAL GEFRAGT, was mit den Kälbern passiert, die in den Milchviehbetrieben geboren werden und als Mastkälber großgezogen werden? Wie alle kleinen Lebewesen benötigen diese Tiere eine Umgebung, in der sie laufen, toben und spielen dürfen. Sie benötigen die Geborgenheit der Herde genauso wie regelmäßige Ruhepausen. Selbstverständlich ist auch die Mutter in diesen ersten Tagen nach der Geburt enorm wichtig. Die Mutter-Kind-Beziehung wird ausgebildet, indem die Mutterkuh ihr Kälbchen nach der Geburt trocken leckt, damit es aus eigener Kraft aufstehen kann, um die ersten Schlucke der Muttermilch zu nehmen. Ähnlich wie bei uns Menschen dient auch dem Kalb das sogenannte Kolostrum als Immunschutz. Leider wird all dies in vielen Betrieben dem jungen Leben verwehrt. Jürgen Mäder ist Geschäftsführer im Lebensmitteleinzelhandel und kennt viele Einzelheiten, wie die Kälbermast in Deutschland derzeit durchgeführt wird.

HERR MÄDER, wie auch beim Menschen dient die erste Zeit nach der Geburt eines Kalbes zur Ausbildung der Mutter-Kind-Bindung. Ab wann werden Mastkälber normalerweise von ihren Müttern getrennt und was bedeutet das für die beiden?

Üblicherweise werden Kälber umgehend nach der Geburt, beziehungsweise nach der ersten Kolostrum-Aufnahme, von den Kühen getrennt. Das heißt wenige Stunden nach der Geburt. Dies hat vor allem wirtschaftliche Gründe, weil damit die gesamte Milch für den menschlichen Verzehr nutzbar ist.

Die Trennung birgt Nachteile für die Tiere, denn es fehlt die wichtige Mutter-Kind-Bindung, in der die Jungtiere Rückhalt durch das Muttertier finden und von ihm lernen können. Beispielsweise ist das Erlernen des Sozialverhaltens unabdingbar für den reibungslos funktionierenden Sozialverband in der Herde.

Darüber hinaus wird das physiologische Säugeverhalten verhindert, was zu Verhaltensstörungen wie gegenseitigem Besaugen führen kann. Auch die Aufnahme des Kolostrums, also die erste Muttermilch mit besonders viel spezifischen Immunglobulinen, wird durch die

Trennung in den ersten Lebenstagen reduziert, was eine verminderte Immunabwehr und damit eine höhere Sterblichkeit in den ersten Lebenswochen zur Folge haben kann. Studien haben gezeigt, dass Kälber, die getrennt von den Muttertieren aufwachsen, generell mehr Stresssymptome zeigen.

Wie verläuft die konventionelle Haltung bei Mastkälbern?

Konventionell gehaltene Mastkälber dürfen zwischen der zweiten und achten Lebenswoche in Einzelhaltung gehalten werden, wenn sie Sichtkontakt zu Artgenossen haben. Dies findet zumeist in sogenannten Kälberiglus statt. Ab der achten Woche ist eine Gruppenhaltung vorgeschrieben. Für die ersten beiden Lebenswochen besteht die Vorgabe von Einstreu. Ab der dritten Lebenswoche dürfen Kälber auf Vollspaltenböden gehalten werden. Das Mindestplatzangebot liegt zwischen 1,5 Quadratmetern (bei 150 Kilogramm schweren Kälbern) bis 1,8 Quadratmetern (bei 220 Kilogramm).

Was ist aus Ihrer Sicht problematisch an der derzeitigen Haltung von Mastkälbern? Gibt es auch positive Beispiele?

Die Haltung von Kälbern auf Betonspaltenböden ist aus Tierschutzsicht kritisch zu sehen und wird auch von wissenschaftlicher Seite (etwa vom Kuratorium für Technik und Bauwesen in der Landwirtschaft, KTBL) negativ bewertet: Die arteigenen Bewegungsmuster und das Spielverhalten sind nicht möglich, Normalverhalten sowie Ruheverhalten sind stark eingeschränkt. Die Haltung auf Beton-Vollspaltenböden birgt auch gesundheitliche Risiken wie Klauenschäden, Schwanzspitzenverletzungen oder Nabelentzündungen. Die hohe Keimbelastung führt des Weiteren vermehrt zu Durchfällen. Oftmals werden Kälber aus verschiedenen Herkünften bei einem Händler gemischt und dann an Mäster verkauft. Hier kommen die Jungtiere mit Keimen aus anderen Betrieben zusammen, was die gesundheitlichen Probleme noch verstärkt. Eine Haltung von Mastkälbern auf Tiefstreu kann die oben genannten Kritikpunkte zum Beispiel durch einen zu harten Untergrund abmildern und ein arteigenes Verhalten fördern.

Eine weitere Möglichkeit einer tiergerechteren Kälbermast stellt die Mutterkuhhaltung dar. Hierbei werden Kühe und Kälber extensiv auf Weiden gehalten. Die Milch wird ausschließlich für die Aufzucht der

Jungtiere genutzt und ist nicht für den menschlichen Verzehr gedacht. Als positiver Nebeneffekt wird so Grünland, welches nicht für den Ackerbau gebraucht werden kann, für die Tierhaltung genutzt. Rinder wandeln demnach Grünland in Fleisch um, was eine besonders ökologische Bewirtschaftung und eine wirkungsvolle Art der Landschaftspflege darstellt. Es existieren schon heute Initiativen, die Kalbfleisch und Kuhmilch aus einer muttergebundenen beziehungsweise ammengebundenen Aufzucht anbieten. Hier verbleiben die Kälber mehrere Wochen im Umfeld der Kühe, werden von diesen gesäugt und dort auch aufgezogen. Die übrige Milch wird für den menschlichen Verzehr abgemolken. Erst nach einer festgelegten Zeitspanne werden die Jungtiere von den Kühen getrennt, ausgemästet und geschlachtet.

Ein positives Beispiel ist auch das sogenannte „Badische Bauernkalb". Dieses stammt aus einem landwirtschaftlichen Betrieb, der viel Wert auf das Tierwohl legt. Die Tiere werden auf Stroh gehalten, bekommen arttypisches rohfaserreiches Futter und bleiben behornt. Um die Belastung der Tiere gering zu halten, werden sie zudem regional mit kurzen Transportwegen transportiert und geschlachtet. Das Programm ist mit dem Tierschutzpreis des Landes Baden-Württemberg ausgezeichnet.

Worauf sollte man sonst noch achten, wenn man ökologisch und ethisch vertretbares Fleisch kaufen möchte?

Eine Möglichkeit ist der Konsum von Kalbfleisch aus den oben beschriebenen Projekten. Also von Kälbern, die unter tiergerechteren Bedingungen gehalten wurden. Auch der Kauf von Biokalbfleisch gewährleistet, dass die Kälber Weidegang haben und nicht auf Vollspaltenböden gehalten werden. Allerdings ist auch hier eine Trennung von Kuh und Kalb direkt nach der Geburt zulässig. Auch der Verkauf an konventionelle Mastbetriebe ist zulässig. Über 90 Prozent der Bio-Bullenkälber werden an konventionelle Mäster verkauft. Insofern stellen die oben beschriebenen Programme eine kontrollierte und faire Art und Weise dar, wie Kälber gehalten und gemästet werden. Es bleibt also wie immer die Macht letztendlich bei den Verbraucher:innen. Wir alle können durch eine besonnene Wahl der Lebensmittel und den kleinen Aufwand, nach einem guten Hof zu suchen, der seine Tiere artgerecht behandelt, dafür sorgen, dass unsere Nutztiere von Anfang an ein möglichst artgerechtes Leben führen dürfen.

Ähnlich wie bei den Legehennen gibt es indes auch bei den Milchkühen das Problem, dass männliche Kälber nur schwer für die Fleischproduktion gemästet werden können. Die Kälber werden meist bereits in einem Alter von zwei bis fünf Wochen ins Ausland verkauft. Leider ist die öffentliche Aufmerksamkeit hierfür noch sehr viel geringer als beim Huhn, wo Initiativen wie das „Bruderhuhn" bereits in vielen Supermärkten angekommen sind. Dabei gibt es auch beim Kalb Überlegungen zur „Bruderkalb"-Vermarktung. Mir sind die folgenden zwei Initiativen bekannt, die sich auf die Fahnen geschrieben haben, auch den männlichen Kälbern das Aufwachsen bei der Mutter (oder einer Amme) zu erlauben: Demeter Heumilchbauern (www.heumilchbauern.de/) und Wertkalb-Initiative (oekolandbauforschung-bw.uni-hohenheim.de/projekt_wertkalb).

WEITERFÜHRENDE INFORMATIONEN ZU DIESEM WICHTIGEN THEMA FINDEN SIE UNTER:
WWW.BIOMUSTERREGIONEN-BW.DE/,LDE/STARTSEITE/BIO-MUSTERREGION+HOHENLOHE/BRUDERKALB
WWW.OEKOLANDBAU.DE/LANDWIRTSCHAFT/TIER/SPEZIELLE-TIERHALTUNG/RINDER/MUTTERKUHHALTUNG/MUTTER-UND-AM-
MENGEBUNDENE-AUFZUCHT-MAENNLICHER-KAELBER/
WWW.LANDWIRTSCHAFT.DE/DISKUSSION-UND-DIALOG/TIERHALTUNG/WAS-PASSIERT-MIT-DEN-KAELBERN-VON-MILCHKUEHEN

EIER – EIN TRAURIGES KAPITEL

ICH WILL AN DIESER STELLE noch einmal die Referenznahrung der *EAT-Lancet-Kommission* (Willett et al. 2019) in Erinnerung rufen. Diese besagt, dass wir die Gesundheit von uns allen und des Planeten erhalten können, wenn wir pro Tag unter anderem nicht mehr als 14 Gramm rotes Fleisch, 28 Gramm Geflügelfleisch und 13 Gramm Eier zu uns nehmen.[122] Das bedeutet: Wir müssten unseren Eierkonsum auf etwa eineinhalb Eier pro Woche reduzieren. (Und unseren Konsum an Geflügelfleisch auf eine Hähnchenbrust pro Woche, aber das nur am Rande.) Im Durchschnitt isst jede:r Bundesbürger:in 4,6 Eier pro Woche. Rein gesundheitlich betrachtet, würden wir das wahrscheinlich auch gut vertragen, da das Ei durchaus Vorteile zu bieten hat: Es ist reich an hochwertigen Proteinen und essenziellen Mikronährstoffen. Im Vergleich zu anderen tierischen Lebensmitteln enthalten Eier relativ wenig Kalorien und gesättigte Fettsäuren. Auf der anderen Seite stellen sie eine der Hauptquellen für Cholesterin aus der Nahrung dar. Und hier sind wir schon bei einem der Hauptkonfliktpunkte, wenn es um die Frage geht, ob Eier gesund sind oder nicht. Früher ging man davon aus, dass das Cholesterin aus den Eiern direkt in Serum-Cholesterin umgewandelt werden würde und sich somit das Risiko für Herz-Kreislauf-Erkrankungen für die Eier-Konsument:innen erhöht.

Heute wissen wir, dass unser Körper eine Art Cholesterinhomöostase anstrebt. Dieses Cholesteringleichgewicht ist wichtig, da unser Körper das Cholesterin als Bestandteil der Zellmembranen benötigt und für die Produktion von Hormonen, Vitaminen sowie für Gallensäuren, die uns die Fettverdauung erleichtern.[123]

Da das Cholesterin so wesentlich für unseren Körper ist, wäre es ungünstig, nur auf eine Quelle zu setzen. Folglich wird unser Serum-Cholesterinspiegel durch mehrere Faktoren beeinflusst. Darunter auch durch das Cholesterin und die Fettsäuren, die wir durch unsere Ernährung zu uns nehmen. Das bedeutet, je mehr Cholesterin wir aufnehmen, desto weniger stellt unser Körper selbst davon her und umgekehrt. Das mit den Eiern aufgenommene Cholesterin hat im Vergleich zu anderen Lebensstilfaktoren daher eine relativ geringe und klinisch unbedeutende Wirkung auf das LDL-Cholesterin in unserem Blut, dies belegen immer mehr systematische Übersichtsarbeiten und Metaanalysen.[124] Eine Ernährungsumstellung ist nur dann erforderlich, wenn der Cholesterinspiegel im Blut aufgrund einer Erkrankung dauerhaft erhöht ist. Denn es gilt nach wie vor, dass ein zu hoher Cholesterinspiegel im Blut einen Risikofaktor für koronare Herzkrankheiten (KHK) darstellt – insbesondere bei Männern.[125]

Eine eindeutige Empfehlung für oder gegen einen Eierverzehr ist nach wie vor schwierig. So untersuchte eine groß angelegte Studie 2020 den Zusammenhang zwischen Eierverzehr und dem Risiko für mehrere Erkrankungen, darunter auch Diabetes mellitus Typ 2. Die Ergebnisse waren widersprüchlich. Die Autor:innen resümierten: „Auf Basis der recherchierten Studienergebnisse lassen sich keine eindeutig negativen, jedoch auch keine eindeutig positiven Einflüsse des Eierverzehrs auf das Risiko für kardiovaskuläre Erkrankungen, Diabetes mellitus Typ 2 sowie kardiometabolische Risikofaktoren aufzeigen. Die aktuelle wissenschaftliche Datenlage legt nahe, keine konkrete quantitative Empfehlung für den Eierverzehr abzuleiten. Im Rahmen eines Gesamtkonzepts für eine gesundheitsfördernde, das heißt pflanzenbetonte Ernährung ist der Verzehr von Eiern jedoch aufgrund verschiedener Prämissen wie zum Beispiel einer begrenzten Energiezufuhr, nicht unbegrenzt zu empfehlen."[126] Das bedeutet also: Wir wissen bis heute nicht, ob der Verzehr von Eiern uns direkt schadet oder nicht. Aus diesem Grund gibt es nach wie vor keine eindeutigen Empfehlungen.

Dieses Ergebnis ist alles andere als befriedigend. Ich persönlich halte es daher mit den Eiern wie mit dem Fleisch. Ich esse wenig, dafür aber gute Qualität und Eier von „glücklichen Hühnern", die anständig aufgezogen und ernährt wurden. Leider ist der Markt für derartige Eier derzeit noch verschwindend gering. Lediglich 13 Prozent aller in Deutschland produzierten Eier sind aus ökologischer Produktion. Die Tendenz steigt, was mich persönlich sehr freut.[127] Auf der anderen Seite leben mit etwa 61 Prozent ein Großteil aller Legehennen in Deutschland in Bodenhaltung. In dieser Haltungsform werden bis zu 6.000 Hennen auf engstem Raum ohne Unterteilung in einem Stall in mehreren Etagen übereinander gehalten. Bis zu neun Hennen drängen sich hier pro Quadratmeter zusammen (in der biologischen Landwirtschaft sind es übrigens immer noch bis zu sechs Hennen pro Quadratmeter). Die Tiere bekommen weder Tageslicht noch Frischluft. Durch den ausgelösten Stress kommt es oftmals zu Verhaltensauffälligkeiten, die sich etwa in Kannibalismus oder Federpicken äußern. Da sie keine Möglichkeit haben, in der freien Natur zu scharren und zu picken, mangelt es ihnen mutmaßlich an Beschäftigung, was diese Verhaltensweisen noch verstärkt. Auch der Antibiotikaeinsatz ist in dieser Haltungsform für alle Tiere prophylaktisch notwendig, sobald eines der Tiere erkrankt ist. Wer einmal die zerrupften Kreaturen gesehen hat, wie sie in einer unnatürlichen Umgebung, die Luft voller Ammoniakgase und Staub, zu Höchstleistung in der Eierproduktion gezüchtet werden, der kann den Begriff der Bodenhaltung nicht länger mit dem Bild eines glücklich scharrenden Huhns in Verbindung bringen. Dennoch soll diese Haltungsform immer noch besser sein als die der Käfighaltung. Ja, auch im Jahr 2022 leben noch etwa 2,5 Millionen Legehennen in Käfigen. Zwar wurde die konventionelle Käfighaltung seit 2012 EU-weit verboten, bis 2025 ist die Haltung in sogenannten ausgestalteten Käfigen jedoch noch möglich (in Sonderfällen sogar bis 2028). Kritiker:innen bemängeln, dass sich diese Haltungsform nur marginal von der konventionellen Käfighaltung unterscheidet.[128] Allerdings werden aufmerksame Verbraucher:innen bemerkt haben, dass es Eier aus Käfighaltung fast nicht mehr im Handel zu kaufen gibt. Der Grund: Diese Eier werden meist in Fertiglebensmitteln, Nudeln oder Mayonnaisen „versteckt". Der Vorteil besteht hier für die Produzent:innen darin, dass die verarbeiteten Eier auf der Verpackung nicht gemäß ihrer Herkunft und Haltungsform gekennzeichnet werden müssen. Bei frischen Eiern ist die genaue Deklaration seit 2004 in der EU Pflicht. Die Verbraucher:innen können so die unerwünschten Käfigeier meiden.[129] Leider ist das nicht alles, was es über das Tierleid zu erzählen gibt, das mit den Eiern auf unsere Teller kommt. Denn obwohl es gesetzlich vorgeschrieben ist, dass die Tiere artgerecht untergebracht werden, keine Schmerzen haben dürfen, leiden oder sonst wie zu Schaden kommen, werden diese Gesetze keineswegs überall befolgt. So zeigt ein Gutachten, welches der wissenschaftliche Beirat für Agrarpolitik beim Bundeslandwirtschaftsministerium 2015 veröffentlichte, dass bis zu zwei Drittel der Masthühner Veränderungen des Fußballens erleiden oder Kahlstellen aufgrund des Federpickens erfahren. Darüber hinaus weisen 40 Prozent der Hennen Brustbeinschäden auf und 53 Prozent Knochenbrüche. Ein Grund hierfür besteht darin, dass die Tiere durch das tägliche Eierlegen in einen derartigen Kalziummangel geraten, der durch die Ernährung nicht ausgeglichen werden kann. Die Folge ist dieselbe wie bei uns Menschen: Osteoporose, also brüchige Knochen. In der biologischen Nutztierhaltung sind die Schäden, die durch die Haltung entstehen, immerhin geringer.

Haben Sie sich schon einmal gefragt, warum es Eier in unterschiedlichen Größen gibt? Grundsätzlich ist es so: je jünger eine Henne, desto kleiner die Eier, die sie legt. Mit etwa zwölf Monaten, also fast am Ende ihres kurzen Lebens, legt die Henne fast täglich ein Ei, das in etwa 70 Gramm schwer ist. Und das bei einem völlig ausgezehrten Körper mit etwa 1 bis 1,5 Kilogramm Gewicht. Bedenkt man, dass die nicht domestizierten Vorfahren unserer heutigen Hühner lediglich zwei- bis viermal pro Jahr fünf bis zehn Eier legten, kommen einem die heutigen Züchtungen einfach nur absurd vor: Bis zu 300 Eier legt eine heutige Legehenne pro Jahr. Der Bruttrieb wurde indes bei den Tieren stark verringert.[130] Was nur logisch ist, es fehlt einfach das Ei zum Bemuttern.

Wenn man sich ein bisschen mit dem Sozialverhalten von Hühnern beschäftigt, kann man über den Zustand, in dem viele der Tiere ihr Leben fristen, nur weinen. Hier die Fakten: Hühner haben eine Reihe von visuellen und räumlichen Fähigkeiten, die anderen Vögeln und Säugetieren ebenbürtig sind. Hühner besitzen ein gewisses Verständnis für Zahlen; diese grundlegenden arithmetischen Fähigkeiten teilen sie mit anderen Tieren. Hühner sind fähig zur Selbstkontrolle und Selbsteinschätzung, und diese Fähigkeiten deuten auf ein Bewusstsein hin. Hühner haben die Fähigkeit zu denken und können logische

Schlüsse ziehen. Hühner sind in ihrem Sozialverhalten hoch entwickelt, unterscheiden zwischen Individuen und lernen sozial, ähnlich wie Menschen. Hühner haben komplexe negative und positive Emotionen, sie kennen emotionale Ansteckung und weisen einige Anzeichen für Empathie auf.[131]

Auch hier wieder die Frage: Was können wir tun? Bei der Recherche für dieses Kapitel musste ich mir dermaßen viele Fotos der Gräueltaten in der Haltung und Zucht der Legehennen ansehen, dass mir spontan nur eine Antwort einfällt: der völlige Verzicht auf Eier. Aber es geht auch anders – eine kleine, aber immer größer werdende Anzahl an Bauern setzt inzwischen auf die sogenannten Zwei-Nutzungs-Hühner wie etwa „Les Bleues". Diese Rasse zeichnet sich dadurch aus, dass sie sowohl zur Fleischerzeugung als auch zur Eierproduktion genutzt werden kann. Anders als bei den konventionellen Hybridhühnern sind demnach auch die Hähne für die landwirtschaftliche Nutzung geeignet. Das viel diskutierte Töten der männlichen Küken erübrigt sich bei dieser Rasse. Zudem sind „Les Bleues"-Hühner widerstandsfähiger gegenüber Erkrankungen als ihre hochgezüchteten Verwandten, was wiederum den Einsatz von Antibiotika verringert. Daneben gibt es auch die Möglichkeit, sich seine Eier direkt bei Erzeuger:innen des Vertrauens zu holen. Ich statte beispielsweise in regelmäßigen Abständen einem kleinen Hof in meiner Nähe einen Besuch ab, bei dem die Hühner noch auf dem Hof herumpicken können. Zu festlichen Gelegenheiten gibt es sogar eines der Hühner zu den Eiern dazu. Man muss kein:e Vegetarier:in oder Veganer:in werden, es reicht, sich ein bisschen darum zu kümmern, woher sein Essen kommt. Und mir macht es darüber hinaus auch Spaß, meine Lebensmittel nicht anonym an der Supermarktkasse, sondern direkt vor Ort zu kaufen.

TIPP

Wer darüber hinaus noch etwas Gutes tun will, dem möchte ich Vereine wie „Rettet das Huhn e. V." ans Herz legen. Diese Initiativen retten Legehennen vor dem Geflügelschlachthof und ermöglichen ihnen ein würdiges zweites Leben – etwa bei Privatpersonen im Garten. Ich selbst wohne auf dem Lande und unterstütze diese wichtige Initiative. Zum Zeitpunkt dieses Buches hatte der Verein bereits über 100.000 Tieren eine neue Heimat beschaffen können.[132]

GESUNDE FETTE – ODER MACHT FETT
WIRKLICH FETT?

MACHT UNS DER KLIMAWANDEL DICK? Auf den ersten Blick eine absurde Frage. Beim Blick auf die Zahlen ergibt sich jedoch eine interessante Korrelation zwischen der Zunahme von Adipositas und der globalen Erwärmung.

Eine etwas ungewöhnliche Studie von Koch et al. aus dem Jahr 2021 hat sich mit diesem Phänomen beschäftigt und kam zu folgendem Schluss: „Bei steigenden Lufttemperaturen haben die Menschen in der Regel eine geringere adaptive Thermogenese und werden weniger körperlich aktiv, während sie gleichzeitig einen größeren Kohlenstoff-Fußabdruck produzieren."[133] Auch der viel zitierte Bericht der EAT-Lancet-Kommission 2019 beginnt mit der Aussage, dass mehr als 820 Millionen Menschen nicht genug zu essen haben und dass viele weitere minderwertige Lebensmittel konsumieren, was zu einem Mikronährstoffmangel und einem Anstieg der ernährungsbedingten Fettleibigkeit sowie anderen ernährungsbedingten Erkrankungen wie koronaren Herzkrankheiten, Schlaganfall und Diabetes beiträgt.[134]

Der Zusammenhang zwischen dem steigenden Übergewicht und der globalen Erwärmung wird klarer, wenn wir uns kurz vor Augen halten, wodurch die weltweiten Treibhausgase entstehen. Zunächst durch die Nutzung von Strom aus Erdöl, Erdgas und Kohle (es sei denn, der Strom kommt zu 100 Prozent aus erneuerbaren Energien). Durch das Verbrennen von Benzin beim Autofahren oder von Gas beziehungsweise Öl beim Heizen. Ein großer Faktor ist auch – wie bereits beschrieben – die Landwirtschaft und das Abholzen von Wäldern. Insgesamt lässt sich feststellen, dass die Nahrungsmittelproduktion zu den größten Triebkräften des globalen Klimawandels zählt. Ein Beispiel, welches wir schon im vorangegangenen Kapitel besprochen hatten, wäre das Methan, ein starkes Treibhausgas, das von Rindern produziert wird. Methan macht in den USA etwa neun Prozent der erhöhten Treibhausgasemissionen aus. Gleichzeitig wird der übermäßige Verzehr von Rindfleisch mit Fettleibigkeit, Herz-Kreislauf-Erkrankungen und Dickdarmkrebs in Verbindung gebracht.[135] Auch die moderne Stadtplanung trägt zur steigenden Fettleibigkeit der Bevölkerung bei: Unsere Städte sind meist sehr autofreundlich konzipiert, wer schon einmal versucht hat, mit dem Rad in die Münchner Innenstadt zu fahren, wird mir da zustimmen. Dies fördert den CO_2-Ausstoß und sorgt für weniger Bewegung und somit zu tendenziell mehr Fettdepots.

Wenn wir das alles zusammennehmen, kann Adipositas mit 20 Prozent höheren Treibhausgasemissionen im Vergleich zum Normalgewicht in Verbindung gebracht werden. So die Studie von Koch et al. „Dies ist das Ergebnis des oxidativen Stoffwechsels aufgrund des höheren Stoffwechselbedarfs, der Lebensmittelproduktion aufgrund der erhöhten Nahrungsaufnahme und des Auto- und Flugverkehrs aufgrund des höheren Körpergewichts."[136] Das hieße, Menschen mit Adipositas wären für 20 Prozent mehr Treibhausgase verantwortlich als Normalgewichtige. Aber kann man das wirklich so leicht errechnen? Was ist mit Freizeitaktivitäten, was, wenn die „Normalgewichtigen" mehr Flugreisen unternehmen, Autorennen fahren und so weiter? Ich stelle die These nur mal hier in den Raum und gehe dazu über, wie die steigenden Temperaturen das Übergewicht befördern.

Als Erstes möchte ich hier auf den Begriff der Energiebilanz eingehen. Ein etwas überholtes Konzept in der Ernährungslehre rät dazu, man solle nur weniger Kalorien zu sich nehmen, als man verbrennt, und schon nehme man dauerhaft ab. Das ist selbstredend viel zu kurz gegriffen und als Konzept wie erwähnt zum Glück überholt. Was jedoch definitiv einen Einfluss auf unsere Energiebilanz hat, ist unsere Bewegung. Durch ausreichend Ausdauer- und Kraftsport werden adaptive Veränderungen unserer (Skelett-)Muskulatur gefördert, welche unter anderem weißes Fettgewebe in braunes umwandeln. Dies führt zu einem langfristigen Anstieg des Energieverbrauchs durch die sogenannte Thermogenese. Was hat das nun mit dem Klimawandel zu tun? Nun, Studien haben gezeigt, dass ein längerer Aufenthalt in einer thermisch neutralen Zone zu einem Verlust an braunem Fettgewebe führen kann. Das bedeutet, dass wir uns durch die modernen Errungenschaften wie Heizung und Klimaanlage, Auto und andere Verkehrsmittel stets in gleichbleibender Temperatur aufhalten. Wir verbringen also die meiste Zeit des Tages in unserer komfortablen Wohlfühltemperatur. Je weniger wir jedoch extremen Temperaturen ausgeliefert sind, desto weniger sinnvoll ist für unseren Körper das braune Fettgewebe zur Erhaltung der Körpertemperatur. Denn es ist dafür zuständig, unseren Körper auf Kerntemperatur zu halten. Dieser Vorgang kann mitunter sehr energieaufwendig sein und macht bei einem Erwachsenen etwa zehn Prozent des gesamten Energieverbrauchs aus. Wenn nun das braune Fettgewebe zurückgeht, sinkt logischerweise auch der Energieverbrauch. Die Energiezufuhr bleibt jedoch tendenziell gleich, was zu einer Gewichtszunahme führt.

Der Umstieg auf eine pflanzenbasierte Ernährung, auf öffentliche Verkehrsmittel, Fahrrad oder Zufußgehen würde sich sowohl auf die Emissionen von Treibhausgasen als auch auf chronische Erkrankungen wie Fettleibigkeit, koronare Herzkrankheiten, Diabetes und Krebs auswirken.

VON DER FETTZELLE ZUM TUMOR

BEVOR WIR UNS IM NACHFOLGENDEN mit den im Titel erwähnten Fetten in unserer Nahrung und ihrer Auswirkung auf unser Körpergewicht befassen, möchte ich noch kurz auf die Auswirkungen von Adipositas auf die Krebsentstehung eingehen. Zunächst einmal: Was bedeutet eigentlich Übergewicht beziehungsweise Adipositas? Von Übergewicht spricht man bereits ab einem Body-Mass-Index (BMI) von 25 Kilogramm auf den Quadratmeter. Adipositas beginnt ab einem BMI von 30. Und dies ist beides in unserer heutigen Gesellschaft keine Seltenheit. Das steigende Übergewicht ist eine der größten Pandemien der heutigen Zeit. Weltweit waren 2016 mehr als 1,9 Milliarden Erwachsene übergewichtig, das entspricht fast 40 Prozent aller

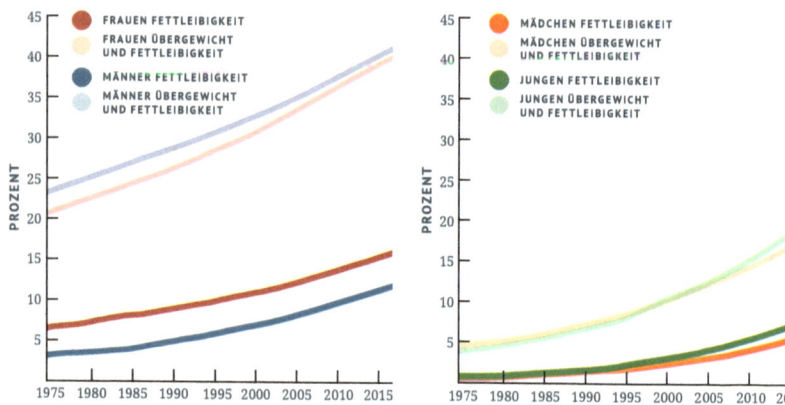

Menschen über 18 Jahre! Etwa 680 Millionen davon sind als adipös eingestuft. Seit 1975 hat sich die Fettleibigkeit somit verdreifacht.[137] Der *World Obesity Atlas 2022*, herausgegeben von der World Obesity Federation, prognostiziert, dass bis 2030 weltweit eine Milliarde Menschen an Adipositas leiden werden.[138] Auch die Auswirkungen der Covid-19-Pandemie spielen bei der Entwicklung der Fettleibigkeit eine Rolle. Es gibt Belege dafür, dass Kinder und Jugendliche in vielen Ländern in den letzten zwei Jahren aufgrund der Einschränkungen des öffentlichen Lebens weniger aktiv waren und eher Junkfood aßen. Beides Faktoren, die ein erhöhtes Körpergewicht begünstigen. Es gibt zudem einen klaren Zusammenhang zwischen dem Übergewicht in der Kindheit und dem im Erwachsenenalter. Sprich, aus übergewichtigen Kindern werden häufig übergewichtige Erwachsene, wie man in der Grafik erkennen kann.[139 140]

Besonders besorgniserregend an diesen Zahlen ist, dass der *World Cancer Research Fund (WCRF)* in seinem dritten Experten-Bericht 2018 feststellte, dass ein normales Körpergewicht einen der wichtigsten Faktoren darstellt, um sich vor einer Krebserkrankung zu schützen. Vor allem Karzinome im gastrointestinalen Bereich wie Mund, Rachen, Kehlkopf, Dickdarm und Speiseröhre, aber auch Bauchspeicheldrüsenkrebs, Gallenblasen-, Brust-, Leber-, Eierstock-, Prostata- oder Nierenkrebs sind häufig mit einem Zuviel an Körperfett assoziiert. Und um hier ganz genau zu sein: Natürlich kann man auch mit Normal- oder Untergewicht an Krebs erkranken. Leider ist Krebs keine Erkrankung, bei der man sagen kann: Tue dies, vermeide jenes und du wirst sie niemals bekommen. Dafür ist sie zu komplex. ABER es gibt eindeutige Risikofaktoren, und zu denen gehört auf jeden Fall das Übergewicht.[141] Was viele vielleicht überraschen dürfte, ist, dass das Risiko, einen Tumor zu bekommen, mit jedem BMI-Punkt steigt. Es gibt keinen klaren U-förmigen Verlauf des Risikos, obwohl ein zu geringes Gewicht ebenfalls mit einer höheren Gefahr einhergeht. Das widerspricht der allgemeinen Vorstellung, dass ein kleines bisschen Fett einen schützenden Effekt haben kann. Leider ist bereits das oft gesehene „Wohlstandsbäuchlein" mit einem erhöhten Risiko verbunden. Schaut man sich die Zahlen an, fällt auf, dass das Risiko für nahezu alle genannten Tumorarten ab einem BMI von 25 rapide nach oben geht.[142] Eine kürzlich veröffentlichte Untersuchung stellte fest, dass nicht nur die Menge des Körperfetts eine Auswirkung auf die Tumorentstehung hat, auch der zeitliche Faktor spielt hier eine Rolle.

Sprich: Je mehr Jahre ein Mensch im Erwachsenenalter übergewichtig oder adipös ist, desto größer ist sein Risiko, an (Darm-)Krebs zu erkranken.[143]

Ein erhöhter Körperfettanteil kann über verschiedene Mechanismen zu einer Krebserkrankung führen. Rein mechanisch betrachtet, steigt das Risiko für eine sogenannte chronische gastroösophageale Refluxkrankheit. Das bedeutet, der saure Mageninhalt fließt teilweise wieder zurück in die Speiseröhre, was wir als Sodbrennen wahrnehmen. Bekommen wir regelmäßig Sodbrennen, kann dies zu einer Entzündung der Speiseröhre führen und letztendlich zu einem Adenokarzinom der Speiseröhre.[144]

Darüber hinaus versetzt das Bauchfett den Körper in den Zustand einer chronischen Entzündung. Zur besseren Einordnung: Wir reden hier nicht von dem subkutanen Fett, welches wir am Bauch gut greifen können und das oft liebevoll als „Rettungsring" betitelt wird. Gemeint ist das viszerale Fett, welches die Organe ummantelt und als sehr stoffwechselaktiv gilt. Unter anderem setzt es Signalstoffe an das Immunsystem frei, sogenannte Zytokine, welche im gesamten Körper entzündliche Prozesse begünstigen. Dies fördert nicht nur Krebs, Diabetes und Herz-Kreislauf-Erkrankungen. Eine Studie aus dem Jahr 2015 fand heraus, dass die durch das viszerale Fett ausgelösten Zytokine auch die Entstehung von Depressionen fördern können, indem sie die Produktion des „Glückshormons" Serotonin hemmen. Allerdings konnte eine erhöhte körperliche Aktivität die Ausschüttung der Entzündungsmarker wieder senken. Womit wieder bewiesen wäre, dass Sport doch glücklich machen kann. Allerdings sollte man gerade als übergewichtige Person genau darauf achten, welche Art von Sport man ausübt, um die positiven Auswirkungen nicht durch Verletzungen der Gelenke zu bezahlen.[145] Eine kürzlich erschienene groß angelegte Analyse verschiedener Studien zu dem Thema ergab, dass ein moderates Muskeltraining von 30 bis 60 Minuten pro Woche das Risiko verringert, eine Herz-Kreislauf- oder Krebserkrankung zu bekommen. Kombinierten die Teilnehmer das Muskeltraining noch mit einem leichten Ausdauertraining, sank das Risiko für Herz-Kreislauf-Erkrankungen um 46 Prozent und für Krebserkrankungen um 28 Prozent. Das allgemeine Sterblichkeitsrisiko sank ebenfalls um ganze 40 Prozent. Interessant war zudem, dass eine längere Aktivität das Risiko nicht weiter senken konnte.[146]

DAS FETTGEWEBE UND DIE HORMONE

„CHRONISCHE ENTZÜNDUNGEN?", wird jetzt der ein oder andere einwerfen, „aber die benötigen doch sehr viel Energie. Nimmt man da nicht zwangsläufig wieder ab?" Das ist eine besonders interessante Frage. Die Entzündung im Fettgewebe führt zu der Produktion von Leptin. Dieses Hormon ist von der Abnehmindustrie schon lange als Appetitzügler bekannt, da es die Aufgabe besitzt, dem Gehirn zu signalisieren: „Ich bin satt." Wenn der Körper also viel Fettgewebe besitzt, verbraucht dies viel Energie durch die ständig schwelende Entzündung. UND das Fettgewebe setzt zudem Hormone frei, die appetitsenkend wirken. An sich müsste die adipöse Person daher ziemlich schnell wieder rank und schlank werden. Genau diese Frage beschäftigt die Wissenschaft noch immer, denn obwohl wir schon so lange und intensiv daran forschen – hundertprozentig verstanden hat der Mensch das Körperfett und seine vielen Stoffwechselprozesse bis dato immer noch nicht. Fest steht zurzeit, dass im Blut von übergewichtigen und adipösen Menschen ein hoher Leptin-Anteil gefunden wurde. Der Körper scheint bei ihnen jedoch – ähnlich wie beim Insulin – eine Art Resistenz gegenüber dem Hormon entwickelt zu haben. Sprich, obwohl sie mehr als genug Leptin im Blut haben, signalisiert das Gehirn keine Sättigung, und sie essen einfach weiter. Darüber hinaus fanden Forscher heraus, dass die durch die Überernährung ausgelösten Entzündungen im Fettgewebe nicht wie üblich mit einem signifikanten Anstieg des Energieverbrauchs einhergehen. Das bedeutet, selbst hier hilft uns das Fettgewebe nicht abzunehmen.[147]

Leider ist das jedoch nicht alles, was unser Fettgewebe im Körper auslöst. Ein erhöhter Körperfettanteil wird auch mit einer erhöhten Ausschüttung von Hormonen wie dem Insulin in Verbindung gebracht. Insulin ist ein Hormon, welches das Zellwachstum fördert und die Apoptose, also den gezielten Zelltod, hemmt. Die Insulinresistenz nimmt mit dem Ausmaß der Adipositas zu, was dem Körper das Signal zur vermehrten Insulinausschüttung gibt. Ein perfektes Milieu also für das Wachstum eines Tumors. Die gute Nachricht ist jedoch, dass die Insulinsensitivität durch eine dauerhafte Gewichtsreduktion wiederhergestellt werden kann. Diabetes ist also kein dauerhaftes Schicksal, dem man nicht entrinnen kann.

SAGT UNS UNSER MIKROBIOM, WIE DICK
WIR SIND?

EIN WEITERER FAKTOR darf nicht vergessen werden, wenn wir über Übergewicht und Adipositas sprechen. Unser Mikrobiom. Ich hatte unseren kleinen Freunden ja schon ein ganzes Kapitel gewidmet, aber die Beziehung zwischen unserem Körperfett und unserer Darmflora ist eine ganz besondere, weshalb ich sie hier noch mal betrachten möchte.

Eine gesunde Ernährung ist nicht nur für die menschliche Gesundheit von Vorteil, sondern auch für die Mikroben im Darm, da sie die Energie und die Nährstoffe aus der Nahrung des Wirtes aufnehmen. Die größte Bakteriendichte finden wir im Dickdarm, weit weg vom sauren Milieu unseres Magens, in dem die wenigsten Bakterien überleben können. Hier verarbeiten die Bakterien Ballaststoffe und andere Nahrungsbestandteile, die es durch den Dünndarm geschafft haben. Dabei produzieren sie Bacteriocine und antimikrobielle Peptide, wodurch andere Bakterienstämme in ihrem Wachstum gehemmt werden und so das Gleichgewicht im Mikrobiom erhalten bleibt. Die Zusammensetzung unserer Darmbesiedelung kann sich im Leben immer wieder ändern, beispielsweise durch unsere Ernährung oder eine Antibiotikakur, die frühe Kolonisierung und somit prägende Besiedelung unseres Darms bekommen wir jedoch kurz nach unserer Geburt. Sie ist unter anderem abhängig von der Art unserer Geburt (also vaginal oder Kaiserschnitt) und unserer ersten Ernährung (gestillt oder Flasche). Bis zum Alter von drei Jahren ist die Zusammensetzung des Mikrobioms weitgehend stabil und von entscheidender Bedeutung für die Ausbildung unseres Immunsystems und beeinflusst die Zusammensetzung unseres Darmmikrobioms während des gesamten Lebens. Eine frühe Besiedelung mit nützlichen Bakterien wie Bacteroidetes und Firmicutes ist Studien zufolge auch wichtig für die Prävention von Fettleibigkeit im Kindesalter. Auch später kann eine falsche Ernährung die Zusammensetzung unserer Darmbakterien verändern und zur Fettleibigkeit beitragen. Gerade unsere westliche Ernährung, die reich an gesättigten Fettsäuren, Transfetten und Saccharose (Haushaltszucker) ist, trägt dazu bei, dass die „guten" Darmbakterien zugunsten der „schlechten" weichen. In Untersuchungen mit Ratten zeigte sich, dass die Tiere, die über mehr der für uns positiven Bakterien verfügten, unter anderem weniger Fettmasse besaßen als die Kontrollgruppe. Spannend an dieser Untersuchung war auch, dass sich die Darmflora innerhalb von nur drei Tagen auf typisch westlicher Diät so veränderte, dass sich Stoffwechselstörungen bei den Ratten gebildet hatten und die Darmbesiedelung eine deutliche Verschiebung zu den für uns ungünstigen Bakterien aufwies.[148] Auch beim Menschen geht die Fettleibigkeit mit einer Veränderung der Zusammensetzung der Darmflora einher und umgekehrt. Ein Zuviel an Körperfett führt also zu einer Veränderung der Darmbakterien, eine Veränderung der Darmbakterien führt jedoch ebenso – das haben zahlreiche Studien belegt – zur Zunahme des Körperfetts.[149]

Um das zu verstehen, müssen wir uns kurz ansehen, was die Bakterien eigentlich in unserem Darm anstellen. Wie bereits erwähnt, nützen uns unsere Darmbakterien, indem sie uns vor einer Überwucherung des Darms mit pathogenen Bakterien schützen, die Barrierefunktion des Darmes aufrechterhalten und das Immunsystem entwickeln. Dies alles sind die Voraussetzungen für einen gesunden Darm. Die (guten) Bakterien sind also eine Art Hausmeister, der dafür sorgt, dass alles reibungslos funktioniert. Ihr wichtigstes Werkzeug sind dabei die kurzkettigen Fettsäuren (englisch: short-chain fatty acids oder SCAF). Sie entstehen hauptsächlich durch die bakterielle Fermentation von Nahrungsfasern, wie sie in Ballaststoffen vorkommen. Daher spielen Obst, Gemüse, aber auch Nüsse, Hülsenfrüchte und Vollkorngetreide eine wichtige Rolle im Leben der Bakterien. Sie können auch geringe Mengen an Eiweiß, sprich Fleisch oder Fisch, verarbeiten, aber diese Quelle ist in ihrer Menge nahezu unbedeutend. Die wichtigsten SCAF sind Acetat, Propionat und Butyrat. Diese Fettsäuren spielen unter anderem eine wichtige Rolle bei der Entzündungshemmung, der Regulierung des Energiestoffwechsels und der Darmbarriere. Die Barriere unseres Darmes ist von enormer Wichtigkeit. Sie entscheidet wie eine Art Türsteher darüber, welche Stoffe gut für unseren Körper sind. So lässt sie beispielsweise Vitamine und andere Nährstoffe in die Blutbahn, hält dagegen Viren, Pilze, Bakterien und andere Schadstoffe zurück im Darm, wo sie ausgeschieden werden können.

Diese starke Verteidigung kann auch beschädigt werden. Neben pathogenen Bakterien wie E.coli und bestimmten Medikamenten sowie Nahrungsmittelallergen schadet auch eine besonders fettreiche Ernährung die Barrierefunktion. Ist diese im Darm verändert, führt dies unter anderem zu chronisch entzündlichen Darmerkrankungen (CED) wie Zöliakie, Reizdarmsyndrom oder Darmkrebs. Das ist unter anderem der Grund, warum eine ballaststoffreiche Ernährung vor Darmkrebs schützen kann.

Neben dieser wichtigen Aufgabe zum Schutz unseres Körpers können die SCAF – allen voran das Butyrat – von den Zellen des Dickdarms auch zur Energiegewinnung genutzt werden – und zwar in erheblichem Maß. Bis zu zehn Prozent unseres täglichen Energiebedarfs können durch SCAF gedeckt werden. „Aber ich will doch abnehmen!", wird der oder die eine oder andere jetzt laut ausrufen. Auch hier machen Ballaststoffe durchaus Sinn. Neben dem erhöhten Volumen im Magen und der dadurch ausgelösten schnelleren Sättigung steuern die aus Ballaststoffen gewonnenen SCAF den Appetit und unser Körpergewicht. Acetat stimuliert die sogenannten anorektischen Bahnen in unserem Hirnstamm und im Hypothalamus. Der Name verrät es schon: Der Appetit wird hierdurch gedrosselt – zumindest im Versuch mit Mäusen. Es gibt inzwischen eine Vielzahl von Studien, in denen fettleibigen Mäusen eine fettreiche Diät gegeben wurde. Gab man ihnen zusätzlich dazu SCAF, verringerte sich ihr Körpergewicht signifikant gegenüber der Kontrollgruppe, die nur die Diät bekam.[150] Aber die Fettsäuren können noch mehr: Sie fördern die Ausschüttung eines Stoffes, der auf den wohlklingenden Namen Peptid YY (PYY) hört. PYY sorgt unter anderem dafür, dass sich der Magen langsamer entleert und die Nahrung besser verdaut und absorbiert wird. Zudem hilft PYY, die Nahrungsaufnahme zu senken, indem es dafür sorgt, dass wir schneller satt sind. Ein perfekter Freund aller Menschen, die auf ihr Gewicht schauen (müssen).

Darüber hinaus spielen die kurzkettigen Fettsäuren eine wichtige Rolle in der Kontrolle des Blutzuckerspiegels durch die Ausschüttung von Insulin und Glukagon und sorgen dafür, dass Leptin freigesetzt wird – wir erinnern uns: Auch dieses Hormon sorgt für ein Sättigungsgefühl.

Seitdem ich all dies weiß, koche ich viel häufiger eine vegetarische Kost, die reich an Ballaststoffen ist, oder verzehre mein Fleisch beziehungsweise meinen Fisch zusammen mit einem schmackhaften Krautsalat, damit meine Darmbakterien die proteinreiche Nahrung durch den Zusatz von Ballaststoffen leichter

verdauen können. Eine solche Ernährung ist ideal für die gesunde Zusammensetzung des Mikrobioms und erhöht den Reichtum und die Vielfalt der nützlichen Mikroorganismen.

WORAN ERKENNE ICH GUTES OLIVENÖL?

NACHDEM ICH IM KAPITEL über die Fette schon so überschwäng-
lich über die gesundheitlichen Vorzüge des Olivenöls geschrieben
habe, möchte ich hier noch mal ganz praktisch darauf eingehen, wo-
ran man ein gutes Olivenöl erkennt. Leider ist auch beim Kauf von
Olivenöl – ähnlich wie beim Fleisch – der Gang zum nächsten Supermarkt oft nicht die beste Wahl. Erst kürzlich kam die Stiftung Öko-
Test bei einer Überprüfung von 19 „nativ extra" Olivenölen aus dem
herkömmlichen Handel zu dem Ergebnis, dass nahezu alle getesteten
Olivenöle mit Mineralöl belastet waren.[151] Dies geschieht durch die
Schmieröle, die bei Erntemaschinen, Förderbändern oder sonstigen
Produktionsmaschinen eingesetzt werden. Besonders bedenklich ist
es, wenn es sich bei den Mineralölen um aromatische Mineralölkoh-
lenwasserstoffe (MOAH) handelt, da diese krebserregend sein können. Darüber hinaus fanden sich auch Spuren des Pestizids Deltame-
thrin in einigen der Olivenöl-Proben. Dessen Einsatz ist nicht nur für
die ansässigen Bienen und die generelle Artenvielfalt eine Gefahr.

Auch Begriffe wie „Fälschung" oder „gepanscht" hört man immer wieder im Zusammenhang mit dem an sich hochwertigen Öl. In Europa
kommt es oft vor, dass bei der Herkunft, den Inhaltsstoffen oder der
Frische von Olivenöl falsche Angaben gemacht werden. Billige Pflanzenöle werden mitunter grün gefärbt und als teures Olivenöl verkauft.
Die Universität Bayreuth hat daher jüngst in Zusammenarbeit mit der
Universität Athen ein Verfahren entwickelt, um möglichst schnell die
Echtheit und die Qualität von gutem Olivenöl zu überprüfen.[152] Das
ist erst mal ein Schritt in die richtige Richtung. Dennoch haben nicht
alle ein Labor zu Hause, in dem sie schnell mal eine Magnetresonanz-
spektroskopie machen könnten.

Daher bleibt die Frage: woher gutes Olivenöl beziehen? Welche Region
das beste Olivenöl produziert, darüber lässt sich wahrlich streiten.
Man hat mitunter das Gefühl, in ein wahres Wespennest zu stechen,
stellt man diese einfache Frage in den fachkundigen Kreisen. Es gibt

sogar schon Versuche, Olivenöl in Deutschland zu produzieren. Allerdings ist die Menge derzeit bei Weitem zu gering, um wirklich konkurrenzfähig zu sein. Ein bisschen Recherche ist daher nötig, um ein für sich passendes Olivenöl zu finden. Ähnlich wie bei gutem Wein gibt es auch hier diverse Taschenführer oder Auszeichnungen, auf die Sie sich stützen können. Und auch hier gilt im Zweifelsfall: auf die Bio-Variante zurückgreifen, denn hier gelten strengere Regelungen, was beispielsweise den Einsatz von Pestiziden oder synthetischen (Dünge-)Mitteln angeht. Haben Sie sich für ein Öl entschieden, können Sie selbst anhand einiger Merkmale testen, ob es sich um ein qualitativ hochwertiges Produkt handelt.

Fangen wir beim Geruch an: Wenn Sie die Möglichkeit haben, riechen Sie vor dem Erwerb an dem Olivenöl. Es sollte frische Aromen beinhalten, nach Gartenkräutern, Rucola oder frischen (!) Oliven duften. Erinnert Sie der Geruch eher an eingelegte Oliven oder gar an Essig, dann kann es sein, dass die Oliven vor dem Pressen zu lange gelagert wurden, anstatt sie direkt zu Öl zu verarbeiten. Es kann dabei zur (unerwünschten) Fermentation kommen. Der in den Oliven enthaltene Zucker kann durch lebende Hefen, welche sich auf den Früchten befinden, zu Alkohol umgewandelt werden. Etwas, was wir selbstverständlich nicht in unserem Olivenöl möchten und was den Geschmack deutlich beeinträchtigt.[153]

Riecht das Öl indes nach älterer Butter oder nicht mehr ganz frischen Nüssen, ist das Öl wahrscheinlich ranzig geworden. Das Olivenöl darf nun höchstens noch für industrielle Zwecke verwendet werden. Als Speiseöl darf es jedoch nicht mehr in den Handel. Dieser Qualitätsabbruch kann durch die richtige Handhabung vermieden werden. Das bedeutet, dass das Öl möglichst dunkel gelagert und vor direkter Lichteinstrahlung geschützt werden sollte. Aus diesem Grund wird Olivenöl auch meist in eine dunkle Flasche abgefüllt. Die Temperatur sollte je nach Olivenöl bei 10 bis 18 Grad liegen, oft wird auch geraten, es im Kühlschrank aufzubewahren. Dabei kann das Öl jedoch ausflocken, was der Qualität schadet. Temperaturen über 20 Grad – etwa wenn das Öl in der Nähe des Herdes oder einer Heizung aufbewahrt wird – sind ebenfalls nicht zu empfehlen und schaden dem Öl sogar noch mehr. Als letzten Punkt sollten Sie beachten, dass der Kontakt mit Sauerstoff den sogenannten Oxidationsprozess des Olivenöls ankurbelt. Bei diesem Vorgang verändert der Sauerstoff der Luft die Fettsäuren und die sekundären Pflanzeninhaltsstoffe des Öls und es verdirbt.[154]

Auch durch die Farbe des Olivenöls können Sie auf dessen Qualität schließen. Ist das Öl tiefgrün, könnte es sein, dass sich unerwünschte Fehlaromen in dem Öl befinden. Die dunkelgrüne Farbe deutet darauf hin, dass die Oliven bei zu hohen Temperaturen (über 25 Grad) verarbeitet wurden.

Zu guter Letzt können Sie auch noch auf die Konsistenz des Öls achten. Ist es zu zähflüssig, dann lassen Sie lieber die Finger davon. Gute Olivenöle erkennt man daran, dass sie dünnflüssig sind und leicht auf der Zunge wirken.[155]

Zum Schluss möchte ich an dieser Stelle noch mit dem Mythos aufräumen, dass man mit Olivenöl nicht braten solle. Verstehen Sie mich nicht falsch: Zu hohes Erhitzen schadet jedem Öl. Sollte ein Öl in der Pfanne zu rauchen anfangen, so hilft nur eins: entsorgen und noch einmal von vorne beginnen. Denn dann haben sich höchstwahrscheinlich krebserregende Stoffe gebildet. Davon abgesehen kann das Braten oder Frittieren mit nativem Olivenöl sogar zum Gesundheitswert des jeweiligen Lebensmittels beitragen. Wie eine jüngst erschienene Studie herausgefunden hat, können die bioaktiven Verbindungen des Öls auf das Frittiergut – in diesem Fall Kartoffeln – übergehen.[156] Es bleibt jedoch jedem selbst überlassen, ob er oder sie ein hochwertiges Olivenöl wirklich zum Braten (oder gar Frittieren) verwenden möchte.

PROTEINE – WARUM PFLANZLICHE QUELLEN IMMER NOCH AM BESTEN SIND

HABEN SIE SICH schon mal gefragt, warum es keine Low-Protein-Diät gibt? Nach dem jeweiligen Erfolg der Low-Fat- oder Low-Carb-Varianten würde man doch vermuten, dass auch die Proteine irgendwann einmal als schlecht und krank beziehungsweise dick machend klassifiziert werden würden. Der Grund liegt daran, dass Protein für unseren Körper absolut essenziell, also überlebenswichtig ist. In Hunger-Situationen bedient sich der Körper immer zunächst an den Kohlenhydraten und Fetten, bevor er die wertvollen Proteine aus den Muskeln zur Energiegewinnung gebraucht. Proteine sind sozusagen die Bausteine unseres Körpers. Nicht nur unsere Muskeln, sondern auch die Haut, das Bindegewebe, unsere Organe und selbst unsere DNA bestehen aus Proteinen. Darüber hinaus benötigen auch die Produktion von Hormonen und nicht zuletzt unser Immunsystem Proteine, um zu funktionieren. Gerade bei Tumorpatient:innen in einer Krebstherapie ist daher die ausreichende Versorgung mit eiweißreichen Nahrungsmitteln absolut notwendig. Die zerstörten (körpereigenen) Zellen müssen wieder repariert oder erneuert werden und auch das Immunsystem sollte optimale Unterstützung erfahren, um den geschwächten Körper zu schützen.

Nach diesen Ausführungen ist es nicht weiter verwunderlich, dass unser Körper über eine Art Protein-Sensor verfügt, der die einzelnen Bausteine der Proteine – die Aminosäuren –, die wir über die Nahrung zu uns nehmen, erfasst und je nach Zufuhr ein Sättigungssignal an unser Gehirn schickt. Beinhaltet unsere Nahrung ausreichend und unterschiedliche Aminosäuren, so bekommen wir von unserem Körper das Signal: Ich bin satt. Bereits 2005 wurde die sogenannte „Protein-Leverage-Hypothese" von den Zoologen Simpson und Raubenheimer an der Universität Oxford aufgeworfen, die besagt, dass wir nur so lange Nahrung aufnehmen, bis der Körper seinen „Protein-Hunger" gestillt hat.[157]

Fette und Kohlenhydrate sind nach dieser Theorie nur „Beiwerk", die der Körper bei seiner Suche nach dem begehrten, lebenswichtigen Eiweiß mit aufnimmt. Umso fataler wirken vor diesem Hintergrund die Produkte der aktuellen Lebensmittelindustrie, die sich häufig durch eine geringe Menge an Proteinen und ein Übermaß an Kohlenhydraten und Fetten auszeichnen. Wir nehmen demnach viel zu viele Kalorien zu uns, weil unser Organismus versucht, auf sein Eiweiß-Level zu kommen, und werden unweigerlich immer dicker. Die derzeitige Quote an Übergewichtigen in unserer Gesellschaft zollt dieser Theorie auf jeden Fall Tribut. Sollten wir uns demnach also bemühen, möglichst viele Proteine auf unseren Teller zu bekommen, um uns so schlank und gesund zu essen? Die Antwort ist ein entschiedenes „Jein". Laut dem Biologen und Altersforscher Professor Valter Longo scheint eine Restriktion von Proteinen beispielsweise eine grundlegende Voraussetzung zu sein, warum Fasten unserem Organismus so guttut (mehr dazu im Kapitel „Fasten").[158] Unter anderem zeigten Mäuse, die einer Proteinrestriktion unterlagen, bessere kognitive

Fähigkeiten und lebten länger als die Vergleichstiere mit einer normalen Proteinzufuhr. In einer Übersichtsarbeit von 2016 wird aufgeführt, dass sich zwar die Lebensspanne der Versuchstiere (und auch die von uns Menschen) bei einer geringeren Aufnahme von Proteinen verlängere, die Fruchtbarkeit jedoch sinke.[159] Die Langlebigkeit des Einzelnen ist eben per se nicht das Ziel der Natur, sondern der Erhalt des Lebens insgesamt. Weitere Auswirkungen einer reduzierten Proteinaufnahme auf die Versuchstiere waren zudem ein erhöhtes Körperfett und ein gesteigertes Risiko für Insulinresistenz. Auch beim Menschen zeigt sich eine Zunahme des Körperfetts, wenn die Proteine durch Fette und Kohlenhydrate ersetzt werden. Allerdings fördert bei uns der vermehrte Genuss von Proteinen die Insulinresistenz – wir sind eben keine Mäuse.

Als kleines Zwischen-Fazit können wir hier bereits festhalten, dass Proteine zwar überlebenswichtig für unseren Körper sind, wir uns aber nicht ad libitum an ihnen satt essen sollten – jedenfalls nicht an allen, wie wir im Folgenden noch sehen werden. Wichtig ist es, vor allem auf die Qualität der Aminosäuren – also der Bausteine, aus denen die Proteine aufgebaut sind – zu achten. Wir unterscheiden diese in essenzielle und nicht-essenzielle Aminosäuren. Erstere Gruppe bezeichnet die neun Aminosäuren, die von unserem Körper nicht selbst hergestellt werden können und somit über die Ernährung zugefügt werden müssen. Nicht-essenzielle Aminosäuren kann unser Körper hingegen selbst produzieren. Unser Körper ist stets darauf erpicht, über die Ernährung mit den für ihn essenziellen Aminosäuren versorgt zu werden, um hier keinen Mangelzustand zu erlangen. Auch aus diesem Grund ist es wichtig, dass wir unsere Ernährung möglichst abwechslungsreich gestalten. Neben den allseits bekannten eiweißhaltigen Nahrungsmitteln wie Fleisch, Fisch, Eier, Milchprodukte oder Hülsenfrüchte tragen auch Getreideprodukte wie Vollkornnudeln, Haferflocken und vor allem Nüsse zu unserer Proteinversorgung bei.[160]

Ähnlich wie beim Eisen punkten auch bei den Proteinen die tierischen Quellen durch eine bessere Bioverfügbarkeit. Das bedeutet, unser Körper kann die Aminosäuren aus tierischen Nahrungsmitteln besser aufnehmen und verwerten als die aus pflanzlicher Nahrung. Zudem weisen tierische Eiweiße in der Regel alle neun essenziellen Aminosäuren auf, während die pflanzlichen Proteine häufig nur einige davon enthalten. Zum Glück kann man durch eine gezielte Kombination verschiedener Lebensmittel eine optimale Versorgung aller essenziellen Aminosäuren erzielen. Eine klassische Kombination ist beispielsweise Getreide und Hülsenfrüchte wie etwa ein Linseneintopf mit Brot oder ein Kichererbsen-Curry mit Reisbeilage. Auch das (lange) Erhitzen der proteinreichen Hülsenfrüchte kann zu einer besseren Aufnahme der Aminosäuren führen.

„Na also", wird jetzt der ein oder die andere sagen, wenigstens bei den Proteinen sind die tierischen Lebensmittel den pflanzlichen überlegen. Leider muss ich auch hier Einspruch erheben: Wie bereits erwähnt, geht eine erhöhte Proteinzufuhr mit einem erhöhten Sterblichkeitsrisiko einher. Dies scheint jedoch hauptsächlich durch die Aufnahme von tierischen Proteinen bedingt zu sein, die bei einer übermäßigen Aufnahme zu Herz-Kreislauf-Erkrankungen führen können. Die vermehrte Aufnahme von pflanzlichem Eiweiß scheint dagegen keinen Einfluss auf das Herz-Kreislauf-System zu haben. Genau genommen scheint der Genuss von Linsen, Erbsen und Co. sogar einen leicht schützenden Effekt zu haben und das Risiko für die Gesamtsterblichkeit zu senken.[161] Nicht umsonst zeichnen sich viele Ernährungsweisen von Völkern, die für ihre Langlebigkeit bekannt sind, durch einen hohen Anteil pflanzlicher Proteine aus.

Warum sind jedoch ausgerechnet tierische Proteine, die ja wie erwähnt über viele essenzielle Aminosäuren verfügen, mit einer erhöhten Sterblichkeit assoziiert? Diese Frage ließ auch eine Gruppe niederländischer Wissenschaftler:innen in Rotterdam nicht los. Zusammen mit der renommierten *Harvard T.H. Chan School of Public Health* in Boston suchten sie nach Antworten und beschrieben ihre Funde in der sogenannten *Rotterdam-Studie* (Wissenschaftler:innen sind selten für ihre Kreativität bei der Namensgebung bekannt).

Laut den Ergebnissen dieser Studie scheint es so, dass die negativen Auswirkungen des tierischen Eiweißes auf die darin enthaltenen Aminosäuren zurückzuführen sind. Fleisch enthält zwar alle essenziellen Aminosäuren, ist jedoch insgesamt reich an verzweigtkettigen (auch bekannt unter dem Acronym BCAA) und aromatischen Aminosäuren, welche über die Aktivierung von mTOR zu Übergewicht und InInsulinresistenz führen können. Das Enzym mTOR spielt in sehr vielen unserer Stoffwechselprozesse eine Rolle. Es sorgt unter anderem

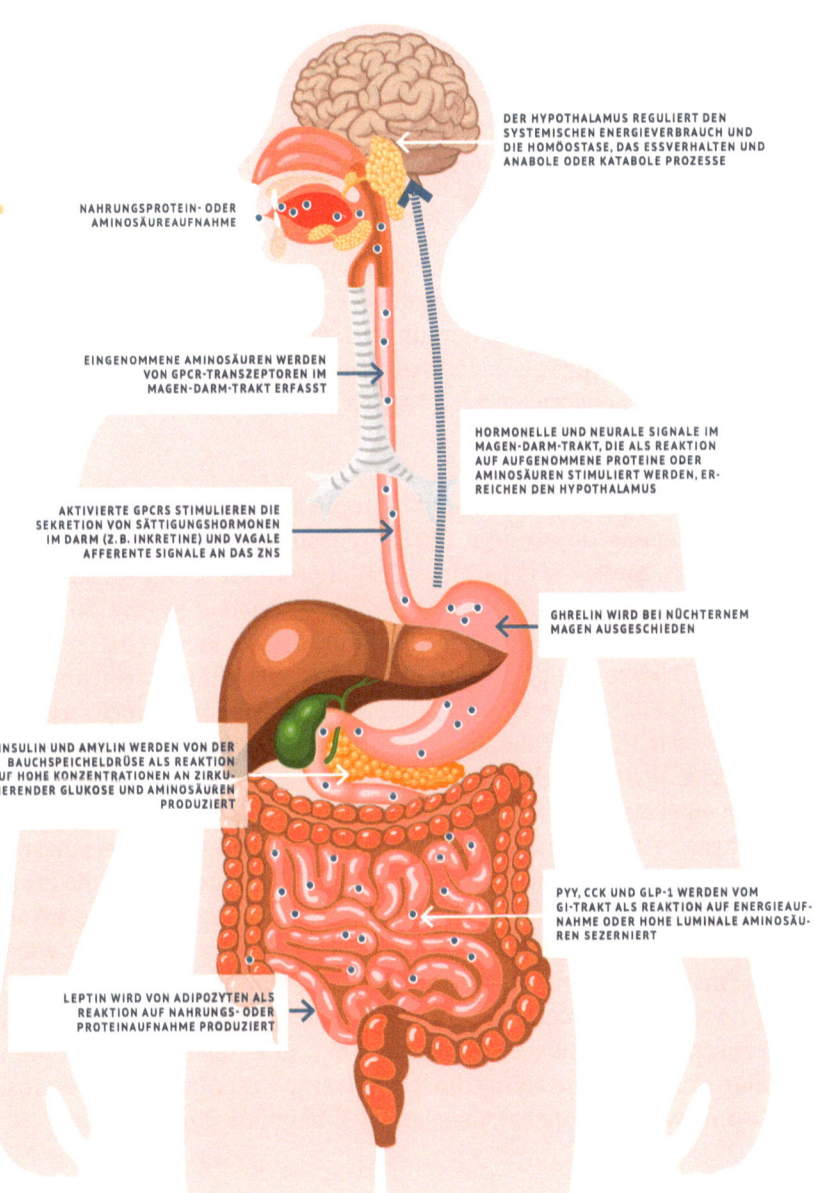

DER HYPOTHALAMUS REGULIERT DEN SYSTEMISCHEN ENERGIEVERBRAUCH UND DIE HOMÖOSTASE, DAS ESSVERHALTEN UND ANABOLE ODER KATABOLE PROZESSE

NAHRUNGSPROTEIN- ODER AMINOSÄUREAUFNAHME

EINGENOMMENE AMINOSÄUREN WERDEN VON GPCR-TRANSZEPTOREN IM MAGEN-DARM-TRAKT ERFASST

HORMONELLE UND NEURALE SIGNALE IM MAGEN-DARM-TRAKT, DIE ALS REAKTION AUF AUFGENOMMENE PROTEINE ODER AMINOSÄUREN STIMULIERT WERDEN, ERREICHEN DEN HYPOTHALAMUS

AKTIVIERTE GPCRS STIMULIEREN DIE SEKRETION VON SÄTTIGUNGSHORMONEN IM DARM (Z. B. INKRETINE) UND VAGALE AFFERENTE SIGNALE AN DAS ZNS

GHRELIN WIRD BEI NÜCHTERNEM MAGEN AUSGESCHIEDEN

INSULIN UND AMYLIN WERDEN VON DER BAUCHSPEICHELDRÜSE ALS REAKTION AUF HOHE KONZENTRATIONEN AN ZIRKULIERENDER GLUKOSE UND AMINOSÄUREN PRODUZIERT

PYY, CCK UND GLP-1 WERDEN VOM GI-TRAKT ALS REAKTION AUF ENERGIEAUFNAHME ODER HOHE LUMINALE AMINOSÄUREN SEZERNIERT

LEPTIN WIRD VON ADIPOZYTEN ALS REAKTION AUF NAHRUNGS- ODER PROTEINAUFNAHME PRODUZIERT für das Wachstum und die Vermehrung von Zellen und hat eine wichtige Rolle bei der Immunantwort inne. In der Krebsforschung ist das Enzym ebenfalls von großem Interesse, da auch das Wachstum von Tumorzellen durch mTOR vorangetrieben wird. Pflanzliche Proteine sind im Allgemeinen arm an verzweigtkettigen und aromatischen Aminosäuren und spielen somit eine untergeordnete Rolle bei der Aktivierung von mTOR.[162] Eine der wichtigsten Wege, mTOR zu regulieren, ist übrigens die Autophagie – auch hierzu mehr im Kapitel „Fasten".

Die *Rotterdam-Studie* ging noch weiter und untersuchte den Eiweiß-Effekt in verschiedenen Bevölkerungsgruppen in Nordamerika, Europa und Japan. Es stellte sich heraus, dass die Assoziation von tierischem Protein mit einem erhöhten Risiko für Herz-Kreislauf-Erkrankungen sowie einer höheren Sterblichkeitsrate für Europa und Nordamerika gilt, nicht jedoch für Japan.

Wie kann das sein? Nun, wie hinlänglich bekannt, zeichnet sich die Küche Japans durch eine überdurchschnittliche Verwendung von Fisch aus. Anders als Fleisch und Milchprodukte scheint Fisch jedoch keinen negativen Effekt auf unser Herz-Kreislauf-System zu haben. Im Gegenteil, er scheint sogar leicht protektive Eigenschaften zu besitzen. Darüber hinaus erhöht Fisch unser Sättigungsniveau und sorgt für eine langsamere Abnahme des Sättigungsgefühls – mehr noch als Rind- oder Hühnerfleisch. Wir werden also schneller und nachhaltiger satt als bei einer vergleichbaren Fleisch- oder auch Ei-Mahlzeit. Und auch auf die Blutfette haben die Fisch-Proteine positive Auswirkungen, wie eine norwegische Studie herausfand. So verringerten sich die Triglyceride im Blut derjenigen Teilnehmer:innen, die Proteine aus magerem Fisch (zum Beispiel Kabeljau, Seelachs und Jakobsmuscheln) zu sich nahmen, und auch die Insulinsensitivität wurde bei insulinresistenten Personen verbessert, im Vergleich zur Aufnahme von Proteinquellen, die nicht aus dem Meer stammen (mageres Fleisch: Huhn, Rind, Pute, Schwein, Ei und fettarme Milch).[163] Wenn man sich vergegenwärtigt, dass mTOR eine wesentliche Rolle im Insulinstoffwechsel innehat, machen die Ergebnisse durchaus Sinn.

Proteine machen durchaus schlank und gesund – wenn man sich auf die richtigen konzentriert. Das bedeutet nicht, dass ab sofort Fleisch und Milchprodukte aus dem Speiseplan gestrichen werden sollten. Aber wir kommen immer wieder darauf zurück, dass diese Lebensmittel eben nur in Maßen genossen für uns und unsere Umwelt akzeptabel sind.

KAFFEE ODER DOCH TEE – WELCHE GETRÄNKE FÖRDERN UNSERE GESUNDHEIT?

IM LAUFE DER ZEIT habe ich einige Ernährungsmythen und -trends kommen und gehen sehen. Schnell werden einzelne Nahrungsmittel (oder Diäten) in der Presse hoch gelobt, nur um dann einige Zeit später (meist von denselben Zeitungen und Magazinen) verdammt zu werden. Warum ist dies so? Nun, ein Grund liegt wohl darin, dass viele Menschen die Studien zur Ernährung nicht richtig lesen oder nur überfliegen – getrieben durch die strenge Abgabefrist ist es wahrscheinlich oft gar nicht möglich, bis ins kleinste Detail in ein Thema einzusteigen. Ein weiterer Grund liegt in dem bereits erwähnten Korrelationen-Kausalitäten-Dilemma. Ein besonders schönes Beispiel dafür, dass man aus dem Zusammenhang zweier Ereignisse nicht unbedingt auf deren direkte kausale Verknüpfung schließen kann, ist eine Statistik über Schokolade und Nobelpreise. Jene Nationen, in denen sehr viele der süßen Tafeln konsumiert werden, erhielten in der Vergangenheit auch die meisten Nobelpreise (allen voran die Schweiz). Sollte sich diese Korrelation als Kausalität erweisen, ist mein Nobelpreis nicht mehr weit weg.

Ein weiterer viel zitierter Zusammenhang betrifft das Trinken von Kaffee. Mal heißt es, das Getränk würde die Lebenserwartung senken, dann wieder, mal lebe länger mit Kaffee. Einmal soll Kaffee entwässern, dann wieder nicht. Zeit, mal etwas Licht ins Dunkel zu bekommen.

KAFFEE – EIN ZWEISCHNEIDIGES SCHWERT

DER ERZÄHLUNG NACH begann alles in der Provinz Kaffa im Hochland Äthiopiens. Ein Mönch hörte die Klagen der Ziegenhirten, die darüber sprachen, dass die Tiere abends keinerlei Müdigkeit kannten. Der Mönch ging auf die Weide und fand heraus, dass dort mehrere Pflanzen wuchsen, deren grüne, gelbe und rote Beeren die Ziegen gefressen hatten. Als sich der Mönch aus diesen Beeren ein Getränk braute, war auch seine Müdigkeit wie weggeblasen. Einmal abgesehen davon, dass ich es immer wieder erstaunlich finde, wie scheinbar unbekümmert sich die Menschen in der Vorzeit alles Mögliche in den Mund steckten und dabei die heute beliebten Nahrungsmittel wie Kaffee, Käse oder Wein erfanden, mag ich diese romantisierte Geschichte von der Erfindung der ersten Tasse Kaffee sehr gerne. Heutzutage ist der schwarze Wachmacher weltweit nicht mehr wegzudenken – weder vom morgendlichen Frühstückstisch noch aus dem Büroalltag oder aus der Wissenschaft, die ihn regelmäßig zum Objekt großer Studien auserkoren hat. Jahrelang war der Ruf des Kaffees ruiniert, da große Beobachtungsstudien ergaben, dass er nicht nur nervös und unruhig mache, sondern auch die Lebenszeit verkürze. Letzteres wurde erst sehr viel später widerrufen. Man hatte bei den Erhebungen vergessen, die Lebensgewohnheiten der Studienteilnehmer:innen zu berücksichtigen. Viele der regelmäßigen Kaffeetrinker:innen waren Raucher:innen, das verfälschte natürlich die Ergebnisse. Wird dieser Faktor berücksichtigt, dann scheint der Kaffeekonsum sogar mit einem niedrigeren Sterberisiko einherzugehen. Eine jüngst veröffentlichte Studie des Department of Nutrition at *Harvard's T. H. Chan School of Public Health* bestätigt, dass ein moderater Kaffeekonsum für die meisten Menschen durchaus in die tägliche Ernährung integriert werden kann. Die Liste der positiven Eigenschaften reicht von dem geringeren Risiko für Typ-2-Diabetes und Herzerkrankungen über Leber- und Gebärmutterhalskrebs bis hin zu Parkinson. Selbst bei Depressionen soll ein moderater Kaffeekonsum vorbeugend wirken.[165] Ein Grund für die (positiven) Eigenschaften des Kaffees ist – wer hätte das gedacht – das Koffein. Je nach Sorte befinden sich etwa 60 bis 150 Milligramm in einer Tasse Filterkaffee. Wobei Robusta-Kaffee etwa doppelt so viel Koffein enthält wie Arabica. Das Koffein bindet an den sogenannten Adenosinrezeptoren im Gehirn. Diese sind normalerweise dazu da – der Name verrät es schon –, Adenosin zu binden. Der Botenstoff Adenosin ist ein Abbauprodukt beim Verbrauch von ATP (Adenosin-tri-phosphat), welches als eine Art universeller Energieträger für unsere Zellen fungiert. Bindet das Adenosin nun an den besagten Rezeptor, erhält der Körper das Signal „ich bin erschöpft". Die Energiereserven sind abgebaut. Und genau hier kommt das Koffein ins Spiel. Es blockiert die Rezeptoren des Adenosins und verhindert somit, dass das Signal der Erschöpfung an das Gehirn weitergeleitet wird. Fazit: Wir fühlen uns wacher und energiegeladener, als wir eigentlich sind. Doch damit nicht genug. Adenosin hemmt zudem den Botenstoff Dopamin, welcher für den Austausch von Informationen zwischen unseren Nervenzellen verantwortlich ist, und erhöht die Verfügbarkeit von Glukose. Dies alles trägt zu einer kurzfristigen geistigen Leistungssteigerung bei. Ist das Koffein jedoch verbraucht, sinken sowohl unser Energielevel als auch unsere Konzentrationsfähigkeit plötzlich stark ab, was viele zum Griff nach der nächsten Tasse veranlasst. Die leistungssteigernden Effekte sind also höchstwahrscheinlich mit dem Koffein verknüpft. Doch was ist mit den anderen genannten Effekten? Da neueste Studien darauf hindeuten, dass auch entkoffeinierter Kaffee das Risiko für Diabetes senken kann, liegt es vermutlich nicht nur an diesem einen Wirkstoff.

Neben dem Koffein beinhaltet die Kaffeebohne Hunderte von bioaktiven Verbindungen, die allesamt Auswirkungen auf unsere Gesundheit haben könnten. Es wird daher sehr schwer sein, die positiven Wirkungen des Kaffees einem bestimmten Inhaltsstoff zuzuordnen. Einige Polyphenole – sekundäre Pflanzenstoffe – stehen beispielsweise im Verdacht, die Authophagie in unseren Zellen zu stimulieren, die wir bereits kennengelernt haben. Diese zelleigene Müllabfuhr soll unter anderem zum Schutz vor einigen Krebsarten, Infektionen, Erkrankungen, Stoffwechselstörungen wie Diabetes, neurodegenerativen und chronisch entzündlichen Erkrankungen beitragen. Allerdings nur, wenn Sie Ihren Kaffee schwarz trinken. Die tierischen Proteine aus der Milch hemmen die Authophagie-Prozesse. Ein Effekt, der bei pflanzlichen Milchalternativen indes ausbleibt.[166]

Leider muss ich an dieser Stelle die enthusiastischen Kaffeeliebhaber:innen bremsen, die sich schon im Geiste in den nächsten Coffee-Shop begeben haben, wo sie ohne schlechtes Gewissen – ja sogar, um der Gesundheit etwas Gutes zu tun – den nächsten Karamell-Latte-Macchiato bestellen. Zunächst ist in den Studien über die heilbringenden Eigenschaften des Kaffees immer vom altmodischen Filterkaffee die Rede, dessen Papierfilter die für uns ungesunden Stoffe abfängt, bevor sie in der Tasse landen. Sämtliche anderen Zubereitungsarten – vom einfachen Espresso über türkischen Kaffee bis hin zur „French Press" – sind auch nach neuesten Studien zufolge immer noch mit einer erhöhten Sterblichkeit in Verbindung gebracht. Unter anderem beinhalten sie Stoffe – sogenannte Diterpene –, die den Gehalt des „schlechten" LDL-Cholsterin in unserem Blut erhöhen. Darüber hinaus ist in den Kreationen vieler Coffee-Shops derart viel Zucker in Form von Sirup enthalten, dass sie eher zu den Süßigkeiten gezählt werden müssen. Und eine weitere Einschränkung sei hier erwähnt Menschen mit Panik- oder Angststörungen sollten auf den Kaffeegenuss verzichten, da das Koffein unter anderem Angstzustände hervorrufen kann. Auch Schwangeren ist angeraten, auf jegliche Art von Kaffee zu verzichten, da das Koffein ungehindert durch die Plazenta zum Ungeborenen gelangt und dort für ein niedrigeres Geburtsgewicht sorgen kann. Dies kann besonders bei Frühgeborenem gefährlich werden. Und auch für Stillende und kleine Kinder ist Kaffee nicht unbedingt geeignet. Aus diesem Grund wurde übrigens der inzwischen auch bei Erwachsenen beliebte Latte Macchiato erfunden Damit die Kleinen am Kaffeegenuss der Erwachsenen teilhaben konnten, mischten findige Italiener etwas Kaffee mit einem großen Glas Milch und nannten es Latte Macchiato (wörtlich: „Gefleckte Milch").

Das kleine Glas Wasser, welches in vielen Cafés zum Kaffee serviert wird, soll übrigens nicht den Flüssigkeitsverlust ausgleichen, der mit dem Kaffeegenuss einhergeht, sondern vielmehr den Gaumen auf den Genuss des herben Getränks vorbereiten. Zwar hat Kaffee durchaus diuretisch wirkende Inhaltsstoffe wie das Koffein oder Methylxanthine wie Theophyllin und Theobromin, die bei einer Menge von zwei bis drei Tassen, auf einmal getrunken, zum vermehrten Gang zur Toilette führen. Dieser Effekt bleibt jedoch bei einem regelmäßigen Konsum aus. Unser Körper entwickelt eine Art Toleranz gegenüber dieser Wirkung.

GENUSS UND NACHHALTIGKEIT

ICH MUSS ZUGEBEN, auch ich weiß eine gute Tasse Kaffee durchaus zu schätzen, und rein der Gesundheit wegen würde ich nach meinen Recherchen weiterhin meine zwei Tassen Espresso am Tag genießen. Aber es geht in diesem Buch nicht nur um unsere individuelle Gesundheit, sondern auch um die unseres Planeten (was mittel- bis langfristig wieder unsere eigene Gesundheit beeinflusst). Und hier sieht die Sache – wie vielleicht schon befürchtet – nicht mehr ganz so gut aus. Ich beschränke mich hier nur auf den klassischen Filterkaffee beziehungsweise den handgemachten Espresso.

Die modernen Varianten von Kaffee-Pads und Kapseln lasse ich außen vor. Diese Praxis löst bei mir nur verständnisloses Kopfschütteln aus. Auch wenn die Kapseln einen phänomenal besseren Geschmack versprechen und die Pads erlauben, immer die gewünscht gleiche Menge Pulver in die Kaffeemaschine zu befördern. Es bleibt für mich immer noch ein Fiasko für unsere Umwelt.

Apropos Fiasko, auch wenn ich mir schon dachte, dass mein täglicher Kaffeekonsum nicht gerade förderlich für mein grünes Gewissen sei, ließ mich die erstaunliche Zahl von 21.000 Litern Wasser pro Kilo Kaffee doch schlucken. Hierbei ist nicht nur das Wasser zum Gießen der Pflanzen berücksichtigt, sondern auch das Wasser, das beispielsweise für die Herstellung der Verpackung verwendet wird. Zur Erinnerung: Ein Kilo Rindfleisch braucht im Durchschnitt etwa 15.000 Liter. Laut der gemeinnützigen Organisation *World Wide Fund For Nature (WWF)* bedeutet das, dass wir für eine Tasse schwarzen Kaffee etwa 140 Liter Wasser benötigen.[167] Ich möchte hier nur die Zahlen nennen und kein Urteil bilden. Außerdem kommt es auch immer auf die Art des Anbaus an. Wie der WWF schreibt, kann Kaffee, der in einem gut geführten Agroforstsystem im feuchten kenianischen Hochland angebaut wurde, durchaus weniger schädlich sein als eine Tasse grüner Tee, erzeugt in einer Teemonokultur an einem erosionsgefährdeten Hang. Leider gibt es jedoch auch die Praxis – ähnlich wie bei der Rinderhaltung –, Regenwald abzuholzen, um dort Anbauflächen zu generieren. Vor allem in Südamerika wurde der ehemalige Waldboden durch die Kaffeepflanzen im Nachgang dermaßen ausgelaugt, dass er letztendlich nur noch für die extensive Beweidung von Rindern geeignet war. Die zurückgelassenen Böden waren zudem stark erosionsgefährdet.[168]

Hinzu kommt, dass weder Kaffee noch grüner Tee vor unserer Türe wachsen. Das bedeutet im Normalfall einen langen Weg von den tropischen Gebieten hin zu unserem Supermarkt. Auch wenn die Emissionen, die im Zuge des Transportes entstehen, überraschenderweise verschwindend gering ausfallen im Vergleich mit den CO_2-Äquivalenten, die durch den Anbau und die Zubereitung entstehen. Dies berichtet jedenfalls der Verein *Öko-Institut e. V.*[169]

Dennoch wäre eine heimische Alternative erstrebenswert, eine, bei der man sichergehen kann, dass weder der Regenwald für deren Produktion abgeholzt wurde noch die Feldarbeiter ausgebeutet wurden.

Da man hierzulande leider (noch) keinen Kaffee anbauen kann, habe ich eine sehr deutsche Alternative zum klassischen Bohnenkaffe ausprobiert: den Lupinenkaffee. Der Vorteil ist hier nicht nur, dass ein regionaler Anbau ohne Weiteres möglich ist, sondern auch, dass die Hülsenfrucht mit ihren Wurzeln den Stickstoff im Boden bindet, was der Bodenverbesserung dient. Nach meiner anfänglichen Skepsis als großer Espresso-Liebhaber muss ich gestehen, dass der Lupinenkaffee gar nicht mal so schlecht schmeckt. Als koffeinfreie Variante am Abend ist er durchaus trinkbar.

Als letzten Punkt möchte ich hier aufführen, dass Kaffee nicht nur Auswirkungen auf unser Klima hat, auch der Klimawandel verlangt ein Umdenken beim Anbau der Pflanze. Schon jetzt sind in den populären Anbaugebieten nur wenige Flächen für den Anbau von wirklich gutem Kaffee geeignet. Eine Studie aus Äthiopien zeigt, dass lediglich auf 27 Prozent der Flächen in dem Land Kaffee angebaut werden kann. Davon eignen sich wiederum nur 30 Prozent für den Anbau von qualitativ hochwertigem Kaffee. Die zukünftigen Änderungen des weltweiten Klimas werden aller Voraussicht nach dafür sorgen, dass sich die für den Kaffeeanbau geeigneten Flächen verringern werden, die Erträge sinken und Ernte-Einbußen aufgrund von Schädlingen und Krankheiten steigen. Da besonders die Qualität des weltweit beliebten Arabica-Kaffees stark abhängig ist von den lokalen Bedingungen wie etwa Niederschlag, Temperatur und Luftfeuchtigkeit, Höhenlage oder die Fruchtbarkeit der Böden, wird es wohl immer schwerer werden, diesen in einer guten Qualität anzubauen. Die Bemühungen, den Kaffee zu retten, gehen inzwischen wieder zurück auf den Ursprung, den Wildkaffee aus Äthiopien. Viele der Kleinbauern, die den Arabica anbauen, versprechen sich hiervon eine robustere und geschmacklich hochwertigere Kaffeebohne. Allerdings wird diese Verbesserung höchstwahrscheinlich mit einer größeren Preissteigerung für den allseits so beliebten Kaffee einhergehen. Das Getränk auch in Zukunft für die breite Masse erschwinglich zu erhalten, das ist eine Sorge, nach deren Lösung die Kaffeebauern derzeit fieberhaft suchen.[170] Nun ist Kaffee nur ein exemplarisches Beispiel für unser Umdenken im Angesicht des Klimawandels. Viele unserer Nutzpflanzen sind abhängig von den derzeitigen klimatischen Bedingungen. Wir müssen die Auswirkungen auf unsere Nutzpflanzen jetzt untersuchen, um Lebensmittelsysteme zu etablieren, die die Resilienz der Pflanzen stärken und unsere Ernährungssicherheit aufrechterhalten.

GRÜNER TEE

WÄHREND DAS ÖFFENTLICHE BILD des Kaffees im Laufe der Zeit eine Berg- und Talfahrt erlitt, blieb der Ruf des grünen Tees durchgängig positiv. Schon im alten China galt der Tee als Heilmittel. Und auch wenn laut Statistik die Deutschen doppelt so häufig zu Kaffee greifen wie zu Tee – weltweit gesehen hat der Tee doch die Nase vorn. Zumindest, was den mengenmäßigen Konsum betrifft. Wie es um den gesundheitlichen Nutzen des Getränkes steht, werden wir im Folgenden herausfinden. Beim grünen, schwarzen, weißen sowie beim Oolong-Tee handelt es sich übrigens um die Blätter ein und desselben Baumes: die immergrüne Teepflanze (Camellia sinensis). Sie haben richtig gelesen – der Tee ist eigentlich ein Baum. Einer, der bis zu neun Meter hoch werden kann. Nur dem regelmäßigen Zurückschneiden ist es zu verdanken, dass die Pflanzen derart klein bleiben und somit den Arbeiter:innen die Ernte der jungen Blätter erleichtern. Je jünger die Teeblätter geschnitten werden, desto besser ist indes die Qualität des Tees. Seine Farbe wird durch die Verarbeitung der Blätter bestimmt. Schwarzer Tee wird fermentiert, das bedeutet, er oxidiert. Dadurch verliert er seinen herben Geschmack, was ihn milder werden lässt, aber er verändert auch das Profil seiner sekundären Pflanzenstoffe, die Polyphenole, die einen Großteil der heilsversprechenden Wirkungen des Tees ausmachen. Der grüne Tee wird keiner Fermentation unterzogen und behält somit sowohl seine grüne Farbe als auch die charakteristischen Polyphenole und den herben Geschmack. Der weiße Tee wird ebenfalls nicht fermentiert, er wird lediglich getrocknet. Dadurch zeichnen ihn ein sehr heller Aufguss und ein milder Geschmack aus. Da weißer Tee exklusiv aus den jungen Teeknospen gewonnen wird, handelt es sich hier meist um einen sehr edlen Tee. Oolong-Tee ist ein halbfermentiertes Produkt, dessen Fermentation bei der Hälfte der Zeit gestoppt wird.[171] Ebenso wie Kaffee besteht auch Tee aus Hunderten von Inhaltsstoffen, deren Wirkung wir noch längst nicht alle entschlüsselt haben. Eine Substanz sticht jedoch aus der Masse heraus: das EGCG – Epigallocatechingallat. Ein Stoff, dem wahre Wunderwirkungen zugesprochen werden. Besonders der chinesische Oolong-Tee soll viele dieser Tee-Polyphenole besitzen. Das EGCG besitzt unter anderem besonders starke antioxidative Fähigkeiten und soll Krebs vorbeugen. Zumindest im Labor stimmt das sogar. In der Zellkultur verhindert die Substanz die Vermehrung von Krebszellen.[172]

Auch wenn einige Beobachtungsstudien darauf hindeuten, dass grüner Tee eine krebsvorbeugende Wirkung haben könnte, kann dieses Ergebnis bis dato leider nicht eindeutig durch klinische Studien verifiziert werden.[173] Es gibt sogar Hinweise darauf, dass grüner Tee bei einigen schon bestehenden Tumoren therapeutische Wirkung entfalten kann, aber auch hier fehlen gesicherte Ergebnisse aus klinischen Studien.[174] Es deutet sich indes an, dass grüner Tee wohl bei einigen Tumorentitäten wie Endometrium-, Lungen-, Mund- und Eierstockkrebs sowie Non-Hodgkins-Lymphome wohl bessere Ergebnisse erzielte als bei anderen.[175] Eine gute Nachricht ist zudem, dass keine der Studien von einem negativen Effekt des Teetrinkens auf den Tumor berichtete. Nun ist es jedoch bei den meisten Untersuchungen nicht so, dass die Teilnehmer:innen eine bestimmte Anzahl frisch aufgebrühter Tassen grünen Tee nippen dürfen, dies wäre aus mehreren Gründen schwierig. Stattdessen werden bei den meisten Interventionsstudien Grüntee-Extrakte in Tablettenform eingesetzt. Diese beinhalten jedoch oft ein Vielfaches der EGCG-Mengen, die ein:e normale:r Teetrinker:in sonst zu sich nehmen würde. Auch wenn die Datenlage für einige Krebsarten positiv scheint, würde ich dennoch vom Konsum hochdosierter Grüntee-Kapseln abraten. Mal abgesehen vom fehlenden Genuss wurden bei einem übermäßigen Verzehr Nebenwirkungen festgestellt wie Magen-Darm-Beschwerden, eine Erhöhung der Leberenzyme und, seltener, Schlaflosigkeit, erhöhter Blutdruck und Hautreaktionen.

Wie sollen wir es denn nun halten? Ist grüner Tee so gesund wie seit Jahrhunderten beschrieben? Oder handelt es sich doch nur um grünes, etwas bitter schmeckendes Wasser? Zum Glück scheint sich die Studienlage etwas zu bessern, wenn wir auf die Auswirkungen des grünen Tees auf Herz-Kreislauf-Erkrankungen blicken. Hier wird meist von einem positiven Effekt berichtet. Besonders das Risiko für einen Schlaganfall ist bei den Teetrinker:innen gesenkt. Die Polyphenole – allen voran das EGCG – scheinen hier für eine bessere Regulierung des Blutdrucks und des Blutzuckerspiegels zu sorgen. Bei Diabetes sieht die Studienlage dennoch eher unentschieden aus, und das obwohl Trinken von grünem Tee wiederum einen leicht positiven Effekt auf eine Gewichtsabnahme zu haben scheint. Unter anderem kann unsere Darm-Mikrobiota von dem regelmäßigen Trinken profitieren, was ja wie bereits erwähnt durchaus Auswirkung auf unser Gewicht und unsere allgemeine Gesundheit hat. Eine, wie ich finde, sehr schöne Nebenwirkung des Konsums von grünem Tee ist eine langsamere Hautalterung und ein Anti-Falten-Effekt in zunehmendem Alter. Auch soll der Tee stressmindernd wirken und der Alzheimer-Krankheit vorbeugen. Ähnlich wie der Kaffee sorgt auch der grüne Tee dafür, dass die Autophagie in unseren Zellen aktiviert wird.[176] Eine große Einschränkung gibt es jedoch bei dem Genuss von Tee: Fügt man dem Getränk Milch hinzu, so reagieren die Polyphenole mit den Milchproteinen und die Wirkung wird stark reduziert.

Während ich diese Zeilen schreibe, bin ich angesichts all dieser potenziellen Vorteile fast geneigt, zum regelmäßigen Teetrinker zu werden. Vor allem da die Nebenwirkungen – wenn man den Konsum nicht maßlos übertreibt – wohl überschaubar wären. Zumindest was uns und unseren Körper betrifft. Schauen wir uns im Folgenden einmal an, was der Teegenuss für unseren Planeten bedeutet.

TEE TRINKEN FÜR DEN PLANETEN?

UM EIN KILOGRAMM TEE zu bekommen, benötigt man etwa vier Kilogramm frische Teeblätter. Das ist im Vergleich zu Kaffee eine sehr gute Ausbeute. Das Gewicht der Kaffeebohne schrumpft durch den Mahlvorgang auf etwa ein Sechstel zusammen.[177] Auch ist die Fläche, die man für den Anbau eines Kilogramms Tee benötigt, deutlich kleiner als die für ein Kilo Kaffee. Für eine Tasse Tee werden im Schnitt 15 Liter Wasser benötigt. Das ist viel, aber erscheint fast schon gering, wenn man die 140 Liter Wasser für die Tasse Filterkaffee entgegensetzt. Es sollte jedoch dazu gesagt werden, dass anders als beim Anbau von Obst und Gemüse oder der Zucht von Tieren das Wasser für die Bewässerung von Kaffee oder Tee zu einem Großteil direkt aus den Wolken kommt. Sprich: Es wird vor allem Regenwasser eingesetzt, was die Ökobilanz noch einmal etwas verbessert. Ich mag es als leidenschaftlicher Kaffee-Liebhaber kaum schreiben, aber auch beim Ausstoß von CO_2 schneidet der Tee besser ab. Schuld daran ist die Verarbeitung, die beim Kaffee wesentlich aufwendiger und energieintensiver ist – und natürlich die Zubereitung. Obwohl das Kochen des Teewassers fast 80 Prozent der gesamten Energie ausmacht, die es braucht, um in den Genuss des grünen Goldes zu gelangen. Ich denke, ich werde dem Tee zumindest mal eine Chance geben.

Als kleine Anmerkung sei hier noch erwähnt, dass ich bei meinen Ausführungen wie im Rest des Buches auch in diesem Kapitel nicht auf die Bedingungen der Arbeiter:innen eingegangen bin, die unseren Genuss erst möglich machen. Diese Thematik ist ein eigenes Buch wert und würde den Rahmen dieses Buches sprengen. Nichtsdestotrotz möchte ich Sie hier aufrufen, sich genau damit auseinanderzusetzen, welches potenzielle Leid durch den Genuss bestimmter Konsumgüter bei deren Hersteller:innen und Arbeiter:innen entlang der Lieferkette geduldet wird, und auf entsprechende Marken und Siegel zu achten, damit dieses Leid verhindert wird. Aus diesem Grund brauche ich wohl auch nicht mehr erwähnen, dass auch bei Kaffee und Tee biologisch angebaute Nahrungsmittel immer vorzuziehen sind.

Sehen Sie doch Ihren Einkaufszettel wie einen Stimmzettel, mit dem Sie jedes Mal für eine besser Welt abstimmen können.

ALKOHOL – „ABER EIN GLAS IST DOCH GESUND, ODER?"

WENN EINE:R MEINER PATIENT:INNEN mit mir über das Thema Alkohol sprechen möchte, empfinde ich es als schwierig, diesem Thema etwas Positives abzugewinnen beziehungsweise zu vermitteln. In meinem Fachgebiet, der Behandlung von Krebserkrankungen, ist die Empfehlung ein klares „Bitte nicht". In anderen Fachgebieten lautet sie auch mal „Vielleicht".

Zunächst ein paar grundsätzliche Fakten über das Genussmittel, welches hierzulande oft schon ganz normal zum Leben dazugehört. Die Deutsche Gesellschaft für Ernährung e. V., kurz DGE, empfiehlt eine Alkoholobergrenze von zehn Gramm bei Frauen und 20 Gramm bei Männern pro Tag. In der Fachliteratur spricht man von „einem Drink". Die genannte Obergrenze im Blick entspräche dieser Drink bei Frauen etwa einem Achtelliter Wein (bei zehn Volumenprozent Alkohol) oder einem Viertelliter Bier (bei fünf Volumenprozent Alkohol). Männer dürfen demnach doppelt so viel zu sich nehmen.

Sollten Sie nun den Alkoholgehalt des Glases Weins, den Sie vielleicht gerade trinken, berechnen wollen. Kein Problem!

Wir gehen einmal davon aus, dass ihr Wein elf Volumenprozent Alkohol enthält. Sie trinken ein Glas von 100 Millilitern. 0,8 Gramm pro Milliliter ist das spezifische Gewicht von Alkohol. Damit ergäbe sich die folgende Rechnung:

Die Tagesdosis für Frauen wäre somit fast schon erreicht, Männer könnten sich noch ein zweites Glas genehmigen. Trinken Sie allerdings lieber einen schweren Rotwein mit 14 Volumenprozent, dann nehmen Sie bereits beim ersten Glas stolze 11,2 Gramm Alkohol zu sich. Die Frauen sollten es dann idealerweise bei diesem Glas bewenden lassen. Und auch die Männer sind spätestens beim zweiten 0,1-Glas über das Tageslimit hinausgeschossen!

Dabei liegen nicht nur Rotweine in diesem Alkoholsegment. Beim gelegentlichen Blick auf die Wein-Etiketten werden Sie feststellen, dass es auch Weißweine gibt, die an die 15 Volumenprozent besitzen. Wie gesagt, sollte hier ein Glas am Abend genügen!

Da Alkohol für unseren Körper nicht zu den essenziellen Nährstoffen gehört, wird er von unserem Körper nicht gespeichert. Im Gegenteil: Da er ein Zellgift ist, versucht unser Organismus alles, um ihn möglichst schnell wieder loszuwerden. Leider sind Studien über die Auswirkungen des typischen Verdauungsschnapses (noch) rar gesät. Ich möchte hier jedoch eine interessante Studie aus dem Jahr 2010 erwähnen, die von der renommierten Fachzeitschrift *BMJ* herausgegeben wurde. Die Verfasser:innen der Studie untersuchten, welchen Effekt eine Auswahl an Getränken auf die Verdauung der Probanden bei einem typischen Schweizer Käsefondue hatte. Eine Studie, bei der bestimmt viele gerne als Proband:innen gedient hätten: Die Teilnehmer:innen konnten das fettige Essen entweder mit 300 Milliliter Weißwein begleiten oder sie tranken schwarzen Tee. Nach dem Mahl gab es entweder 20 Milliliter Verdauungsschnaps oder Wasser. Das Resultat: Die Magenentleerung nach dem Käsefondue war signifikant schneller bei jenen Probanden, die Tee und Wasser getrunken hatten, Alkohol hemmte die Verdauungsleistung, ohne jedoch einen Einfluss auf den Appetit zu haben.[178]

Wenn Sie schon nicht auf Alkohol während des Essens verzichten möchten, könnten Sie dem unschönen Völlegefühl jedenfalls besser mit einem klassischen Verdauungsspaziergang entgegenwirken als mithilfe eines Kräuterlikörs als Digestiv.

Neben der reinen Menge an Alkohol spielt auch die Geschwindigkeit, wie schnell beziehungsweise langsam man ihn trinkt, eine entscheidende Rolle. Letzteres ist natürlich das Gewünschte!

Noch etwas sollten Sie unbedingt wissen. Seit den 1980er-Jahren versucht man, durch den besonders im Rotwein enthaltenen hohen Resveratrolgehalt sowie die HDL-Cholesterin (das sogenannte „gute" Cholesterin) erhöhende und die blutverdünnende Wirkung des Alkohols dem Genuss von Alkohol eine gesundheitsfördernde Wirkung zuzuschreiben. Aufgrund seiner antioxidativen Eigenschaften kann Resveratrol entzündungshemmend wirken. Doch eine Analyse der Universität Greifswald bestätigte kürzlich, was die WHO und andere Fachgesellschaften schon lange predigen: Es gibt keine auch noch so kleine Menge Alkohol, die, regelmäßig konsumiert, als sicher oder gar gesundheitsförderlich eingestuft werden kann.[179] Alkohol beziehungsweise dessen Abbauprodukte können schon ab dem ersten Gramm gesundheitsschädlich und krebserregend wirken und sollten deshalb besser komplett gemieden werden.[180] Das kann auch das Resveratrol im Rotwein oder ein bisschen mehr HDL im Blut nicht mehr wettmachen. Außerdem verursacht Alkohol Leberschäden, hat Suchtpotenzial und liefert obendrein auch noch viele Kalorien[181], was Übergewicht fördern kann und somit wiederum das Risiko für zahlreiche Folgeerkrankungen, darunter Diabetes, Bluthochdruck und Krebs, erhöht. Denken Sie bitte auch daran, zwei bis drei alkoholfreie Tage pro Woche tun Ihrem Körper gut und vermindern das Risiko, dass größere Mengen als völlig normal empfunden werden.

ALKOHOL UND KREBS

WAS IST HEUTE BEKANNT? Bei welchen Tumorerkrankungen spielt ein vermehrter Alkoholkonsum eine ursächliche Rolle? Es sind die Krebserkrankungen des Mundes, des Rachens und des Kehlkopfes, der Speiseröhre (Plattenepitelkarzinom), des Magens, der Leber, des Kolorektums und der Brust (prä- und menopausal). Mit rund 70.000 Neuerkrankungen jedes Jahr ist der Brustkrebs die mit Abstand häufigste Krebserkrankung bei Frauen. Wir wissen heute, dass bereits geringe Alkoholmengen mit einem leicht erhöhten Risiko einhergehen, an Brustkrebs zu erkranken. Eine mögliche Ursache ist, dass das Brustgewebe besonders sensibel auf das giftige Abfallprodukt, Acetaldehyd, reagiert. Dieses „Gift" zeigt sich indes auch für den morgendlichen Kater verantwortlich.[182]

ÖKOLOGISCHER WEINBAU

GENAUSO, WIE ICH für die Landwirtschaft ein Umdenken fordere, gilt das ebenso für den Weinbau in Deutschland, und auch da tut sich sehr viel in Richtung umweltschonender Bewirtschaftung, die uns wiederum sehr zugutekommt. Der ökologische Ansatz im Weinbau setzt auf die natürliche Entfaltung der Reben. Mittel, welche der Natur oder den Menschen schaden könnten, werden abgelehnt. Entsprechend kommen sowohl beim Düngen als auch beim Schädlingsschutz ausschließlich organische Hilfsmittel zum Einsatz. Sollten Sie einmal Gelegenheit haben, einen Weinberg, der biologisch bearbeitet wird, zu besuchen, dann wird Ihnen auffallen, dass Unkraut oder Beikraut, so wie es der Fachmann nennt, nicht der Feind der Winzer:innen ist, sondern den Weinberg prägt. Allerdings müssen auch ökologisch erzeugte Weine im Weinkeller geschwefelt werden, nur ist bei diesen die Dosis geringer. Schwefel und Kupfer werden auch im biologischen Weinanbau noch als Pflanzenschutzmittel gegen den falschen und echten Mehltau eingesetzt. Man versucht jedoch, den Einsatz zu reduzieren und Alternativen zu finden, wie etwa den Einsatz von Natriumbicarbonat. Wir kennen diese Verbindung als Backpulver!

Für den Laien und die Laiin hört sich diese Sonderform des biologischen Weinanbaus, der biodynamische Anbau, vielleicht etwas seltsam an, da hierbei zum Beispiel der Mondkalender zum Einsatz kommt und der Weinberg einmal im Jahr gepflügt wird, meist mit einem Pferdegespann. Ein Anblick, bei dem man sich fast in eine andere Welt versetzt fühlt. Darüber hinaus werden für die Erhaltung des natürlichen Gleichgewichtes Rinderhorn, Kuhdung, Quarzstaub und verschiedene Kräuter sowie deren Aufgüsse verwendet. Der Ansatz des biodynamischen Anbaus geht auf den Anthroposophen und Gründer der Waldorfschulen, Rudolf Steiner, zurück. Schwefel und Kupfer als Pflanzenschutzmittel werden hierbei nicht verwendet.

Wem dies zu abgehoben wirkt, der kann sich vielleicht für den kontrolliert umweltschonenden Weinanbau erwärmen, eine Art Vorstufe des ökologischen Weinbaus. Die Mitglieder und Anhänger:innen unterwerfen sich freiwillig strengeren Umweltnormen und verfolgen das Ziel, den Weinbau noch naturnäher zu gestalten.

Ich hoffe, ich konnte Ihnen durch diesen kurzen Exkurs darlegen, wie viel auf dem Gebiet des Weinbaus passiert, um sowohl das Produkt zu verbessern als auch den Anbau im Einklang der Natur zu gestalten.

Ich persönlich schätze seither beim gelegentlichen Kauf eines Weines die Arbeit der Winzer:innen sehr viel mehr wert. Es stimmt mich optimistisch zu wissen, dass es auch hier wegweisende Landwirt:innen gibt, die mit sehr viel Fachkenntnis, Engagement und nicht zuletzt unermüdlichem körperlichem Einsatz versuchen, einen Beitrag für eine verantwortungsvolle Weinkultur zu leisten.

Und was bedeutet das für mich?

Die Konsequenz aus dem gegenwärtigen wissenschaftlichen Kenntnisstand ist simpel: Auf der absolut sicheren Seite sind Sie, wenn Sie Alkohol meiden. Für viele Menschen ist das völlig okay. Wenn Sie jedoch zu den Personen gehören, die ein gutes Essen unter Freund:innen, mit Gästen oder Kolleg:innen gerne zusammen mit einem Glas Wein genießen, dann halten Sie es mit dem viel zitierten Satz des Schweizer Arztes Paracelsus (1493-1541): „Allein die Dosis macht, dass ein Ding kein Gift ist." Das Gute dabei ist: Die Dosis ist hier, wie oben beschrieben, klar definiert.

Und noch ein Hinweis zum Schluss: Es versteht sich von selbst, dass das Thema Alkohol für Patient:innen unter Therapie ein absolutes No-Go ist. Dieser Artikel ist adressiert an gesunde Personen oder an Patient:innen, die keine Therapie mehr erhalten und sich die Frage stellen: Wie soll ich mit dem Thema Alkohol in meinem neuen Lebensabschnitt umgehen?

Ich hoffe, hier einen kleinen Leitfaden gegeben zu haben.

GUTES BROT – BÖSES BROT?

BROT IST OHNE ZWEIFEL in Deutschland das Grundnahrungsmittel Nummer eins. Etwa 42,6 Kilogramm Brot pro Person essen wir Deutschen pro Jahr (Stand 2021).[183] Weltweit sind wir bekannt als ein Land mit vielfältigsten Brotsorten. Die Zahl von etwa 3.200 bekannten Brotsorten bestätigt das in eindrucksvoller Art und Weise. Wer längere Zeit im Ausland, vor allem außerhalb Europas, gelebt hat, lernt dieses Angebot sehr zu schätzen und sehnt sich bald nach diesem kostbaren Lebensmittel. So sah es auch die nationale UNESCO-Kommission, die die Deutsche Brotkultur im Jahr 2014 in das Bundesweite Verzeichnis des Immateriellen Kulturerbes aufnahm.[184] Brot, vor allem das aus dem vollen Korn, hat primär aufgrund seines Ballaststoffgehalts einen hohen gesundheitlichen Wert. Dies zeigt sich unter anderem in einer Senkung des Herzinfarkt- und Darmkrebsrisikos.[185] Es enthält vor allem B-Vitamine und Mineralstoffe wie Eisen, Magnesium und Zink sowie weitere wertvolle Inhaltsstoffe, die wir vielleicht nicht zwangsläufig mit Brot in Verbindung bringen, etwa einfach und mehrfach ungesättigte Fettsäuren.[186] Und dennoch wurde das Brot in den Medien immer wieder zum Gegenstand heftiger Diskussionen. Viele lehnen das Lebensmittel Brot als ungesund und dickmachend ab. Publikationen wie „Dumm wie Brot: Wie Weizen schleichend Ihr Gehirn zerstört"[187] oder „Weizenwampe: Warum Weizen dick und krank macht"[188] stehen als Bestseller in den Buchhandlungen. Zu Recht? Um diese Frage zu beantworten, sehen wir uns erst einmal an, wie Brot eigentlich hergestellt wird.

Gutes Brot braucht fünf Zutaten: Mehl, Backtriebmittel, Wasser, Salz und Zeit.

1.   MEHL: GETREIDE UND PSEUDOGETREIDE

WEIZEN- UND ROGGENMEHL sind die Mehlsorten, die beim Brotbacken hauptsächlich zum Einsatz kommen, sie werden deshalb auch als „Brotgetreide" bezeichnet. Zunehmend an Bedeutung gewinnen Urformen des Weizens wie Dinkel, Einkorn, Emmer, Kamut und Triticale. Letzteres bezeichnet eine Kreuzung aus Weizen und Roggen. Roggen enthält deutlich weniger Gluten als Dinkel und Weizen. Ja, Sie haben richtig gelesen: Dinkel, den die meisten als die gesunde Weizenart einstufen würden, hat einen größeren Glutengehalt als herkömmlicher Weizen. Hier noch kurz ein paar Worte zum Gluten. Das Klebereiweiß ist unter anderem verantwortlich dafür, dass Menschen, die an einer Zöliakie erkrankt sind, Probleme bekommen, wenn sie Getreide wie Weizen und dessen Urformen Einkorn, Emmer und Kamut sowie (Ur-)Dinkel, Grünkern, Roggen, Gerste oder Hafer zu sich nehmen. Dies kann schon bei Spuren der genannten Getreide geschehen. Durch die Autoimmunerkrankung wird beim Verzehr eine Entzündung im Darm ausgelöst. Wird der Darm dauerhaft diesem Reiz ausgesetzt, fangen die Darmzotten an abzusterben und die Betroffenen können die lebenswichtigen Nährstoffe aus der Nahrung nicht mehr aufnehmen. Etwa ein Prozent der Bevölkerung in Deutschland leidet an einer Zöliakie, weitere fünf bis sieben Prozent an einer Glutensensitivität, bei der der Körper – wie der Name schon sagt – sensitiv auf das Gluten reagiert. Auch hier sollten besonders glutenhaltige Nahrungsmittel vermieden werden. Es sollte nicht unerwähnt bleiben, dass das Krebsrisiko bei Menschen mit Zöliakie erhöht ist. Aber dieser Risikoanstieg beschränkt sich auf Patient:innen, die die Zöliakie-Diagnose erst nach dem 40. Lebensjahr erhalten haben.

Häufig werden jedoch Beschwerden wie Blähungen oder Schmerzen auch durch eine erhöhte Menge an sogenannten FODMAPs aufgrund einer zu kurzen Teigreife hervorgerufen. Näheres dazu unter dem Punkt „Zeit". Sollten Sie weder an einer Zöliakie noch an einer Glutensensitivität leiden, macht es für Sie keinen Sinn, Gluten zu meiden. Im Gegenteil: Eine groß angelegte Studie im angesehenen *British Medical Journal* stellte fest, dass Menschen, die auf Vollkornbrot verzichten, ein höheres Risiko für Herz-Kreislauf-Erkrankungen besitzen. Hierbei geht es nicht primär um den gesundheitlichen Wert von Brot, sondern darum, was anstelle des Brotes gegessen wurde. Glutenfreie Produkte sind oft voll von Zuckern und stark verarbeiteten Inhaltsstoffen und sollten wirklich nur bei Bedarf und auch hier mit Bedacht konsumiert werden.[189] Aber wieder zurück zum Mehl ... Neben den bisher genannten Getreidearten finden auch Gerste, Hafer, Reis, Hirse oder Mais den Weg in unser Brot. Diese bezeichnet man als Nicht-Brotgetreidearten. Allen gemeinsam ist ein niedriger Glutengehalt. Als sogenannte „Pseudogetreide" werden hingegen Amarant (Amaranthus), Quinoa (Chenopodium quinoa) und Buchweizen (Fagopyrum esculentum) bezeichnet. Amarant und Quinoa werden vorwiegend in Süd- und Mittelamerika angebaut, Buchweizen hauptsächlich in China, Russland und Kasachstan.

Nur geringe Mengen aller drei Pseudogetreidearten werden bisher in Deutschland produziert. Der ökologische Fußabdruck ist bei all den genannten Pflanzen leider alles andere als vorteilhaft, weshalb jede:r für sich – trotz des mitunter großen gesundheitlichen Nutzens – entscheiden darf, ob er oder sie diesen Getreidearten den Vorzug vor unseren heimischen Getreidearten geben möchte. Namensgebend für

den Buchweizen ist im Übrigen die große Ähnlichkeit mit den Früchten der Bucheckern, deren Samen von der Rotbuche (Fagus sylvatica),
unserer einzigen heimischen Buchenart, stammen.

2.   BACKTRIEBMITTEL

DAS BACKTRIEBMITTEL sorgt dafür, dass unser Brot nicht wie ein
Pfannkuchen platt und hart aus dem Ofen kommt. Es ist also essenziell für ein schmackhaftes Brot, welches außen knusprig und innen
locker und weich ist. Wir beginnen mit dem perfekten Einstieg in
die Welt der Backtriebmittel: der Backhefe. Jedem Hobbybäcker, der
sich langsam an die Kunst des Brotbackens herantasten möchte, sei
die Hefe für erste akzeptable Ergebnisse ans Herz gelegt. Es handelt
sich dabei um einen speziell fürs Backen gezüchteten einzelligen Pilz
mit dem Gattungsnamen Saccharomyces, was so viel wie „Zuckerpilz"
bedeutet. Diese Hefe vergärt die Kohlenhydrate beziehungsweise die
Stärke aus dem Mehl, wobei Alkohol (C_2H_5OH) und Kohlendioxid (CO_2)
entstehen. Letzteres ist für die Poren oder „Luftblasen", die im Brot
entstehen, verantwortlich. Natürliche Enzyme, die man als Amylasen bezeichnet, bauen die Stärke aus dem Mehl zu Zucker ab, welcher
der Hefe als Nahrung dient. Dieser biochemische Prozess ähnelt sehr
dem Gärungsprozess bei der Bier-, Wein- und Essigherstellung. Daher
rührt wohl auch der viel zitierte Spruch: Bier ist flüssiges Brot. Näheres zum Fermentieren lesen Sie im entsprechenden Kapitel.

Wenn Sie die Hefe „gemeistert" haben und einigermaßen gute Ergebnisse bekommen, wagen Sie sich gerne an den Sauerteig. Dieser Teig
besteht zumeist aus Weizen- oder Roggenmehl und bedarf etwas mehr
Pflege. Gerade wenn Sie ein glutenärmeres, ballaststoffreiches Rog-
genbrot bevorzugen, ist die Kunst des Sauerteigs für Sie interessant.
Erst der Sauerteig sorgt dafür, dass das Roggenmehl zu dem lockeren
Brot gebacken werden kann, das wir alle so schätzen. Die Fermentation macht zudem die Aufnahme vieler Nährstoffe aus dem Teig erst
möglich und sorgt dafür, dass das Brot für uns bekömmlich ist. Das
erkannten bereits die alten Ägypter:innen, die – auch wenn die Deutschen es nicht gerne hören – bereits vor 6.000 Jahren das Brotbacken
erfanden. Ein Grund für die Bekömmlichkeit durch die Fermentation
heißt Phytinsäure. Diese kommt vor allem in der Randschicht von Ge-
treidekörnern vor und geht unlösbare Verbindungen mit den Mineralien im vollen Korn ein, welche dann einfach wieder ausgeschieden

werden. Durch die Fermentation im Sauerteig wird diese Phytinsäure mehr oder weniger abgebaut. Gute Gründe also, sich an das „Experiment Sauerteig" zu wagen.

Zum Glück bin ich mit einem ausgezeichneten Brotbäcker, Werner Pfatischer aus Unterdießen, befreundet. Werner steht für alle Bäcker:innen, die das Brotbackhandwerk verantwortungsvoll und mit großem Engagement erfolgreich praktizieren. Viele Freund:innen konnte ich schon mit seinem Steinofenbrot mit Koriander begeistern. Ein großer Fan dieses Brotes ist auch mein Freund Jörgl Rattenhuber, dem ich es zu verdanken habe, dass ich heute mit Werner befreundet bin. Eines Tages sagte er zu mir: „Du, wir müssen irgendwann zu Werner in die Backstube und uns anschauen, wie das nun wirklich abläuft mit dem Brotbacken." So kam es, dass wir plötzlich mitten in der Nacht – exakt um 2:00 Uhr morgens – in der Backstube standen. Wir machten uns sofort ans Kneten von Brotteig, und sehr schnell wurde uns klar – Respekt! Bäcker:innen machen diesen Knochenjob fünf Nächte die Woche, ein Leben lang! Es braucht nicht nur Passion, sondern auch eine sehr gute körperliche Kondition, um das ein Berufsleben lang durchzuhalten.

Das war jetzt eine persönliche Anekdote zum Thema „Wie ich den Sauerteig entdeckte". Und nun lassen wir Werner erzählen: „Sauerteig wurde schon im alten Ägypten verwendet. Er wird aus Roggenmehl, Wasser und Sauerteigkultur hergestellt. Die Sauerteigkultur wird täglich neu vom fertigen Sauerteig gewonnen – über Jahre hinweg. In unseren Breitengraden dient er dazu, im Roggenmehl jene Enzyme zu hemmen, die Stärke abbauen, und dadurch die Wasseraufnahme der Stärke beim Backprozess zu verringern. Das nennt man Stärkeverkleisterung. Der perfekte Sauerteig ist ein Zusammenspiel verschiedenster Mikroorganismen, Milch- und Essigsäurebakterien, Hefepilzen und Enzymen. Temperatur, Stehzeit und Teigfestigkeit sind die entscheidenden Faktoren, um diesem Milieu ein perfektes Umfeld zu bieten. Natursauerteig ist noch etwas komplizierter. Hierbei handelt es sich um selbst gemachten Sauerteig, den man jeden Tag neu ansetzt. Dies bedarf großer Sorgfalt und Erfahrung. Das Mehl und die Umgebung, also Temperatur und Luftfeuchtigkeit, verändern sich ständig, was sich auf die Stehzeit und die Teigfestigkeit auswirkt. Zu guter Letzt sei noch das meist auf Honigbasis hergestellte Backferment erwähnt. Es ist eine Art milder Sauerteig, der es möglich macht, auf Backhefe komplett zu verzichten." Dazu eine Frage an die beiden Bäckermeister Werner und Fernando Pfatischer, die übrigens Vater und Sohn sind: „Was bevorzugen die Kund:innen– Sauerteigbrot oder Hefebrot? Gibt es Gründe dafür?" „Die Kundenwünsche gehen eher in die Richtung Sauerteigbrot oder noch besser Natursauerteigbrot. Dieses ist bekömmlicher, da es nur natürliche Hefe und keine gezüchtete Hefe enthält."

3.   WASSER

WASSER IST DIE BASIS für das Brotbacken. Ohne Wasser erfolgt keine Gärung. Die komplexe Enzymtätigkeit wird durch die Zugabe von Wasser erst möglich gemacht. Wie viel Wasser der Mehl-Salz-Mischung zugefügt wird, entscheidet über Geschmack und Lagerfähigkeit des Brotes. Roggenmehl braucht zum Beispiel viel mehr Wasser als Weizenmehl. Die im Roggenmehl enthaltenen Schleimstoffe (Pentosane) können mehr Wasser aufnehmen. Die Folge: Roggenbrote bleiben deutlich länger frisch als Weizenbrote.

4.   SALZ

WIE ICH BEREITS ERWÄHNT HABE, ist Salz ein zweischneidiges Schwert und nur in Maßen zu empfehlen. Wir erinnern uns, sechs Gramm Salz pro Tag sollten wir maximal zu uns nehmen. Im Alltag ist das kaum überprüfbar, deshalb ist meine Empfehlung ganz einfach: So wenig wie möglich. Und das wiederum funktioniert nur, wenn wir ganz bewusst Lebensmittel essen, die an sich einen geringen Salzanteil haben, also unverarbeitete Nahrungsmittel. An dieser Stelle sei allerdings angemerkt, dass es durchaus handwerklich sehr gut hergestellte Convenience-Produkte gibt. Um diese zu erkennen, sollte man etwas Zeit investieren, die sich aber langfristig für unsere Gesundheit absolut auszahlt. Brot kann ein sehr gesundes Lebensmittel sein, es trägt jedoch – je nach Ernährungsweise – erheblich zu unserem täglichen Salzkonsum bei. Das Salz im Brot ist ohne Zweifel ein wichtiger Geschmacksträger und darüber hinaus fungiert es als Stabilisator für das Klebereiweiß. Der Teig wird fester und elastischer. Es bindet zudem das Wasser im Teig, wodurch es während des Backens weniger ausdampfen kann und das Brot länger frisch bleibt. Doch wie immer gilt, die Dosis macht den Unterschied, nicht nur für unsere Gesundheit. Ist dem Teig zu viel Salz zugefügt, wird der Gärprozess gehemmt und das Brot geht nicht auf.

Auch hierzu noch eine abschließende Frage an die beiden Bäcker-meister: „Ein Hauptaspekt, wenn man an die Gesundheit denkt, ist beim Brot sicherlich das Salz. Gibt es Brote oder Semmeln, die von Na-tur aus salzärmer sind?" Antwort: „Die gibt es durchaus. Durch eine längere Teigruhe und die Verwendung von Gewürzen und Kräutern kann Salz eingespart werden. Die Menschen haben sich allerdings an viel Salz gewöhnt, beispielsweise enthält eine Scheibe Brot etwa 0,8 Gramm Salz, pro Kilo Brot rechnet man mit etwa 16 Gramm Salz. Frü-her war Brot salzärmer, da Salz sehr teuer war. In der Toskana gibt es auch heute noch salzfreies Brot, welches für unseren Geschmack aber sehr gewöhnungsbedürftig ist."

5. ZEIT – LAST, BUT NOT LEAST ODER: DER WICHTIGSTE FAKTOR

AUCH HIERZU WISSEN die Experten Rat: „Was haltet ihr davon, dass große Bäckereien dem Brotteig immer weniger Zeit geben, um zu ‚reifen'? Auch große Betriebe wissen, dass eine längere Teigruhe das Brot bekömmlicher macht. Da sie aber wegen der Wirtschaftlichkeit immer größere Mengen in immer kürzerer Zeit fertigen müssen, ist das für sie schwer umsetzbar." Antwort: „Kürzere Teigruhe bedeutet oftmals einen höheren Gehalt an FODMAPs. Das sind fermentierba-re Einfach- oder Mehrfachzucker, die das Reizdarmsyndrom auslö-sen können. Generell kann man beobachten, dass die Verträglichkeit von Lebensmitteln aus Mehl abnimmt. Wenn diese immer kürzeren Reifezeiten ausgesetzt sind, ist es unvermeidlich, dass wir nach dem Verzehr immer mehr Probleme bekommen. Alles Gute braucht seine Zeit." Ist damit die Lösung des Problems gefunden? Einfach mehr Zeit geben und der gute Ruf des Brotes wird wiederhergestellt, die Unver-träglichkeiten verschwinden? Na ja, ganz so einfach ist es dann auch wieder nicht. Aber noch einmal zurück zu den FODMAPs. FODMAPs bestehen aus 1 bis 14 Zuckermolekülen und können im Dünndarm nicht ausreichend abgebaut werden. Sie gelangen unverdaut in den Dickdarm und können dort Probleme verursachen. Vor allem be-stimmte Mehlbestandteile (sogenannte Fructane) sorgen dafür, dass sich große Mengen Wasserstoff, Kohlendioxid und Methan bilden. Die Gase blähen den Darm auf und bereiten große Schmerzen. Leider sind diese Symptome jedoch relativ unspezifisch und Begleiterscheinun-gen von mehreren Erkrankungen, wie ich ja schon an früherer Stelle beschrieben habe. Bei industriell hergestelltem Brot kommt darüber hinaus noch ein weiterer Punkt hinzu, der uns im Zweifelsfall den Brotgenuss verleiden kann: die sogenannten Backhilfsstoffe. Uns Verbrauchern sind sie zumeist als E-Nummern bekannt. E 300 bedeutet zum Beispiel Ascorbinsäure, also Vitamin C, und E 322 Lezithin, was ebenfalls ein Antioxidationsmittel bezeichnet. Legitim ist auch die Zugabe von Amylasen, die das Volumen verbessern und dafür sorgen können, dass Brot länger hält, oder von eiweißspaltenden Enzymen (Proteasen), die den Teig dehnbarer machen. Auch eine erhöhte Zugabe von Klebereiweiß (Gluten) fördert das Volumen und die Gebäckstruktur. Erwähnt sei zusätzlich, dass Johannisbrotkernmehl oder Guarkernmehl, Sojamehl, Malzmehl und Zuckerstoffe mit zum Einsatz kommen können. All diese Backhilfsstoffe dienen dazu, den Teig schneller reifen zu lassen und die „Qualität" der Backwaren zu verbessern. Allerdings bleibt die Frage, wie Qualität eigentlich definiert wird. Ist es das Aussehen, die Konsistenz oder der Geschmack, was hier den Ausschlag gibt?

Das wäre alles nicht so schlimm, wenn es nicht zulasten unserer Gesundheit gehen würde. Schauen wir uns doch einmal das Guarkernmehl etwas näher an. Gewonnen wird es aus den Samen der Guarbohne (wissenschaftlich Cyamopsis tetragonoloba). Wenn Sie diese Bohne nicht kennen, ist das nicht weiter schlimm, sie ist in unseren Breitengraden nicht heimisch, sondern wächst in Indien und Pakistan, wo sie bis zu zwei Meter hoch wird. Die Inaktivierung ihrer schädlichen Stoffe wie Saponine, Fluoressigsäure oder allergene Eiweiße gelingt durch Erhitzen und Extrahieren nur teilweise, sodass das Verdickungsmittel Guarkernmehl (E 412) die Entstehung von Allergien begünstigen oder selbst allergische Reaktionen fördern kann.[190] Guaran, ein Hauptbestandteil von Guarkernmehl, wird vom Menschen praktisch nicht verdaut und auch nicht im Magen-Darm-System resorbiert. Bakterien des Dickdarms bauen den Mehrfachzucker allerdings ab, wobei Gase entstehen. Daher kann Guaran bei häufigem Verzehr die Darmflora beeinflussen und Bauchkrämpfe sowie Blähungen auslösen. Das Johannisbrotkernmehl (E 410) wird aus dem Samen des Johannisbrotbaumes gewonnen und hat ähnliche Backeigenschaften wie das Mehl der Guarbohne. Der Erhalt und der Anbau des Johannisbrotbaumes sind aus ökologischen Gründen durchaus wünschenswert, denn Johannisbrotbäume schützen den Boden, liefern Futter und Lebensraum für Tiere und erhalten den Charakter der Landschaft sowie traditionelle Arbeitsplätze. Die größten Produzenten sind Portugal (30 Prozent), Italien (21 Prozent), Marokko (16 Prozent), die Türkei (11 Prozent) und Griechenland (9 Prozent). Kleinere Mengen werden in Zypern, Libanon, Algerien, Spanien, Tunesien und Israel produziert. Beide Mehle oder Backhilfsstoffe waren jedoch 2021 in den Schlagzeilen, weil sie mit Ethylenoxid verunreinigt waren beziehungsweise Rückstände gefunden davon wurden.[191] Ethylenoxid wird als Pflanzenschutz- und Begasungsmittel zur Bekämpfung von Bakterien und Pilzen eingesetzt. Es kann das Erbgut verändern, Krebs erzeugen und ist in der Lebensmittelproduktion in Europa verboten. „Alles Gute braucht seine Zeit" waren die abschließenden Worte im Kurzinterview mit den beiden Bäckermeistern meines Vertrauens. Wie wahr das ist, konnte das Team um die Hohenheimer Forscher Professor Dr.Dr. h.c. Reinhold Carle und Privatdozent Dr. Friedrich Longin nun wissenschaftlich nachweisen.[192] Das erste überraschende Ergebnis dieses Forschungsprojekts: Einkorn enthält sogar mehr FODMAPs als Brotweizen. In Emmer, Dinkel und Durum (Hartweizen) sind sie zwar in geringerer Menge vorhanden, aber nicht in dem Maße, dass sich daraus die von vielen Reizdarmpatient:innen berichtete Linderung erklären lässt. Daraufhin untersuchten die Forscher:innen im nächsten Schritt die Teigzubereitung. Sie analysierten die aus den Getreidemehlen bereiteten Teige nach einer, zwei, vier und viereinhalb Stunden Gehzeit. Die höchsten Gehalte an FODMAPs wiesen die Teige bei allen Getreidesorten nach einer Stunde auf; in dem Urgetreide Emmer und Dinkel weniger als in Brotweizen. Nach viereinhalb Stunden waren selbst im Teig aus Brotweizen nur noch zehn Prozent der niedermolekularen Zucker enthalten und auch andere Stoffe, wie Eisen und Zink, waren danach für den Körper besser verfügbar. Fazit: Entscheidend für eine bessere Verträglichkeit sind nicht die Getreidesorten selbst, sondern vor allem die Art der Teigzubereitung. Insgesamt gilt: je länger die Teigruhe, desto weniger FODMAPs. Übrigens ist das ein sehr anschauliches Beispiel für einen vermeintlichen Zusammenhang zwischen der Verwendung von Urgetreidesorten und der besseren Verträglichkeit von Brot. Zwar experimentieren gerade die kleineren Bäckereien mit seltenen (Ur-)Getreidesorten, aber sie arbeiten meist sehr viel sorgfältiger und lassen sich mehr Zeit. Vor allem lassen sie den Brotteig ruhen! Und die positive Wirkung der Langsamkeit hat unser Forscher:innen-team sehr gut nachweisen können. 8 bis 24 Stunden Reifezeit bei kühler Reifetemperatur sind der Garant, dass die meisten Menschen auf diese Weise gebackenes Brot ohne Bedenken genießen können. Dem Aufwand, den viele traditionsbewusste Bäckereien betreiben, sollten wir mit großem Respekt begegnen. Wie wir gelernt haben, ist dies alles andere als selbstverständlich!

Was ist die logische Konsequenz aus diesen Erkenntnissen? Suchen Sie einen Bäcker oder eine Bäckerin, dem oder der Sie vertrauen können. Versuchen Sie, mit den Bäckersleuten ins Gespräch zu kommen, sprechen Sie mit ihnen über die Erkenntnisse, die ich Ihnen hier erläutert habe, und machen Sie einfach die Nagelprobe – Probieren geht über Studieren!

Und noch ein Aufruf an alle Familien: Versuchen Sie zusammen mit Ihren Kindern das Brotbacken so häufig wie möglich zu zelebrieren. Sie werden sehen, das wird ein großer Spaß, bei dem alle garantiert ein besseres Verhältnis zum Brot bekommen. Die Eltern werden die eine oder andere Erklärung für ihre Sprösslinge liefern müssen und werden auch das insgeheim genießen. Selbstverständlich richtet sich der Aufruf an alle, die einen Backofen zu Hause stehen haben. Brotbacken liegt im Trend und ist gar nicht so schwer, wie man meint.

Und hier kommt auch schon eine praktische Anleitung, ein einfaches Grundrezept von meinem Bäckermeister-Freund, Werner Pfatischer. Das Arbeiten mit Natursauerteig erfordert wie bereits erwähnt etwas mehr Erfahrung, deshalb ist das erste Rezept auf Hefebasis und für den ersten Einstieg gedacht.

REZEPTUR HEFETEIG – ZUBEREITUNG

Alles zusammen in eine Schüssel geben, verkneten (aus der Schüssel nehmen) und erneut mit beiden Händen kneten. Circa 20 Minuten ruhen lassen, rund formen, in Mehl wälzen, in eine Schüssel auf ein bemehltes Tuch legen. Dann etwa fünf bis acht Stunden in den Kühlschrank legen, die Schüssel vorsichtig auf das vorgeheizte Blech stürzen, die Oberfläche dreimal einschneiden, den Ofen auf 250 °C vorheizen und circa 50 Minuten abbacken. Um genügend Wasserdampf im Ofen zu haben, empfiehlt es sich, ein weiteres Blech unter dem zu backenden Brot zu haben, auf dieses Blech eine

ZUTATEN:
400G DINKELMEHL (TYP 630)
400G DINKELVOLL-KORNMEHL
200G HARTWEIZEN-GRIESS,
600G WASSER
20G SALZ
20G HEFE

*Tasse Wasser schütten. Nach etwa drei Minuten
Backvorgang den Ofen für fünf Minuten leicht
öffnen. Den Ofen während des Backvorgangs auf
220 °C zurückschalten.*

REZEPTUR SAUERTEIG – ZUBEREITUNG

ZUTATEN FÜR
1 LAIB (CA. 2KG):
340G ROGGENMEHL
(TYP 115)
290ML WASSER
35G ANSTELLGUT,
TEIG:
850G ROGGENMEHL
(TYP 1150)
850G WEIZENMEHL
(TYP 1050)
15G SALZ
830ML WASSER

*Zunächst den Sauerteig ansetzen und diesen
circa 16 Stunden bei 30 °C (mindestens bei Raumtemperatur) stehen lassen. Der Teig sollte bei
der Fertigung 30 °C haben. Am nächsten Tag den
zweiten Teig aus Roggen- und Weizenmehl herstellen. Dann beide Teige vermischen und etwa
vier Minuten mit Knethaken kneten oder mit der
Hand kneten, bis keine Mehlreste mehr zu sehen
sind. Danach circa eine Stunde Teigruhe (Teigtem-
peratur 28 °C). Ergibt ein 2,5 Kilogramm großes
Teigstück. Einen Laib formen, danach nochmals
circa 20 Minuten Teigruhe. Den Ofen auf 250 °C
vorheizen und zurückschalten, sobald das Brot im
Ofen ist. Nun circa 80 Minuten bei 200 °C backen.
Danach je nach gewünschter Farbe/Rösche hoch-
oder runterschalten und erneut 20 bis 30 Minuten
fertig backen. Guten Appetit!*

TIPP:

*Das Anstellgut bekommen Sie am besten beim Bä-
cker Ihres Vertrauens. Ein Gefäß mitnehmen und
nach Natursauerteig Anstellgut fragen. Das Brot
am besten auf einem Brotback-/Pizzastein backen.
Wenn Sie noch keinen besitzen, lohnt es sich, beim
Kachelofenbauer nach einem Schamottstein zu
fragen.*

FERMENTATION – EIN 10.000 JAHRE ALTER WEG ZUR GESUNDHEIT

IN DIESEM BUCH gehe ich immer wieder auf die Sinnhaftigkeit einer saisonalen Ernährungsweise ein. Lebt man dieses kulinarische Leben nach den Jahreszeiten, bringt das mit sich, dass von einem Lebensmittel einmal sehr viel vorhanden ist und dann mehrere Monate lang überhaupt nichts. Das ist ja das Schöne daran: Man besinnt sich auf die Vielfalt der Natur, die einmal Mangold oder Paprika hervorbringt und einmal Kürbis. Dennoch kann es mitunter vor allem im Winter sehr redundant wirken, wenn man auf Unmengen von Weißkohl sitzt und auf Kohlsuppe einfach keine Lust mehr hat. Wie schön, dass wir hier eine Möglichkeit an der Hand haben, die Lebensmittel nicht nur haltbar zu machen, sondern sie zudem noch gesundheitlich aufzuwerten: das Fermentieren. So kann beispielsweise Weißkohl auch im Sommer noch als gesundes Sauerkraut genossen werden.

Fermentation bezeichnet den Abbau von organischer Substanz mithilfe von Bakterien, Pilzen oder Enzymen (den sogenannten Fermenten). Es entstehen Säure, Gas und Alkohol. Da wir dem Alkohol bereits ein ganzes Kapitel gewidmet haben und wir nicht extra Fermente kaufen möchten, wird es im Folgenden vorwiegend um die Milchsäure-Vergärung gehen. Bei dieser traditionellen Konservierungsmethode wird den Milchsäurebakterien, die bereits auf unserem Gärgut zu finden sind, ein möglichst optimales Milieu erschaffen, damit sie sich ungehindert vermehren können. Dies klingt erst mal paradox, versuchen wir doch beim Haltbarmachen von Lebensmitteln normalerweise die Keime und Bakterien zu minimieren. Wie wir jedoch bereits aus dem Kapitel über das Mikrobiom wissen, tun uns manche Mikroorganismen richtig gut. Zudem schaffen die Milchsäurebakterien (Lactobacillales) durch die Produktion der namensgebenden Milchsäure ein Umfeld, welches säureempfindliche Keime und Bakterien abwehrt. Daher ist auch diese Methode dazu geeignet, Lebensmittel auf längere Zeit haltbar zu machen. Ein Nebenprodukt der Milchsäuregärung ist der typisch saure Geschmack, den wir beispielsweise vom Sauerkraut oder Joghurt kennen, und feine Gase, wie sie etwa beim Sauerteig zu sehen sind.

Bei der Fermentation wird nicht nur organische Substanz abgebaut, es entstehen vielmehr probiotische Lebensmittel, die den Aufbau einer gesunden Darmflora begünstigen und somit direkt Auswirkungen auf ein gut funktionierendes Immunsystem haben. Bisher sind leider erst wenige Studien erschienen, die sich mit dem Gesundheitsaspekt fermentierter Lebensmittel beschäftigen. Es freut mich jedoch persönlich sehr, dass sich immer mehr Wissenschaftler mit diesem spannenden Thema beschäftigen. Die bisherigen Ergebnisse legen nahe, dass fermentierte Lebensmittel nicht nur beim Abnehmen helfen, sie scheinen zusätzlich das Risiko für Herz-Kreislauf-Erkrankungen und Typ-2-Diabetes zu senken.[193]

Die Fermentation erleichtert es unserem Körper, komplexe Kohlenhydrate und Proteine zu verdauen. So können Personen, die Rohkost an sich nicht vertragen, fermentierte Obst und Gemüse oft ohne Probleme zu sich nehmen. Menschen mit Laktoseintoleranz vertragen fermentierte Milchprodukte wie Käse sehr viel besser, da die Laktose während der Fermentation verstoffwechselt wird. Damit nicht genug, produzieren die kleinen Bakterien sozusagen als Nebeneffekt Vitamine und Antioxidantien wie Biotin, Folsäure und Vitamin B12. Zu erwähnen sei hier jedoch auch, dass Menschen mit einer Histamin-Intoleranz sich erst einmal vorsichtig an die fermentierten Produkte herantasten sollten. Der Grund: Gerade Milchsäurebakterien können bei histidinhaltigen Nahrungsmitteln diese Aminosäure zu Histamin abbauen. Histidin ist allerdings vor allem in proteinhaltigen Lebensmitteln wie Fisch, Hülsenfrüchten oder Milch zu finden. Fermentiertes Gemüse oder Obst enthält daher vergleichsweise wenig Histamin.

Eine kürzlich durchgeführte kleine Studie untersuchte erstmals die genauen Auswirkungen fermentierter Lebensmittel auf unser Mikrobiom. Es stellte sich heraus, dass der regelmäßige Verzehr dieser Nahrungsmittel zu einer größeren Diversität der Mikrobiota und einer Reduktion von Entzündungsmarkern im Darm führte; darunter auch Interleukin-6, was in Zusammenhang steht mit chronischem Stress, Rheuma und Diabetes.[194] Kein Wunder also, dass diese jahrtausendealte Tradition heute so eine Renaissance erlebt und selbst von Sterneköchen wieder neu entdeckt wird. Im Übrigen reden wir bei der Fermentation nicht nur von Sauerkraut, Kimchi und Co., auch Käse, Schokolade, Sauerteigbrot und Kaffee wären ohne die Fermentation nicht denkbar.

SELBSTVERSUCH

WENN SIE NUN LUST bekommen haben, sich selbst ein bisschen im Fermentieren zu üben, dann habe ich eine gute Nachricht für Sie: Es ist kinderleicht! Und Sie brauchen dafür erst mal fast kein Equipment, lediglich das zu fermentierende Gemüse oder Obst, etwas Salzlake, ein paar Beschwerungssteine und ein Gefäß, welches luftdicht verschlossen werden kann.

Ein paar kleine Regeln sollten Sie jedoch beachten, damit Ihre Experimente auch funktionieren. Zunächst sollten Sie wissen, dass Milchsäurebakterien bereits vielfältig in der Natur vorkommen. Die Wahrscheinlichkeit, dass also auch auf Ihrem Gemüse oder Obst welche zu finden sind, ist sehr hoch. Das birgt den Vorteil, dass wir nicht erst ein Ferment besorgen müssen, sondern sofort losstarten können. Da Milchsäurebakterien Kohlenhydrate abbauen, ist es außerdem sinnvoll, Obst oder Gemüse zu verwenden und keine proteinreichen Lebensmittel wie Fleisch oder Milch. Auch dies kann fermentiert werden (wie man am Beispiel von über 1.000 Käsesorten oder der omnipräsenten Fischsoße in vielen asiatischen Ländern sieht), aber diese Verfahren sind etwas anders. Bitte achten Sie darauf, dass feste und faserhaltige Lebensmittel wie Weißkraut oder Rotkohl klein geschnitten oder geraspelt werden sollten, damit die Zellflüssigkeit austreten kann. Weiche Lebensmittel wie etwa Tomaten können als Ganzes fermentiert werden. Haben wir nun unser Lebensmittel ausgewählt, welches wir einer Milchsäuregärung unterziehen wollen, gilt es zu beachten, dass die Gärung unter Ausschluss von Sauerstoff (also anaerob) geschieht. Wir benötigen demnach ein luftdichtes Gefäß, welches auch sauber sein sollte, um keine unerwünschten Bakterien oder Pilze einzubringen, und etwas (salzhaltige) Flüssigkeit. Das Salz sorgt zusätzlich dafür, dass sich keine pathogenen Bakterien oder Keime in unser Fermentationsexperiment einschleichen. Um zu Beginn gute Ergebnisse zu bekommen, können Sie etwas Sauerkrautsaft oder gesäuerte Molke zugeben, um den Gärprozess zu beschleunigen. Dies ist jedoch optional. Die Flüssigkeit sollte das Gärgut gut bedecken. Lebensmittel, die nicht mit Wasser bedeckt sind, fangen schnell an zu schimmeln, daher werden Gärtöpfe oft mit Beschwerungssteinen verkauft. Diese werden auf das Gärgut gelegt, um zu verhindern, dass es nach oben schwimmt. Und dann kann es auch schon losgehen. Die

Bakterien zersetzen das gewählte Gemüse (oder Obst) und durch die entstandene Milchsäure wird das Lebensmittel immer saurer. Wie stark die Gärung sein soll, können Sie durch die Temperatur und Dauer der Gärung bestimmen. Hier heißt es ausprobieren und feinjustieren. Aber das macht ja gerade den Reiz aus. Ein kleiner Hinweis noch: Sollten Sie viel Flüssigkeit verwenden, ist es ratsam, einen größeren Teller oder Ähnliches unter das Gefäß zu legen. Das verhindert, dass überschwappende Flüssigkeit den Boden verschmutzt, wenn die Bakterien „losblubbern".

REZEPTE ZUM AUSPROBIEREN
KNOBLAUCH FERMENTIEREN – EINFACHES REZEPT!

KNOBLAUCH FERMENTIEREN geht superschnell und einfach, und fermentierter Knoblauch ist nicht nur geschmacklich ein Hit, sondern auch noch sehr gut für den Darm![195]

ZUTATEN
3-5 KNOLLEN KNOBLAUCH
4G SALZ
200ML WASSER
EQUIPMENT
1 KLEINES FERMEN-TATIONSGEFÄSS, ETWA 250ML

VORBEREITUNGSZEIT 20 MINUTEN
ZUBEREITUNG

Alle Utensilien heiß abwaschen, um mögliche Keime zu beseitigen.

Die äußere Haut der Knoblauchzehen entfernen.

Eine 2-prozentige Lake herstellen, indem 4 g Salz in 200 ml Wasser aufgelöst werden (das Wasser darf maximal Raumtemperatur haben!).

Im nächsten Schritt werden Knoblauchzehen im Gefäß aufgeschichtet. Dabei zwischen dem Knoblauch und dem Deckel etwa 2 cm Abstand lassen. Alles mit der Lake auffüllen, mit einem Gewicht beschweren. Dabei ist es wichtig, darauf zu achten, dass alles mit Flüssigkeit bedeckt ist (sonst besteht die Gefahr, dass der Knoblauch zu schimmeln beginnt).

Den Knoblauch für mindestens 4 Wochen fermentieren lassen (besser noch 6 bis 8 Wochen) und im Anschluss im Kühlschrank lagern.

Sollten Sie kein Glas mit einem Gummiring zur Hand haben, sollten Sie das Glas einmal am Tag „rülpsen" lassen, um Überdruck zu vermeiden. Generell gilt: In den ersten Tagen besteht „Überlaufgefahr", daher wird empfohlen, einen Teller unter das Gefäß zu stellen.

Was, wenn der fermentierte Knoblauch seine Farbe ändert und blau wird? Keine Sorge, farbliche Veränderungen sind beim fermentierten Knoblauch ganz normal! Der Knoblauch kann sich mitunter bläulich oder grünlich verfärben, und auch die Fermentierflüssigkeit wird manchmal dunkel. Das ist alles harmlos und liegt an enzymatischen Reaktionen im Knoblauch – also ganz biologisch und natürlich und kein Grund zur Sorge.

Hier noch einige Ideen, was man mit fermentiertem Knoblauch machen kann:

- *Der fermentierte Knoblauch kann anstelle von frischem Knoblauch in einem selbst gemachten Pesto verwendet werden.*
- *Auch in dünne Scheiben geschnitten und unter Pasta-Gerichte gemischt ist er köstlich.*
- *Er passt hervorragend in Kräuterbutter oder anstelle von frischem Knoblauch in viele Dip-Rezepte.*
- *Auch Salatdressings gibt er eine besondere Note.*

(VEGANEN) JOGHURT SELBST HERSTELLEN

JOGHURT IST GESUND. Diese pauschale Aussage beinhaltet viele kleine Anmerkungen – unter anderem, welche Milch oder Milchalternativen Sie verwenden, welche Zusatzstoffe enthalten sind und wie die Verarbeitung der Milch oder Milchalternative geschah. Mit diesem Rezept können Sie ganz leicht Ihren veganen Joghurt selbst herstellen und somit absolut sicher sein, dass keinerlei Zusätze in den Joghurt gelangen.[196] Oft befinden sich im Supermarkt-Joghurt Stabilisatoren, Aromen, Zucker sowie Zuckeraustauschstoffe und Ähnliches, was im

Joghurt eigentlich nichts verloren hat. Zudem besteht die Gefahr, dass der Joghurt pasteurisiert (also erhitzt) wurde, was die Bakterien abtötet. Beim selbst hergestellten Produkt bleiben alle Mikroben lebendig und Sie können durch die Länge der Fermentation die Menge der potenziell probiotischen Milchsäurebakterien steuern. Ähnlich wie beim Brot werden auch industriell hergestellte Joghurts meist nur kurz fermentiert und besitzen so weniger Milchsäurebakterien.

WAS PASSIERT BEI DER JOGHURTHERSTELLUNG?

Joghurt in der nichtveganen Variante selbst herzustellen ist wirklich einfach – die Bakterien übernehmen die meiste Arbeit und fermentieren die Milch für Sie. In den meisten erhältlichen Joghurt-Starterpaketen sind die notwendigen (veganen) Milchsäurebakterien schon enthalten, genauer gesagt: Lactobacillus bulgaricus, Lactobacillus acidophilus, Streptococcus thermophilis, Bifidobacterium lactis. Die Milchsäurebakterien beginnen bei der Wohlfühltemperatur von etwa 80 °C ihre Fermentationsarbeit und wandeln bei nichtveganem Joghurt den Milchzucker (die Laktose) in Milchsäure (Laktat) um. Die Milchsäure ist verantwortlich für den leicht säuerlichen Joghurtgeschmack. Gleichzeitig sinkt durch die Milchsäure der pH-Wert im Joghurt ab – was für die Konsistenz wichtig ist. Durch den niedrigen pH-Wert kann das Milchprotein (auch Casein genannt) seine Struktur nicht behalten und flockt aus – der Joghurt dickt an.

Die Art der Bakterien bestimmt übrigens:

Ob rechtsdrehende oder linksdrehende Milchsäure entsteht. Rechtsdrehende Milchsäure ist etwas bekömmlicher – das macht für die meisten Menschen jedoch keinen Unterschied.

Wie mild oder säuerlich der Joghurt wird!

So viel zur „normalen" Joghurtherstellung. Und wie ist das mit veganem Joghurt? Veganer Joghurt ... vor ein paar Jahren wurde darüber die Nase gerümpft oder man wurde schief angeschaut, wenn man davon sprach. Doch heute ist er omnipräsent, in ganz unterschiedlichen Formen und Sorten – auch als sojafreier veganer Joghurt – erhältlich. Doch was unterscheidet veganen Joghurt von „normalem" Joghurt? Bei pflanzlicher Milch ist keine Laktose, also kein Milchzucker enthalten. Die Milchsäurebakterien bauen stattdessen andere Kohlenhydrate um, die sie finden. Ein weiterer Unterschied liegt in der Konsistenz. Die Konsistenz von „normalem" Joghurt wird durch das Ausflocken des Milchproteins erreicht – die meisten pflanzlichen Milchalternativen besitzen jedoch weniger Protein (mit Ausnahme von Soja). Daher sollte mit Verdickungsmitteln nachgeholfen werden. Der Gehalt von Proteinen und Mineralstoffen hängt indes stark davon ab, welche pflanzliche Milch man als Basis nutzt. Noch eine Anmerkung: Milchsäurebakterien und Milchsäure an sich sind vegan. Sie heißen so, weil sie zuerst in Milch entdeckt wurden. Auch in Sauerkraut entsteht Milchsäure – ganz ohne Milch.

Was braucht man nun, um Joghurt zu Hause herstellen zu können? Tatsächlich nicht viel:

* *einen Thermo-Joghurtbereiter (der Vorteil dabei ist, dass kein Strom benötigt wird und man ohne Plastik auskommt, alternativ können Sie den Joghurt auch bei 80 °C im Ofen belassen);*
* *ein Gär-Glas (946 ml) mit Deckel;*
* *ein Thermometer;*
* *die Joghurt-Starterkulturen (3 Päckchen, die bekommen Sie im Drogeriemarkt oder im Internet);*
* *Tapiokastärke, für den veganen Joghurt ohne Sojamilch (s. unten).*
* *So ausgerüstet steht unserem Experiment nichts mehr im Wege. Lassen Sie uns loslegen!*

ANLEITUNG:

Die Milch kurz zum Kochen bringen. Das sorgt dafür, dass die Mikroben in der Milch abgetötet werden – und die Joghurtbakterien keine Konkurrenz haben. Bei Pflanzenmilch gegebenenfalls etwas Tapiokastärke als Dickungsmittel zugeben.

Die Milch in das Glas gießen und auf 40 °C abkühlen lassen (bitte mit dem Thermometer kontrollieren).

ZUTATEN

750ML MILCH/PFLANZEN-MILCH *(UNTER TIPPS BESCHREIBEN WIR, WELCHE SORTEN ES GIBT)*

EVENTUELL TAPIOKASTÄRKE

Wenn die Milch abgekühlt ist, die Joghurtkultur hinzufügen und mehrmals kräftig umrühren – sodass die Bakterien gut in der Milch verteilt sind.

Das verschlossene Glas in den Thermobehälter stellen und diesen mit 80 °C heißem Wasser füllen. Das Glas sollte bis kurz unter dem Metalldeckel mit Wasser umgeben sein. Das sorgt dafür, dass der Joghurt beim Fermentieren die Temperatur hält.

Nach 8 Stunden sollte der Joghurt bereits angedickt sein. Falls nicht: das Wasser abgießen, durch neues, 80 Grad heißes Wasser ersetzen und erneut 8 Stunden stehen lassen.

Falls Sie den Joghurt noch saurer oder fester haben möchten, wiederholen Sie das Ganze!

Den Joghurt über Nacht in den Kühlschrank stellen, damit er nachreifen kann. Dabei wird er auch noch fester.

DIESE PFLANZENMILCH EIGNET SICH FÜR DEN VEGANEN JOGHURT

BEI DER HERSTELLUNG von veganem Joghurt spielen etwas andere Prozesse eine Rolle als bei der Herstellung von „normalem" Joghurt. Der größte Unterschied besteht wie bereits beschrieben darin, dass Pflanzenmilch meist einen geringeren Proteingehalt aufweist als Tiermilch. Dadurch werden die Konsistenz und der Geschmack von pflanzlichem, veganem Joghurt meist etwas anders als mit tierischer Milch. Hier mal ein kleiner Überblick, welche Milchalternativen sich eignen:

SOJAMILCH

SOJAMILCH IST DER KLASSIKER – und vor allem für Anfänger eine „sichere Bank". Sojamilch enthält recht viel Protein, wodurch die

Gerinnung im Joghurtprozess gut funktioniert, das heißt, der Joghurt dickt wunderbar an, auch ohne Verdickungsmittel. Die Sojamilch sollte jedoch über drei Prozent Eiweiß besitzen.

KOKOSMILCH

FÜR DIESE SOJAFREIE Joghurtalternative sollte Kokosmilch mit mindestens 60 Prozent Kokosanteil (also kein Kokosdrink oder Ähnliches) verwendet werden. Manchmal wird berichtet, dass die Herstellung mit Kokosmilch richtig gut klappt – und manchmal so gar nicht.

Tipp: Kokosmilch aus dem Tetrapack scheint eine verlässlichere Qualität zu besitzen.

MANDELMILCH

HIER WIRD ES SCHON SCHWIERIGER. Beim Mandelmilch-Joghurt sollte auf jeden Fall direkt mit Verdickungsmitteln gearbeitet werden: Dafür 20 g Tapiokastärke in 750 ml Mandelmilch einrühren und dann erst mit dem Rezept starten.

Ob die Fermentation geklappt hat, kann man übrigens schmecken – wenn die Milchsäurebakterien aktiv waren, schmeckt der Mandeljoghurt leicht säuerlich! Hier ist auf jeden Fall etwas Geduld und Ausprobieren angesagt.

HAFERMILCH

HAFERMILCH IST der schwierigste Kandidat beim Herstellen von Joghurt. Oft ist die Konsistenz eher stückig und der Geschmack ziemlich säuerlich. Nicht mein persönlicher Favorit. Auch hier sollte mit Verdickungsmitteln gearbeitet werden. Direkt 20 g Tapiokastärke in 750 ml Hafermilch einrühren und dann erst mit dem Rezept starten (das heißt, die Milch aufkochen).

WIE KANN MAN DIE KONSISTENZ VOM JOGHURT BEEIN-FLUSSEN?

DIE KONSISTENZ von selbst gemachtem Joghurt ist etwas flüssiger als gewohnt (vor allem bei pflanzlicher Milch). Das ist vollkommen

normal. Falls Sie eine festere Konsistenz präferieren, dann können Sie
Folgendes probieren:

- **Verdickungsmittel. Das erste Mittel der Wahl (vor allem bei pflanzlichen Milchalternativen) ist die Zugabe von Verdickungsmitteln. Man kann die Verdickungsmittel in zwei Kategorien einteilen: diejenigen, die erhitzt werden müssen – dazu zählen Tapiokastärke und Agar-Agar, die sehr gut funktionieren. Diese Verdickungsmittel sollten bereits beim Aufkochen der Milch zugefügt werden, also vor der eigentlichen Fermentation. Dosierung: 13 g Tapiokastärke auf 500 ml Milch. Jene, die nicht erhitzt werden müssen, wie Johannisbrotkernmehl: Der Vorteil ist, dass man auch nach der Fermentation noch andicken kann. Der Nachteil, dass es meist nicht so gut funktioniert wie die anderen Mittel. Geben Sie 1 g Johannisbrotkernmehl auf 500 ml Joghurt.**

- **Abtropfen. Den Joghurt über Nacht in ein Mulltuch oder ein Geschirrhandtuch geben, um ihn abtropfen zu lassen. Die abgetropfte Flüssigkeit wird übrigens Molke genannt und ist genauso gesund wie der Joghurt an sich – daher auf keinen Fall wegwerfen.**

- **Kühlen. Der Joghurt sollte nach der Herstellung sofort in den Kühlschrank gestellt werden – dann wird er dickflüssiger!**

GEWÜRZE – DAS SALZ IN DER SUPPE

WER SICH MIT DEM THEMA Kochen beschäftigt, kommt nicht an
ihnen vorbei: Gewürze. Seien es Rosmarin, Basilikum und Oregano
in der Mittelmeerküche, Kreuzkümmel, Senfsamen und Curryblätter in indischen Gerichten oder Dill, Schnittlauch und Lorbeer in der
Küche hierzulande – unsere Gewürzwelt ist nahezu unerschöpflich.
Das Wissen über diese Fülle lässt so manchen geübten Hobbykoch das
Salz im Küchenschrank vergessen. Es kann mit dieser Geschmacksvielfalt einfach nicht mithalten.

Dies hat in vielerlei Hinsicht einen positiven Einfluss auf die Gesundheit. Zum einen hatte ich bereits über die Probleme beim Salzkonsum berichtet. Und der lässt sich durch das Verwenden von Kräutern und Gewürzen reduzieren. Zum anderen beinhalten Gewürze meist viele sekundäre Pflanzeninhaltsstoffe, die sich wiederum positiv auf unseren Organismus auswirken. Die wirklich erstaunlichen Fähigkeiten der einzelnen Kräuter und Gewürze finden Sie en détail unter den entsprechenden Überschriften. Ich habe diese Texte dem Blog „Wissen gegen Krebs" des Tumorzentrums München entnommen, dessen geschäftsführender Koordinator ich bis vor Kurzem für viele Jahre war. Sollten Sie an der Thematik Ernährung, Komplementärmedizin und mentale Unterstützung bei Krebs interessiert sein, lege ich Ihnen diesen Blog sehr ans Herz.[197]

Doch zurück zu den Gewürzen. Dem aufmerksamen Leser wird aufgefallen sein, dass ich schrieb, die Gewürze würden „meist" viele positive Inhaltsstoffe aufweisen. Leider muss ich hier auch auf die Schattenseite beim Thema Gewürze eingehen. Immer wieder lesen wir in den Verbraucherportalen von kontaminierten Gewürzen im Supermarktregal. Wir lesen von krebserregenden polyzyklischen aromatischen Kohlenwasserstoffen (PAKs) oder Mineralölbestandteilen, wie sie im Juni 2022 in Kurkuma gefunden wurden.[198] Oder es wird von Rückständen der lebertoxischen Pyrrolizidinalkaloide berichtet. Diese Pflanzenschutzmittel wurden beispielweise 2019 in 71 Prozent der untersuchten Proben handelsüblichen getrockneten Oreganos entdeckt. Leider brachte eine Untersuchung 2021 nicht unbedingt Entwarnung auf diesem Gebiet. Darüber hinaus scheint gerade bei gerebeltem Oregano die Produktbeschreibung oft nicht hundertprozentig zu stimmen. In 20 Prozent aller Proben wurden Olivenblätter oder Blätter der Zistrose gefunden, die dem Oregano ziemlich ähnlich sehen und daher auf den ersten Blick kaum zu entdecken sind. Die Menge dieser Fremdstoffe war dermaßen hoch (bis zu 65 Prozent), dass ein rein zufälliges Hineingeraten der Blätter eher auszuschließen ist. Nun sind weder Oliven- noch Zistrosenblätter gesundheitsgefährdend, sie liefern jedoch auch nicht das appetitanregende, herbe Aroma der Oreganopflanze.[199]

Es gäbe noch viele solcher Beispiele, die ich an dieser Stelle gar nicht alle auflisten möchte, wollen wir doch schließlich über die Vorzüge von Gewürzen schwärmen und nicht die unlauteren Machenschaften einiger Hersteller anprangern. Ich möchte hier lediglich zur Aufmerksamkeit raten. Gerade unnatürlich intensiv leuchtende Gewürze sind oft genau das – unnatürlich. Es handelt sich bei intensiv rot leuchtendem Chili- und Paprikapulver oder Cayennepfeffer häufig um Produkte, welche mit Azo-Farbstoffen gefärbt wurden. Diese sind in der EU verboten, da sie als krebserregend gelten. Zudem sollten Sie bei besonders teuren Gewürzen wie Safran, Kurkuma oder Ceylon-Zimt sicher sein, dass Sie dem Verkaufspersonal vertrauen können und es sich wirklich um das deklarierte Produkt handelt.[200]

Und auch bei den Gewürzen gilt mal wieder: Biologisch angebaute Produkte zahlen sich aus. Denn hier ist die Pestizidbelastung sehr viel geringer als bei denen aus konventionellem Anbau. Allerdings können auch bei biologisch angebauten Gewürzen und Kräutern Keimbelastungen auftreten, etwa weil sie in Bodennähe wachsen und darüber mit den Keimen darin in Berührung kommen. Diese Belastung kann jedoch durch das Erhitzen bei der Zubereitung von Speisen minimiert werden.

Um trotz allem Ihre Speisen ruhigen Gewissens mit der Vielfalt der Gewürzwelt zu bereichern, können Sie sich an ein paar einfache Richtlinien halten: Offene und lose angebotene Gewürze auf Märkten sind als Urlaubsmitbringsel meist nicht zu empfehlen. Auch lose Gebinde, die in durchsichtigen Tüten verpackt wurden, können Sie getrost liegen lassen. Abgesehen von der hygienisch fragwürdigen Aufbewahrung trägt die Sonneneinstrahlung dazu bei, dass die Gewürze schneller altern und ihr Aroma verlieren. Optimal für die Aufbewahrung sind dunkle Gläser, die luftdicht verschlossen werden können. Was ebenfalls oft vergessen wird: Auch getrocknete Gewürze halten nicht für die Ewigkeit. Ich selbst halte mich im Normalfall nicht zwanghaft an Mindesthaltbarkeitsdaten und lasse eher meine Nase und meinen Gaumen entscheiden, bei Gewürzen jedoch bin ich strikt. Nach abgelaufenem Mindesthaltbarkeitsdatum kommt kein Gewürz mehr in meinen Topf. Apropos Topf: Beim Würzen Ihrer Speisen ist es besser, wenn Sie die offene Gewürztüte nicht direkt über den Topf und somit in den Wasserdampf halten, denn so fördern Sie nicht nur das Verkleben der Gewürze, sondern auch die Bildung von Schimmel.

Nicht alle Gewürze eignen sich zum Erhitzen. Während Kümmelsamen, Pfeffer, getrockneter Rosmarin oder Lorbeer durchaus mitgekocht werden können,

sollte man frische Küchenkräuter wie Schnittlauch, Petersilie oder Basilikum erst kurz vor dem Servieren unterrühren, da sie sonst ihre feinen Aromen verlieren. Zu guter Letzt bietet es sich an, die Gewürze zur Aufbewahrung nicht unbedingt in der Nähe des Herdes oder einer Heizung zu lagern, da sie so schneller an Aroma verlieren.

FASTEN – HILFREICH ODER GEFÄHRLICH?

BEVOR ICH MICH in diesem Kapitel den Vor- und Nachteilen einer Fastenkur widme, muss ich vorab alle Tumorpatient:innen enttäuschen, die hoffen, mithilfe einer bestimmten Fastendiät den Krebs „aushungern" zu können. Zum jetzigen Zeitpunkt gibt es noch keine wissenschaftlich belegte Diätform, die dies zustande bringen würde. Es besteht vielmehr die reale Gefahr, dass sich Patient:innen im Versuch, den Krebs durch eine laut angepriesene Krebsdiät zu besiegen, selbst in die Mangelernährung manövrieren. Die bereits angesprochene ketogene Diät ist nur ein Beispiel von vielen, die mir in meinen Jahren der Praxis untergekommen ist. Eine Folge von unkontrollierten Fastendiäten während einer Krebstherapie kann eine Mangelernährung und eine ungewollte Gewichtsabnahme sein, bei der sich nicht nur das Körperfett reduziert, sondern auch die Muskeln abgebaut werden. Dies ist besonders bei den lebenswichtigen Organmuskeln fatal und kann sich negativ auf den Krankheitsverlauf wie auch die Überlebenschancen der Betroffenen auswirken. Ob sich darüber hinaus das Fasten für Krebspatient:innen oder zur (Sekundär-)Prävention lohnt, möchte ich im Folgenden beleuchten.

Abgesehen von dem speziellen Fall von Menschen mit Krebs kann eine Fastenkur jedoch durchaus gesundheitsförderlich für unseren Organismus sein – für gesunde Erwachsene, die weder schwanger sind oder stillen noch an Untergewicht leiden, sind sie sogar durchaus empfehlenswert. Schauen wir uns einmal an, was das Fasten so besonders macht.

INTERVALLFASTEN: 16 ZU 8 ODER 5 ZU 2?

UNTER INTERVALLFASTEN VERSTEHT MAN eine regelmäßig wiederkehrende Periode der Nahrungskarenz. Anders als bei den klassischen Fastentagen wird das Intervallfasten nicht als Kur einmalig durchgeführt, sondern beschreibt vielmehr einen Lebensstil.

Bei der 16-zu-8-Methode beispielsweise nimmt man täglich in einem Zeitfenster von acht Stunden Nahrung zu sich. Die übrigen 16 Stunden wird gefastet. Lediglich Wasser und ungesüßter Tee sind in dieser Zeit erlaubt. Bei der 5-zu-2-Methode isst man an fünf Tagen der Woche ohne Einschränkungen. Die restlichen zwei Tage sind Fastentage, an denen Frauen nicht mehr als 500 Kilokalorien zu sich nehmen dürfen, Männer nicht mehr als 600. Darüber hinaus gibt es noch viele Variationen dieser Fastenmethoden. Gemein ist allen Fastenvarianten, dass der Stoffwechsel in der Zeit der Nahrungskarenz anstelle der aus der Nahrung stammenden Glukose Fettsäuren als Hauptenergiequellen nutzt. Normalerweise wählt der Köper den schnellsten und bequemsten Weg zur Energiegewinnung. Dies ist bei einem ausreichenden Nahrungsangebot und hohem Blutzucker die Glukose. Erst wenn diese aufgebraucht ist, geht er seine wertvollen Fettreserven an. Die Fettsäuren werden dabei aus den Fettzellen freigesetzt. Da insbesondere das Gehirn jedoch nicht von der Fettsäure leben kann, müssen sie vorher in der Leber zu Glukose umgewandelt werden. Dabei entstehen auch die sogenannten Ketonkörper, die ebenfalls vom Gehirn, aber auch von Skelettmuskeln, Niere und Herz als Energiequelle genutzt werden können. Dauert der Hungerzustand zu lange an, kann der Körper neben den Fettzellen auch (Muskel-)Proteine verwenden, um daraus Energie zu gewinnen. Werden aufgrund von zu langem und intensivem Fasten zu viele Ketonkörper produziert, kann es zu Vergiftungserscheinungen kommen, die im Extremfall zum Tod führen. Neben der Versorgung des Gehirns wird den Ketonkörpern auf der anderen Seite auch eine wichtige Rolle in der Erhaltung unserer Gesundheit und der Verzögerung des Alterungsprozesses eingeräumt. Wie immer gilt: Die Dosis entscheidet.

Will man die Auswirkungen des Fastens an einer größeren Menschenmenge testen, dann macht es Sinn, nach einer Bevölkerungsgruppe zu suchen, die per se regelmäßig fastet. Aus diesem Grund sind Religionsgemeinschaften wie die Anhänger der Kirche Jesu Christi der Heiligen der Letzten Tage oder der Siebenten-Tags-Adventisten gern genommene Objekte dieser Studien. Letztere auch, weil ihre Ernährungsweise zu einer der gesündesten der Welt zählt und die Anhänger im Schnitt 7,3 Jahre länger leben als der Durchschnitt der Normalbevölkerung. Die Vergleichsgruppe stammte aus der weißen Bevölkerung in Kalifornien. Neben einer vorwiegend pflanzlichen Ernährung – bisweilen ergänzt durch eine überschaubare Portion Fisch – charakterisiert sich die Diät der Siebenten-Tags-Adventisten dadurch, dass sie häufig die letzte ihrer insgesamt zwei Mahlzeiten bereits am Nachmittag zu sich nehmen und so eine verlängerte nächtliche Fastenphase praktizieren.[201] Dabei scheint es von Vorteil zu sein, die Fastenzeit auf die Nacht zu legen. Eine Vielzahl von Studien weist auf etwas hin, was wir eigentlich intuitiv wissen: Wir sind nicht dafür gemacht, nachts Nahrung zu uns zu nehmen. Der nächtliche Gang zum Kühlschrank ist auf Dauer verbunden mit einem erhöhten Risiko für Fettleibigkeit, Diabetes, Herz-Kreislauf-Erkrankungen und Krebs – dies ergeben zumindest die Untersuchungen an Schichtarbeiter:innen, die regelmäßig die Nacht zum Tag machen müssen. Zudem scheint es so, dass uns das Verlegen der Hauptmahlzeit auf einen frühen Zeitpunkt am Tag sowohl gesünder als auch schlanker erhält. Auch die groß angelegte National-Health-and-Nutrition-Examination-Studie, die jedes Jahr den Gesundheits- und Ernährungszustand der US-amerikanischen Bevölkerung erhebt, ergab, dass jede Steigerung der Nahrungsaufnahme ab 17 Uhr bei den untersuchten Frauen mit erhöhten systemischen Entzündungswerten verbunden war, was wiederum das Risiko für Brustkrebs erhöhte.[202] Ähnliche Ergebnisse erlangte eine Studie an 2337 Frauen, die Brustkrebs überlebt hatten. Diejenigen, die in den sieben Jahren nach der Behandlung weniger als 13 Stunden in der Nacht fasteten, hatten ein höheres Risiko, ein Rezidiv zu bekommen.[203] In einer Studie an adipösen Menschen wurde untersucht, wie sich der Stoffwechsel verändert, wenn jeden zweiten Tag das Frühstück ausgelassen und erst zu Mittag mit dem Essen begonnen wird. Die Fastenperiode umfasste auch in dieser Untersuchung mehr als 13 Stunden. Es stellte sich heraus, dass die Fastenden gegen zwölf Uhr mittags größeren Hunger verspürten als an jenen Tagen, an denen sie schon in der Früh zu essen begonnen hatten. Dies ist erst mal nicht verwunderlich. Aber auch die Insulin- und Glukosespiegel waren nach dem Mittagessen an den frühstücksfreien Tagen signifikant erhöht, ohne dass sie mehr Kalorien zu sich genommen hatten. Am Nachmittag verspürten die Teilnehmer an allen Tagen wieder genau gleich viel Hunger, egal ob sie ein Frühstück eingenommen hatten oder nicht. Das Interessante an dieser Studie war jedoch: Nach sechs Wochen zeigten die Teilzeit-Frühstücksverweigernden keinerlei Unterschied bezogen auf Gewicht, Blutzucker, Lipide oder Entzündungsmarker im Vergleich zur Kontrollgruppe. Und das, obwohl das Fasten an sich durchaus Auswirkungen auf all diese Parameter zu haben scheint, wie wir gleich noch merken werden. Als eine mögliche Erklärung stellten die Autor:innen der Studie die These in den Raum, dass die Teilneh-mer:innen, die frühstücken durften, morgens körperlich aktiver wa-ren als die Fastenden, die sich bis zur ersten Nahrungsaufnahme eher weniger sportlich betätigten.[204] Leider sind die Studien auf diesem Ge-biet noch begrenzt, aber die vorhandenen Untersuchungen legen den Verdacht nahe, dass eine frühere Energiezufuhr am Tag und eine ver-längerte nächtliche Essenspause das Risiko für mehrere (chronische) Krankheiten verringern kann.

Der Spruch „Morgens wie ein Kaiser, mittags wie ein König und abends wie ein Bettelmann" ist wohl doch nicht so aus der Luft gegriffen, wie wir oft glauben möchten.

UNSERE INNERE UHR

WARUM REAGIERT UNSER KÖRPER derart unterschiedlich auf die Nahrung, abhängig davon, wann wir sie zu uns nehmen? Ist eine Ka-lorie nicht eine Kalorie – egal ob wir sie morgens, mittags oder nachts verspeisen? Die Antwort finden wir in unserem Gehirn – genauer gesagt im suprachiasmatischen Kern (das bitte dreimal laut wieder-holen). Dieses Areal ist maßgeblich verantwortlich für die Koordi-nation unseres Schlaf-wach-Rhythmus (auch zirkadianer Rhythmus genannt). Neben dem (Tages-)Licht kann vor allem die Nahrungsauf-nahme als Zeitgeber für diese innere Uhr fungieren. Essen wir außer-halb der normalen Phasen zur Nahrungsaufnahme (also beispiels-weise spätabends oder nachts), so kann das Energiegleichgewicht gestört werden. Ich muss an dieser Stelle darauf hinweisen, dass die Erkenntnisse hierfür maßgeblich aus Tierstudien stammen. Es exis-tiert jedoch ebenfalls eine umfangreiche und solide Literatur darü-ber beim Menschen (unter anderem aus bereits erwähnten Beobach-tungsstudien an Schichtarbeiter:innen), die die Rolle des zirkadianen Rhythmus an der Entstehung von Herz-Kreislauf-Erkrankungen und Krebs beschreibt.[205] So nimmt beispielsweise die Insulinempfind-lichkeit im Laufe des Tages und in der Nacht ab, während sich die Insulinausschüttungen nach der Mahlzeit mit fortschreitendem Tag weiter erhöhen. Das bedeutet, Mahlzeiten, die am späten Abend oder in der Nacht aufgenommen werden, führen zu einer höheren Insulin- (und Glukose-)Belastung als die gleiche Mahlzeit am Tage. Dies kann langfristig zu einem erhöhten Blutzuckerwert und zu Typ-2-Diabetes führen. Zeitlich begrenzte Ernährungsformen wie das

Intervallfasten können dazu beitragen, dass wir unseren natürlichen Schlaf-wach-Rhythmus wiedererlangen und so unser Erkrankungsrisiko senken.

Nicht ohne Grund werden bei der Therapie chronischer Stoffwechselkrankheiten einschließlich Herz-Kreislauf-Erkrankungen zunehmend Interventionen auf der Grundlage von Fasten durchgeführt, um die kardiometabolischen Risikomarker wie Fettleibigkeit, Blutfette und Blutdruck zu behandeln.[206] Zum Schluss noch ein kurzes Wort zum Schlaf: Auch dieser wird durch das Naschen in der Nacht beeinträchtigt, das belegen zahlreiche Beobachtungsstudien. Das Essen spät in der Nacht führt demnach zu einer verkürzten Schlafdauer und zu einer schlechteren Schlafqualität, was wiederum das Risiko für Insulinresistenz, Adipositas, Diabetes, Herz-Kreislauf-Erkrankungen und Krebs erhöht.[207] So beißt sich die Katze in den Schwanz, wie man so schön sagt.

FASTEN UND KREBS

ICH HABE JA SCHON an einigen Stellen dieses Kapitels erwähnt, welchen Einfluss das (intermittierende) Fasten auf die Krebsentstehung oder besser dessen Verhinderung haben könnte. Hier noch ein paar Worte zum Fasten während einer Krebserkrankung. Auf dem Gebiet der Krebstherapie haben wir gerade in den letzten Jahren große Erfolge zu verzeichnen. Dennoch sind die verschiedenen Therapien nach wie vor nur begrenzt wirksam und oft hochgradig toxisch für gesunde Zellen. Aus diesem Grund wurde der Autophagie eine große Aufmerksamkeit geschenkt, seitdem der japanische Zellbiologe Yoshinori Ohsumi 2016 für ihre Erforschung den Nobelpreis für Medizin bekommen hat. Wörtlich übersetzt bedeutet Autophagie „sich selbst verzehren". Diesen Namen verdankt sie der Eigenschaft, dass die Zelle in Zeiten der Energieknappheit – etwa in Hunger- oder Fasten-Perioden – alte und nicht dringend notwendige Bestandteile in ihre Einzelteile zerlegt und diese zur Energiegewinnung verwendet. Darüber hinaus fungiert sie auch als eine Art zelluläre Müllabfuhr, indem sie kaputte Zellbestandteile oder virale sowie bakterielle Erreger abbaut und eliminiert. Ist dieser Mechanismus gestört, trägt dies zu allerhand Erkrankungen bei, unter anderem auch Krebs. Außerdem scheint der Mechanismus der Autophagie auch bei bereits aufgetretenen Tumoren deren Entwicklung zu fördern oder zu hemmen – abhängig von

deren Entwicklungsstadium. Auf der einen Seite kann die Autophagie dafür sorgen, dass die Zelle vor oxidativem Stress, DNA-Schäden,
Entzündungen und der Ansammlung dysfunktionaler Organellen
geschützt ist. Auf der anderen Seite ermöglicht sie dem bereits etab-
lierten Tumor das Überleben, indem sie ihn vor Sauerstoff- und Nähr-
stoffmangel bewahrt und ihm das Wachsen, die Vermehrung und die
Anpassung ermöglicht. Sie dient der Tumorzelle also in der gleichen
Weise, wie sie zuvor unseren körpereigenen Zellen gedient hat.[208]
Auch bei Antitumorbehandlungen wie Strahlen- oder Chemotherapie
hilft die Autophagie der Tumorzelle zu überleben und trägt somit zur
Therapieresistenz bei. Aus diesem Grund werden derzeit Medikamente getestet, die die Autophagie während der Krebstherapie hemmen
sollen.

Nichtsdestotrotz erzielte das therapiebegleitende intermittierende
Fasten in ersten Pilotstudien gute Ergebnisse. So berichteten Pati-
ent:innen mit verschiedenen Tumorentitäten von einer reduzierten
Müdigkeit und Schwäche sowie weniger Magen-Darm-Beschwerden,
wenn sie während der Chemotherapie intermittierendes Fasten betrieben. Aber das Ansprechen auf die Chemotherapie wurde davon
nicht beeinträchtigt. Darüber hinaus schienen auch die normalen
Zellen durch das Fasten besser vor der toxischen Wirkung der Krebs-
medikamente geschützt zu werden. All diese Eigenschaften werden
sowohl dem intermittierenden als auch dem klassischen Fasten nachgesagt, wobei die generelle Kalorienrestriktion von den Betroffenen
schwerer durchgehalten wird. Das Intervallfasten stellt demnach
eine gute Alternative dar, die den Betroffenen in der Regel leichter
fällt. Gerade wenn Patient:innen übergewichtig oder adipös sind,
stellt das intermittierende Fasten eine gute Möglichkeit zur sanften
Gewichtskontrolle als Krebsprävention dar. Ich möchte hier jedoch
noch mal betonen, dass die Datenlage zum Fasten während der Krebstherapie bisher sehr gering ist. Auch wenn die bisherigen Ergebnisse
darauf hindeuten, dass das Fasten durchaus positive Auswirkungen
auf den Therapieerfolg haben könnte, sollte es nie ohne das Wissen
und die Begleitung des behandelnden Arztes erfolgen. Die Mangelernährung stellt immer noch eines der größten Risiken während einer
Krebstherapie dar und nimmt ganz maßgeblichen Einfluss auf den
Erfolg der Therapie und das Überleben von Patient:innen. Daher sollte
sie auf jeden Fall vermieden werden.

FASTEN BEI GEWICHTSPROBLEMEN

DA VIELE MENSCHEN das (intermittierende) Fasten dazu betreiben, um an Körpergewicht zu verlieren, sei hier auch diese Frage noch beleuchtet: Nimmt man durch Fasten ab? Die Antwort: Ja, aber ...

In einer Übersichtsarbeit von 2022 untersuchten Wissenschaftler:innen, inwieweit sich die verschiedenen Arten des Fastens auf das Gewicht der zumeist übergewichtigen beziehungsweise adipösen Proband:innen auswirkte. Vereinzelt wurden auch Normalgewichte in die insgesamt elf Studien aufgenommen, die die Arbeit auswertete. Die Laufzeiten, in denen die verschiedenen Arten des Fastens durchgeführt wurden, betrugen 2 bis 17 Wochen, wobei die besten Ergebnisse ab etwa zehn bis zwölf Wochen zu sehen waren. Es sei hier angemerkt, dass es sich bei den elf Studien um eher kleine Arbeiten handelte, die maximal 80 Teilnehmer:innen umfassten, daher kann hier nur ein erster Trend aufgezeigt werden.

Es scheint so zu sein, dass das Intervallfasten mindestens drei Wochen durchgehalten werden sollte, damit sich erste Veränderungen in der Fettmasse sowie der fettfreien Masse einstellen können. Hierzu eine kurze Erklärung: Unser Körper kann grob eingeteilt werden in die Fettmasse – hier ist sowohl das Bauchfett als auch das Fett zwischen unseren Organen gemeint – und die fettfreie Masse, die den Rest umfasst, also Knochen, Gefäße, Muskeln und so weiter. Wichtig ist es, bei einer Gewichtsreduktion darauf zu achten, dass vor allem die Fettmasse reduziert wird, da die fettfreie Masse überlebenswichtig für uns ist und zudem als stoffwechselaktiv gilt. Das bedeutet, sie unterstützt uns sogar in der Abnahme der Fettmasse. Verlieren wir beispielsweise zu viele Muskeln, indem wir zu rigoros fasten und uns zu wenig dabei bewegen, dann wird im Umkehrschluss auch das Abnehmen von Fett erschwert, da die Muskeln Energie benötigen, um zu arbeiten. Diese nehmen sie in Hungerphasen aus den Fettzellen. Ein Übermaß an Fettmasse führt meist über kurz oder lang zu einer Insulinresistenz, welche aus einer chronischen Entzündung herrührt, die das Fettgewebe hervorruft (siehe Kapitel „Fette"). Laut der Metaanalyse einer Freiburger Forschungsgruppe reduziert intermittierendes Fasten, sofern es über mehr als zwölf Wochen durchgehalten wird, sowohl die Fettmasse als auch das Körpergewicht. Es deutet des Weiteren vieles darauf hin, dass auch die Cholesterinwerte im Blut und der Blutdruck durch das Fasten leicht gesenkt werden.[209] Bemerkenswert ist, dass das intermittierende Fasten nicht nur erfolgreicher zu sein scheint als die bloße Kalorienreduktion von etwa 25 Prozent, es ist auch leichter durchzuhalten.

Wie schwer es den meisten Menschen fällt, dauerhaft kalorienreduziert zu essen, wird in einer Studie deutlich, in der die Teilnehmenden über zwei Jahre eine um 25 Prozent reduzierte Diät zu sich nehmen sollten: Nach nur sechs Monaten nahmen die anfangs hoch motivierten Proband:innen im Durchschnitt lediglich neun Prozent weniger als die üblichen Kalorien zu sich.[210] Klinische Studien, die mit einer Ernährungsumstellung arbeiten, haben eine Abbruchquote von 15 bis 40 Prozent. Die meisten Menschen kehren schnell wieder zu ihrer ursprünglichen Ernährungsweise zurück. Die periodische Ernährungsintervention des Intervallfastens scheint hingegen meist gut in den Alltag integriert werden zu können. Darüber hinaus nahmen die Proband:innen, die sich nach dem Konzept des Intervallfastens ernährten, etwas mehr Fettmasse und etwas weniger fettfreie Masse ab als diejenigen, die sich an eine „klassische" kalorienreduzierte Diät hielten. Das ist durchaus bemerkenswert, da die verringerte Muskulatur ein großes Problem von vielen Diäten ist. Wenn das nicht gut klingt! Wir verzichten einfach auf eine Mahlzeit pro Tag und senken so unsere Fettmassen – ohne an Muskulatur zu verlieren – und schützen uns vor Diabetes Typ 2 und koronaren Herzerkrankungen.

Nun kommen wir jedoch zu dem angedeuteten ABER: Auch hier gibt es bisher nur wenige gut durchgeführte, groß angelegte Studien. Die vorhandenen Studien liefen häufig nur sehr kurz, umfassten wenige Proband:innen oder waren von mangelhafter Qualität. Daher kann man bisher nur von einem Trend sprechen, der sich jedoch immer weiter erhärtet.

Neben der allgemeinen Abnahme des Körpergewichts ergab sich im Übrigen noch eine weitere, wie ich finde, sehr spannende Erkenntnis aus den bisherigen Studien: In den Zeiten, in denen die Teilnehmenden wie gewohnt essen durften, kompensierten sie die Zeit der Nahrungskarenz nicht etwa, indem sie jetzt richtig reinhauten, sondern ganz automatisch nahmen sie auch in diesen Stunden oder Tagen etwa 25 Prozent weniger Kalorien zu sich als zuvor.

Und noch ein Ergebnis will ich hier nicht vorenthalten: Die Intervention des Intervallfastens führte im Durchschnitt zu einer verbesserten Stimmung der Teilnehmer:innen. Sie fühlten sich weniger angespannt, wütend oder müde. Zudem berichteten sie von einem erhöhten Selbstvertrauen.

Was ist also das Fazit zum Thema Intervallfasten? Ganz einfach: Probieren Sie es aus! Wenn Sie nicht gerade zu einer der eingangs erwähnten Gruppen gehören, die aus gesundheitlichen Gründen oder weil Sie gerade ein Baby zu versorgen haben, nicht fasten sollten, dann hat diese Methode so gut wie keine Nebenwirkungen. Ich sage so gut wie keine, weil einige Studien darauf hindeuten, dass ein tägliches Fasten über die empfohlenen 16 Stunden hinaus zur Bildung von Gallensteinen führen könnte und einen insgesamt etwas anfälliger für Krankheiten machen kann. Auch hier gilt also: nicht übertreiben. Das gilt auch für den ein oder anderen rigorosen Zeitgenossen, der dazu tendieren könnte, nun jede Einladung zum Abendessen oder zum Brunchen abzusagen, wenn sie nicht gerade in seiner Essenszeit liegt. Seien Sie nicht zu streng mit sich. Ein gutes Abendessen im Kreise lieber Freund:innen versorgt uns mit Glücksgefühlen und lässt unseren gesamten Organismus entspannen – vorausgesetzt, Sie genießen es. Als Ausnahme sollten Sie sich daher ruhig diese Abweichung vom alltäglichen Speiseplan gönnen.

Sollten Sie im Übrigen damit liebäugeln, statt des Abendessens nur an einem Glas Wein zu nippen, um das Fasten nicht zu unterbrechen, muss ich sie enttäuschen. Auch Alkohol beinhaltet Kalorien. Mehr noch: In dem Bestreben, das Gift wieder loszuwerden, lässt der Körper alle übrigen Arbeiten liegen und die anderweitig aufgenommenen Kalorien werden schnell in die Fettzellen „verstaut". Sie können es sich so vorstellen, als wenn sie nach einer wilden Party versuchen aufzuräumen und plötzlich die Schwiegereltern vor der Tür stehen. Ruhe und Entspannung sehen anders aus ... Doch genau das wird benötigt, um unserem Körper den Raum zu geben, sein Aufräumprogramm zu starten.

VON DER THEORIE IN DIE UMSETZUNG

DAS REINE WISSEN ist das eine, doch in diesem Kapitel möchte ich nun über die Umsetzung der guten Vorsätze sprechen. Wie oft sind wir nach der Lektüre eines Buches oder eines Dokumentarfilmes in höchstem Maße inspiriert und motiviert? Und ebenso oft wissen wir einfach nicht, welche Schritte wir jetzt gehen können. Beim Thema Gesundheit ist eine der zugleich einfachsten und schwierigsten Strategien, auf den eigenen Körper zu hören. Das haben die meisten vor uns entweder nie gelernt oder wieder verlernt, es ist einfach untergegangen im täglichen Stress, in der Sorge um die eigene Gesundheit oder die der Angehörigen. Doch unser Körper spricht zu uns, jederzeit und wenn wir aufmerksam sind – achtsam, sagt man heutzutage – dann können wir vernehmen, was er uns zu sagen hat.

Fangen Sie doch einfach mal mit einer kleinen Körperübung an, die Sie am besten täglich wiederholen. Legen Sie sich in einem ruhigen Moment auf Ihr Bett oder den Boden und nehmen Sie ganz bewusst wahr, wie Ihr Körper auf dem Untergrund aufliegt. Gehen Sie jedes Körperteil in Ruhe durch, den rechten Fuß, das rechte Bein, den linken Fuß, das linke Bein, die Arme, den unteren Rücken, den oberen Rücken, den Hals bis hin zum Kopf. Diese Übung dauert nur wenige Minuten und ist daher auch bei einem stressigen Alltag anwendbar. Sie erdet ungemein und holt einen sehr schnell raus aus der Hektik und in die Ruhe. Und dann bleiben Sie noch einen Moment liegen und lauschen, was Ihr Körper Ihnen zu sagen hat. Ist er ruhig und entspannt, oder tut etwas weh? Wo gibt es Verspannungen, wo konzentriert sich die Energie? Auch bewusstes Atmen tut sehr gut in diesen Momenten, vielleicht ziehen Sie das Ein- und Ausatmen ein wenig in die Länge, das beruhigt ungemein („Erst mal tief durchatmen!").

Eine weitere kleine Übung, die ich „Tischandacht" nennen will, findet anlässlich einer Mahlzeit statt. Dazu müssen Sie nicht unbedingt religiös sein. Wenn Sie keine klassische Andacht im Sinne eines Gebetes sagen wollen, dann danken Sie doch den Tieren, die das Mahl möglich gemacht haben, den Bienen für den Honig und das Bestäuben der Blüten, Mutter Natur oder auch den einzelnen Pflanzen. Sie können auch den Landwirt:innen und Erntehelfer:innn danken, dem Müller, der Bäckerin und so weiter. Gestalten Sie sich die Tischandacht wie es Ihrem Lebensalltag am nächsten kommt. Sinn dieser Übung ist es, sich vor dem Essen bewusst mit den Dingen auf dem Tisch zu beschäftigen, um sie dann zu würdigen und mit allen Sinnen zu genießen. Und damit meine ich wirklich ALLE Sinne. Riechen Sie beispielsweise einmal bewusst an Ihrem Essen, bevor Sie es in den Mund stecken, dies macht auf mehreren Ebenen Sinn. Immer mehr werden wir durch die sozialen Medien, den Computer oder auch „nur" die Zeitung auf dem Tisch davon abgehalten, uns mit der Nahrung zu beschäftigen, die gerade in unseren Mund wandert. Viele Leute halten Essen für Zeitverschwendung, die man möglichst durch etwas Nützliches ergänzt. Dabei kommt das Bewusstsein für das, was wir gerade zu uns nehmen, meist zu kurz. Durch die sinnliche Wahrnehmung des Essens (seine Farbe, Form, Konsistenz, Geruch) wird es Ihnen gelingen, besser zu erkennen, was Ihrem Körper gerade bekommt und was nicht. Auch Ihren individuellen Sättigungspunkt werden Sie so leichter wieder spüren lernen. Nehmen Sie sich nach dem Essen dann noch kurz Zeit zu spüren, was die Nahrungsmittel gerade mit Ihnen gemacht haben: ob sie Ihnen gutgetan haben oder ob ein aufgeblähter Bauch oder allgemeines Unwohlsein Ihnen signalisiert, dass die Speisen gerade nicht optimal für Sie waren. Wichtig ist hierbei, dass Sie auf möglichst natürliche Lebensmittel zurückgreifen. Industriell verarbeitete Nahrung ist oft genau dafür designt worden, unsere Sinne durcheinanderzubringen. Ein Beispiel wären Kartoffelchips mit Barbecue-Aroma, die dem Körper suggerieren, er bekäme eine Proteinmahlzeit, oder süße Light-Produkte, die die Insulinproduktion anregen, in Wirklichkeit aber nur Süßstoffe enthalten. Solche Produkte verwirren unsere Körperintelligenz und machen es schwer, sich nach den eigenen Bedürfnissen zu ernähren.

Was meinen Sie? Werden Sie diese kleinen Übungen nachmachen, gar in Ihre tägliche Routine etablieren? Ich gebe mal eine vorsichtige Prognose ab: wahrscheinlich nicht. Obwohl dies an sich für viele ein erstrebenswertes Ziel darstellt und sie es sich fest vornehmen. Warum ist das so? Weil purer Wille und Umsetzungsvorschläge leider nicht ausreichen, um ein gesünderes und klimafreundlicheres Leben zu führen. Und das gilt nicht nur für Sie, sondern für alle.

Um unsere Gewohnheiten langfristig zu ändern, müssen wir uns an den Ort begeben, der maßgeblich für viele unserer Entscheidungen verantwortlich ist – unser Gehirn. Wahrscheinlich haben Sie schon einmal davon gehört, dass wir uns unsere Nervenbahnen wie Straßen vorstellen dürfen. Handlungen und Gedankengänge, die wir schon Tausende Male gemacht beziehungsweise gedacht haben, sind in diesem Bild wie Autobahnen, gut befahrbar, und sie benötigen wenig Energie. Dinge, die wir nur sporadisch machen, sind bereits als kleine Schotterwege angelegt, die etwas schwerer befahrbar sind. Machen wir etwas zum allerersten Mal, dann ist hierfür noch kein Weg vorhanden. Das bedeutet, dass unser Gehirn eine vergleichsweise große Kraftanstrengung benötigt, um diesen Pfad einzuschlagen. Aus diesem Grund halten wir Veränderungen oft nicht so lange durch.[211]

Nun ist das Gehirn von Natur aus darauf angelegt, Energie zu sparen; es wird daher immer versuchen, den Weg zu gehen, den es bereits kennt. Das ist erst mal auch gut so. Stellen wir uns vor, wir müssten über jede Handbewegung, jeden Schritt erst gründlich nachdenken – unser Alltag wäre gar nicht zu bewältigen. Wenn wir jedoch eine neue Gewohnheit in den Alltag etablieren wollen, müssen wir die Trägheit unseres Gehirns überlisten. Am besten gelingt uns dies, indem wir die Veränderung in ganz langsamen Schritten vollziehen, sodass unser Gehirn nicht in Aufruhr gerät, als wäre es ein schreckhaftes Rehkitz. Es wäre beispielsweise kontraproduktiv, nach der Lektüre dieses Buches direkt am nächsten Tag bereits sämtliche tierischen Lebensmittel strikt zu meiden (es sei denn, Sie leben nicht sowieso schon vegan), nur noch Bio-Gemüse zu kaufen und jeden Tag Sport zu machen. Aber Sie könnten die Gemüsebeilage bei Ihren Gerichten etwas vergrößern oder sich einen Hofladen in Ihrer Nähe heraussuchen und schon mal schauen, wie Sie den Weg dorthin finden können. Wichtig ist es zudem, sich konkrete Schritte zu überlegen. „Ich will mich ab jetzt klimafreundlicher verhalten" ist daher zu vage. Auch etwas nicht mehr zu wollen ist etwas, womit unser Gehirn wenig anfangen kann. „Ich will nicht mehr so viel wiegen" ist so ein klassisches Beispiel oder auch „Ich will keine Milch mehr trinken". Sätze wie „Ich trinke ab morgen Hafermilch in meinem Frühstückskaffee" sind da schon genauer und daher leichter umsetzbar.

Um eine neue Gewohnheit noch schneller zu etablieren, ist es hilfreich, sie mit einem sogenannten „Trigger" zu versehen. Ein Trigger kann beispielsweise visueller oder auditiver Natur sein. Ein Beispiel für einen visuellen Trigger wäre die Yogamatte, die auf dem Boden liegt und daran erinnert, Sport zu machen. Ein auditiver Trigger wäre das Lieblingslied, das immer beim Sport läuft, oder das Geräusch der Espressomaschine, das daran erinnert, die Hafermilch zu erwärmen. Seien Sie kreativ und bauen Sie so viele Trigger ein, wie Sie möchten, um Ihr Gehirn dabei zu unterstützen, die neuen Gewohnheiten zu etablieren. Je öfter wir eine Handlung mit dem von uns bestimmten Trigger kombinieren, desto stärker wird der Trigger mit der Handlung verknüpft. Viele von uns werden das anhand des Rituals des Händewaschens bestätigen: Sobald das Wasser läuft, greifen wir zur Seife.[212]

Noch ein kleiner Tipp am Rande: Belohnen Sie sich bitte nicht NACH der neuen Gewohnheit, sondern immer währenddessen. Wenn Sie sich danach belohnen, dann speichert das Gehirn die Information ab, dass die gerade getane Tätigkeit sehr hart gewesen sein muss, da wir uns ja sonst nicht belohnen müssten. Die Tätigkeit wird negativ bewertet. Belohnen wir uns währenddessen, etwa durch das Lieblingslied, das wir beim Sportmachen hören, dann wird die Tätigkeit an sich als positiv abgespeichert. Aus diesem Grund werden Sie neue Gewohnheiten auch leichter beibehalten, wenn Sie sich nicht kritisieren, falls es mal nicht so geklappt hat, wie Sie es sich vorgestellt haben. Etwa wenn Sie „faul" auf dem Sofa gelegen oder doch die Currywurst mit Pommes gegessen haben, obwohl Sie sich fest vorgenommen hatten, es nicht mehr zu tun. Loben Sie sich stattdessen für jede Kleinigkeit, die gut funktioniert hat. Unser Gehirn liebt dies und speichert automatisch ab: Das tut uns gut, mehr davon.

DAS KOCHEN –
DIE BASIS FÜR EIN
GESUNDES UND
GENUSSVOLLES LEBEN

DIESES KAPITEL WILL ANREGUNGEN geben für das, was mir beim Thema Ernährung als Allerwichtigstes erscheint. Was nützt all die Theorie, wenn man nicht in der Lage ist, das, was man über gesundes, schmackhaftes Essen gelernt hat, in die Tat umzusetzen. In meinem Berufsleben habe ich mich in den letzten zehn Jahren sehr intensiv mit diesem Thema auseinandergesetzt. Meine ganz persönliche Erfahrung, gewonnen aus den vielen Informationsveranstaltungen für Tumorpatient:innen, die wir im TZM organisiert haben, ist, dass der Großteil der Zuhörer:innen an dem Thema Ernährung zwar sehr interessiert war, aber dass die praktische Umsetzung oft auf einem ganz anderen Blatt stand. Das mag sehr verwundern, denn wie wir alle wissen, gibt es eine Unzahl an Kochbüchern zu jedem Thema. Aber wie ich schon anfangs erwähnte, zieren sie meist unser Bücherregal, ohne wirklich benützt zu werden. Als Hauptgrund wird Zeitmangel angegeben, aber auch, dass das alles zu kompliziert für den Alltag sei. Und bei besonderen Gelegenheiten geht man dann auf Nummer sicher und kocht Altbewährtes. Das sind Argumente, die nicht leicht von der Hand zu weisen sind. Trotzdem gebe ich nicht auf, Sie dazu bringen zu wollen, es wirklich mit dem Kochen zu versuchen, denn ich bin mir sicher, dass es Ihnen Freude bereiten wird. Weil es einfach schmeckt, weil Sie Lebensmittel verwenden können, die es verdienen, als solche bezeichnet zu werden, weil Sie hochwertige Gewürze so einsetzen konnten, dass Salz und Zucker eingeschränkt werden können, ohne dass der Geschmack darunter leidet. Aber das positive Feedback der

Familie oder der Freund;innen ist mit Sicherheit die größte Motivation, das Kochen zu erlernen und es immer weiter zu perfektionieren. Selbst zu kochen ist die sicherste Methode, sich wirklich gesund zu ernähren.

Aus ganz persönlicher Erfahrung kann ich Ihnen zur Weiterentwicklung Ihrer Kochfähigkeiten Kochkurse mit Freund:innen oder Kolleg:innen empfehlen, vielleicht auch mit Partnerin oder Partner. Wobei Letzteres nicht heißen soll, dass Sie die Verantwortung an Ihre bessere Hälfte abgeben sollten! Und eines sei noch zur Beruhigung für die Berufstätigen gesagt: Für sie steht das Kochen sowieso nur am Wochenende zur Debatte, falls sie unter der Woche mittags beispielsweise in der Kantine essen und abends für die Familie nicht warm kochen. Und da sollte der Zeitfaktor, der vermeintliche Feind des Selbstkochens, keine Rolle spielen. Wir reden hier je nach persönlicher Erfahrung von circa 45 bis 60 Minuten für ein besonderes Rezept. In dieser Zeitspanne haben Sie mit hoher Wahrscheinlichkeit etwas Schmackhaftes auf den Teller gezaubert. Der beste Nebeneffekt des Kochens ist übrigens, dass Sie eine besondere Art der Entspannung erfahren werden. Und bitte nehmen Sie die qualitativ hochwertigen Lebensmittel, die Sie hoffentlich verarbeiten, bewusst wahr und überlegen Sie sich, wie viel davon Sie wirklich dem Kompost überlassen wollen! An dieser Stelle möchte ich Ihnen einen Rezepttipp geben, den ich von meinem Freund und preisgekrönten Meisterkoch Hans Haas (ehemals Chefkoch im Tantris, München) bekommen habe. Dieses Rezept ist einfach und genial zugleich, weil es zeigt, dass auch sogenannte Convenience-Produkte wie Tomaten aus der Dose ein Top-Produkt sein können. Für Tomatenkonserven werden nämlich nur reife und überreife Tomaten verarbeitet, was sowohl aus ökologischer als auch aus ökonomischer Sicht sinnvoll ist. Die Zutaten für dieses Rezept sind denkbar einfach, und während des Köchelns kann man zum Beispiel die Wohnung putzen oder andere sinnvolle unliebsame, aber notwendige Dinge erledigen. Mit diesem Rezept hat sich Hans auch in die Köpfe vieler Hobbyköche eingraviert, denn die Tomatenessenz, um die es hier geht, kann unendlich vielseitig eingesetzt werden. Egal, ob Sie nun Fleisch kochen, vegetarisch oder vegan.

TOMATENESSENZ

ZUBEREITUNG

Auch wenn Ihnen diese Mengen sehr hoch erscheinen – reduzieren Sie sie besser nicht, denn das Aroma der Essenz entfaltet sich wirklich erst intensiv in dieser Üppigkeit!

Dosentomaten in einen großen Topf geben und Wasser hinzufügen. Dieses Gemisch mit dem Kochlöffel oder mit der Hand kräftig durchkneten, nicht pürieren. Restliche Zutaten hinzugeben, einmal aufkochen lassen und danach etwa 2 bis 3 Stunden im offenen(!) Topf leise köcheln lassen, bis sich die Essenz geklärt hat – darum nach dem Aufkochen nicht mehr umrühren.

Zum Schluss vorsichtig die Essenz durch ein feines Sieb (Passiersieb) oder ein sauberes Geschirrtuch laufen lassen (nicht drücken oder umrühren!!!). Wenn alles durchgelaufen ist, die Flüssigkeit nochmals aufkochen und bei Bedarf mit Salz und (Cayenne-)Pfeffer abschmecken.

Die Essenz kann man nach dem Erkalten in kleinen Portionen einfrieren (auch in Eiswürfelgröße) oder heiß in kleine Einweggläser abfüllen und anschließend die Gläser auf den Kopf stellen, bis sie erkaltet sind. Mit letzterem Verfahren erreicht man eine Haltbarkeit von bis zu drei Monaten, vor allem wenn die gefüllten Gläser kühl stehen. Die Essenz eignet sich perfekt als aromatische Grundlage für Suppen, Soßen und Fonds oder als Aroma-i-Tüpfelchen für viele andere Gerichte.

Die übrig gebliebene Masse bitte nicht wegschmeißen! Sondern die groben Gewürze wie Lorbeer, Thymian-, Petersilie-, Basilikum- und Rosmarinstängel entfernen und dann das Ganze pürieren und nochmals abschmecken. Die so gewonnene

ZUTATEN

2KG TOMATEN AUS DER DOSE

3,5L WASSER

1 ZWIEBEL, GROB GESCHNITTEN

1,5EL MEERSALZ

1EL ZUCKER

1,5TL SCHWARZER PFEFFER, GEMAHLEN

2 ZWEIGE THYMIAN

1 ZWEIG ROSMARIN

6-7 STÄNGEL PETERSILIE

6-7 STÄNGEL BASILIKUM

1 LORBEERBLATT

1 KNOBLAUCHZEHE ANGEDRÜCKT

*Soße kann man perfekt für Nudelgerichte, Pizza
oder Bruschetta und vieles Weitere verwenden.
Dieses Rezept wird Ihre Küche bereichern! Es ist
einfach und gibt vielen Gerichten eine besondere
Geschmacksnote.*

Mein Interesse und meine Begeisterung für die Themen Lebensmittel und Kochen haben mir viele wunderbare Freundschaften mit großen Köchinnen und Köchen beschert. Dazu gehören Sigi Schelling (ehemals Sous-Chefin von Hans Haas), die den Sprung in die Selbstständigkeit mit dem Werneckhof in München 2021 gewagt hat, Anna Matscher aus Südtirol, die das Restaurant Zum Löwen in Tisens ebenfalls sehr erfolgreich führt, Martin Fauster, viele werden ihn noch als Sternekoch im ehemaligen Königshof in München kennen, der nun leider für mich zu weit weg ist, um mal schnell vorbeizuschauen. Jetzt kocht er erfolgreich im Restaurant Zur Wolfshöhle in Freiburg. Und last, not least Franz Keller, der unterdessen ein sehr erfolgreicher Buchautor geworden ist, aber auch immer noch im Falkenhof in Heidenrod-Dickschied kocht. Sein Sohn hat derweil die vom Vater jahrelang betriebene Adlerwirtschaft erfolgreich übernommen. Diese engagierten Menschen haben mir die große Freude bereitet, für Sie einige vorwiegend vegetarische Rezepte zu kreieren. Warum vegetarisch, dürfte mittlerweile klar sein (aus vielerlei Gründen sollten wir in Zukunft deutlich fleischreduziert essen). Der „Sonntagsbraten" sollte wieder mit höchstmöglicher Wertschätzung zelebriert werden. Aus eigener Erfahrung weiß ich, dass abwechslungsreich vegetarisch zu kochen doch nicht so leicht ist, wie man vielleicht meinen möchte. Die Rezepte meiner Freund:innen sollen einerseits zum Kochen anregen, andererseits aber auch einen Anstoß geben, das unermessliche Angebot an Kochbüchern tatsächlich zu nutzen. Versuchen Sie generell bei Rezepten immer, das Prinzip dahinter zu erfassen. Fragen Sie sich: Warum empfiehlt der Koch oder die Köchin diese Vorgehensweise? Das erleichtert Ihnen später auch das Kochen ohne Rezept und gibt Ihnen die Möglichkeit, die Rezepte durch andere Zutaten zu modifizieren. Und schon beantwortet sich die Frage leichter: Was soll ich denn heute wieder mit meinen Zucchini, Auberginen, Tomaten anstellen, die gab es doch schon gestern?

Wer sich ein Essen in einem Sternelokal gönnt, sollte sich die Umstände dieser Arbeit immer vor Augen halten, neben der Tatsache, dass in diesen Küchen ausschließlich frische, hochwertige Lebensmittel verwendet werden. Wenn die Rechnung kommt und man das Gefühl hat, dass sie zu hoch ist, sollte man sich nicht beschweren, sondern daran denken, wie viel unsichtbarer Aufwand hinter dem Genuss steckt! Beim Selbstkochen bekommt man unter anderem auch ein besseres Gefühl für den Einsatz von Arbeitskraft und guten Zutaten.

REZEPTIDEEN

EIN PAAR WORTE VORAB: Bevor es mit dem Rezeptteil richtig losgeht, eine kurze Erklärung, wie wir bei der Auswahl der Zutaten vorgegangen sind.

Ja es gibt sie, Lebensmittel, die besonders gesund sind, vielleicht auch vor Krebs und anderen Erkrankungen schützen. Es gibt jedoch nicht das EINE Lebensmittel, das dich jung, gesund und fit macht. Die Forschung ist weiter dran, solche Nahrungsmittel zu finden, aber bis es so weit ist, wollen wir uns um eine gesunde Mischung bemühen, die nichts ausschließt und eben auch nichts besonders betont. Man hört in diesem Zusammenhang oft, dass man alle Farben des Regenbogens auf seinem Teller vereint haben sollte.

Dennoch haben Sie, sollten Sie bereits etwas in den Theorieteil reingelesen haben, sicherlich festgestellt, dass es Lebensmittel gibt, von denen man etwas weniger zu sich nehmen sollte. Neben Fleisch ist da vor allem Zucker zu nennen. Die Lebensmittelindustrie hat hierauf schon seit einiger Zeit reagiert und diverse, scheinbar gesündere Zuckeralternativen auf den Markt gebracht. Wir haben uns bemüht, in unseren Rezepten möglichst wenig Zucker zu verwenden, wollten jedoch auch nicht komplett auf ihn verzichten, da dafür unseres Erachtens nach keine Notwendigkeit besteht.

Es gibt auf dem Markt jedoch eine Vielzahl an Zuckeralternativen, die wir hier einmal auf ihren Gesundheitswert hin überprüfen wollen. Vorweg: Wenn Sie sich bei einem (Fertig-)Produkt nicht sicher sind, ob es Zucker enthält, achten Sie auf die Endsilbe „-ose". Diese deutet meist auf einen Zucker hin (etwa Malt-ose, Iso-Gluk-ose oder Lakt-ose). Zucker-Austauschstoffe enden hingegen meist auf „-it" (etwa Sorb-it, Xyl-it oder Erythr-it). Der Vorteil dieser Zuckeraustauschstoffe ist, dass sie keine Insulinausschüttung hervorrufen und keinen Anstieg des Blutzuckers hervorrufen. Laut einer Studie vom März 2021 steigt bei einem erhöhten Nüchtern-Blutzuckerspiegel infolge einer Insulinresistenz das Risiko für verschiedene Krebsarten signifikant an.[213]

Wie? Im Kapitel über den Zucker hieß es doch, dass jener den Tumor nicht zum Wachsen bringt? Auch hier gilt: Die Dosis macht das Gift. Ein bisschen Zucker im Kaffee oder ein süßer Nachtisch macht, wie bereits erwähnt, gemäß der aktuellen Forschung nichts. Maximal 50 Gramm Zucker pro Tag empfiehlt die WHO, besser 25 Gramm (etwa sechs Teelöffel; zum Vergleich: Eine einzige Dose mit Zucker gesüßter Limonade enthält bis zu 40 Gramm – etwa zehn Teelöffel freien Zucker).[214] Wenn Sie sportlich sehr aktiv sind, dann dürfen Sie ruhigen Gewissens auch etwas mehr konsumieren (gesüßte Getränke einmal ausgenommen, siehe S. 50). Wenn wir von Insulinresistenz und Diabetes mellitus Typ 2 sprechen, dann sieht die Sache jedoch anders aus. Die „Zuckerkrankheit", wie sie auch genannt wird, scheint ein Risikofaktor für diverse Krebserkrankungen zu sein – von anderen Erkrankungen wie Herz-Kreislauf-Erkrankungen, Nieren- und Nervenschädigungen ganz zu schweigen.

Es macht also durchaus Sinn, auf seine Zuckerzufuhr zu achten. Doch welche Alternativen eignen sich dafür?

BIRKENZUCKER (XYLIT) UND ERYTHRIT

BEI BIRKENZUCKER DENKEN viele an eine natürliche, fast schon gesunde Zutat. Sprechen wir von dem Synonym Xylit, sieht die Sache schon anders aus. Der Name Birkenzucker ist insoweit irreführend, als der Zuckeralkohol in der Regel nicht aus Birkenholz, sondern aus Maiskolbentrester, Stroh oder Harthölzern, die in der landwirtschaftlichen Produktion anfallen, besteht. Erythrit bezeichnet ebenfalls einen Zuckeralkohol, welcher zwar natürlicherweise in Obst, Gemüse und sogar Käse vorkommt, jedoch nur in geringen Mengen. Daher wird Erythrit meist mithilfe von Pilzen aus Kohlenhydraten wie Glukose oder Saccharose hergestellt.

Positiv an den Zuckeraustauschstoffen ist, dass sie weder Einfluss auf unseren Blutzuckerspiegel haben noch Karies fördern und zudem sehr kalorienarm sind.

Gegen sie spricht, dass sie bei größeren Mengen Darmprobleme und Blähungen verursachen und sich wahrscheinlich negativ auf die Zusammensetzung unserer Darmflora auswirken. Da man Xylit und Erythrit von der Dosierung her fast eins zu eins wie Zucker verwendet, sind die kritischen Mengen hier schnell erreicht.

STEVIA

DAS SÜSSKRAUT STEVIA rebaudiana ist in Südamerika heimisch. Seine Blätter verfügen über eine große Süßkraft, welche eine „natürliche Alternative" zu Zucker versprach. Leider stimmt dies nur bedingt, denn auch hier werden die Steviolglycoside chemisch aus der Pflanze isoliert. Somit ist Stevia ähnlich natürlich wie raffinierter Zucker aus Zuckerrohr oder -rübe. Dies ist erst mal nicht weiter tragisch, dennoch hat sich der erhoffte Stevia-Hype hierzulande schnell verflüchtigt. Der Grund ist neben dem hohen Preis wohl, dass er aufgrund seiner relativ langsam einsetzenden Süße und dem etwas bitteren Beigeschmack den Zucker nur bedingt ersetzen kann. Auch die ihm zugesprochenen Heilwirkungen wie blutzucker- und blutdrucksenkende, gefäßerweiternde, Zahnbelag hemmende und antimikrobielle Eigenschaften sind bis dato wissenschaftlich nicht belegt. Interessant beim Kauf von Stevia ist auch, dass es sich bei der Formulierung „Stevia Streusüße" oft um eine Mischung aus Stevia und Füllstoffen wie Haushaltszucker, Maltodextrin (ein Mehrfachzucker) oder Erythrit handelt, Sie also nicht das reine Stevia-Pulver erwerben. Hier kann jeder selbst entscheiden, was er bevorzugt. Positiv ist, dass auch Stevia laut der Europäischen Behörde für Lebensmittelsicherheit (EFSA) entgegen ersten Bedenken weder erbgutschädigend noch krebserregend ist. Allerdings liegt der Höchstwert für eine akzeptable tägliche Zufuhr bei 4 Milligramm pro Kilogramm Körpergewicht. Dieser Wert kann leicht überschritten werde, wenn man mehrere Produkte über den Tag verteilt zu sich nimmt, die mit Stevia gesüßt sind. Auch ist der ökologische Fußabdruck bei dieser aus Südamerika stammenden Pflanze größer als bei heimischen Alternativen.[215]

KOKOSBLÜTENZUCKER

WEIL WIR GERADE beim ökologischen Fußabdruck waren: Dieser ist leider auch beim Kokosblütenzucker enorm, denn auch er kommt aus Übersee zu uns (meistens von Inseln im Indischen und Pazifischen Ozean wie Sri Lanka, Indonesien, den Philippinen oder aus Thailand und Südindien). Beim Kokosblütenzucker kann man jedoch im Unterschied zu Stevia von einem weitgehend natürlichen Produkt sprechen. Es handelt sich hierbei um den Blütennektar der Kokospalme. Das bedeutet auch, das hier noch ein paar mehr Vitamine und Mineralstoffe enthalten sind als bei industriell hergestellten Produkten. Allerdings in derart geringen Mengen, dass sie für die tägliche Nährstoffzufuhr nicht relevant sind. Der Rest ist nüchtern betrachtet nichts weiter als Zucker – 70 bis 90 Prozent reine Saccharose (also Haushaltszucker). Die oftmals gepriesene niedrigere Insulinausschüttung beim Verzehr von Kokosblütenzucker im Vergleich zu Haushaltszucker ist leider ebenfalls bis dato nicht wissenschaftlich belegt. Jedoch ist er geschmacklich durchaus spannender als der raffinierte Zucker, denn er besitzt ein feines Karamell-Aroma.

AGAVENDICKSAFT

AGAVENDICKSAFT BEZEICHNET den eingedickten Saft der gleichnamigen Sukkulentenpflanze. Auch hier spielt der CO_2-Fußabdruck eine Rolle, denn die Heimat der Agave ist Südamerika – genauer Mexiko. Der Dicksaft hat eine hohe Süßkraft, die daher rührt, dass er vor allem aus Fruktose besteht – mit den bereits erläuterten negativen Folgen (siehe auch S. 30). Allerdings hat er dadurch auch eine geringere Wirkung auf den Blutzuckerspiegel.[216]

AHORNSIRUP

AUCH HIER GILT: Rein vom Klima her betrachtet schneidet der aus Kanada kommende Sirup nicht besonders gut ab. Ähnlich wie beim Agavendicksaft entsteht auch der Ahornsirup durch Verdampfen der Flüssigkeit. Aus 40 Litern Ahornsaft wird so ein Liter Ahornsirup. Dieser besteht vor allem aus Saccharose, etwa zehn Prozent Einfachzucker wie Glukose und Fruktose und einer geringen Menge an Eiweiß, Mineralien und Spurenelementen. Die enthaltenen Flavonoide wirken zudem entzündungshemmend, was ihn etwas gesünder macht als raffinierten Zucker. Auch der Anstieg des Blutzuckerspiegels fällt bei Ahornsirup geringer aus als beim normalen Haushaltszucker.[217]

HONIG

ZU DEN VOR- UND NACHTEILEN von Honig lesen Sie bitte im gleichnamigen Kapitel (S. 59) nach.

Ein Problem haben alle genannten Zuckeralternativen jedoch gemein: Sie arbeiten nicht gegen den Gewöhnungseffekt im Gehirn. Wenn wir Zucker zu uns nehmen, wird ein Belohnungsmechanismus im Gehirn aktiviert – schließlich benötigt es Zucker, um zu überleben. Wenn wir viel Süßes essen, gewöhnen wir uns daran und empfinden ein noch größeres Verlangen nach Zucker, um den gleichen Belohnungseffekt zu erfahren. Das Resultat: Wir nehmen immer mehr Zucker zu uns. Dieser Circulus vitiosus wird durch die Zuckeralternativen und -austauschstoffe, die ja oftmals sehr viel süßer als Zucker erscheinen, nicht unterbunden, sondern eher noch befeuert.

Neben dem Zucker gibt es noch ein weiteres Lebensmittel, welches wir uns bemüht haben zu vermeiden: die Milch. Die Kritik an diesem Lebensmittel habe ich bereits dargelegt (siehe Seite 52). Aus diesem Grund haben wir uns entschlossen, Milch, Sahne und Butter möglichst zu vermeiden. Die fermentierten Milchprodukte – allen voran Joghurt, aber auch saure Sahne, Kefir oder Quark – werden Sie jedoch in den nachfolgenden Rezepten finden, einfach weil deren Gesundheitswert wissenschaftlich belegt ist und wir daher von gesundheitlicher Seite her keine Bedenken haben. Der ökologische Fußabdruck steht jedoch auf einem anderen Blatt. Dennoch ist es jedem selbst überlassen, in den entsprechenden Rezepten, die auf tierische Produkte setzen, diese Produkte durch pflanzliche Alternativen zu ersetzen. Für eine kleine Anregung habe ich Ihnen im Folgenden die populärsten Milchalternativen dargelegt.

HAFER

PFLANZENDRINKS AUF BASIS von einheimischem Hafer schneiden in der Klimafrage natürlich am besten ab. Tatsächlich ist der CO_2-Abdruck von Haferdrinks der geringste unter den pflanzlichen Milchalternativen, die wir hier aufgeführt haben. Dank seines süßen Eigengeschmacks eignet er sich besonders in süßen Speisen, als Hafer-Sahne findet er jedoch auch in herzhaften Gerichten seine Anwendung. Der Haferdrink ist reich an ungesättigten Fettsäuren und Ballaststoffen und sättigt somit nachhaltig. Er hilft zudem, den Blutzuckerspiegel stabil zu halten. Leider besitzt der Haferdrink jedoch weniger Eiweiß und Kalzium als Kuhmilch. Menschen, die an einer Zöliakie leiden, sollten jedoch die glutenfreie Variante wählen.

SOJA

DIE SOJABOHNE BESITZT mehr Protein als Hafer, daher lässt sich aus Sojadrink nicht nur leichter Joghurt selbst herstellen (siehe S. 148), sondern auch ein guter Milchschaum für den morgendlichen Cappuccino. Er ist jedoch etwas weniger süß als der Haferdrink, weshalb ihn viele Hersteller mit Zucker versetzen. Hier sollten Sie genau auf die Zutatenliste schauen und gegebenenfalls nach Mischungen Ausschau halten wie Soja-Reis- oder (mein Favorit) Soja-Hafer-Drink. Diese sind etwas süßer als der reine Sojadrink und beinhalten dennoch keinen zugesetzten Zucker. Oft liest man, dass für den Soja-Anbau der Regenwald weichen müsse. Dies ist jedoch vor allem für Futter-Soja der Fall. Ein relevanteres Thema beim Sojadrink ist die gentechnische Veränderung der Bohne. Diese kann jedoch durch die entsprechenden Labels ausgeschlossen werden. Bei Frauen, die von Brustkrebs betroffen sind, gilt: Soja-Isoflavone besitzen eine ähnliche Struktur wie das weibliche Sexualhormon Östrogen. Auch wenn die wissenschaftlichen Studien hierzu noch uneinheitlich sind, wird daher empfohlen, den Konsum von 500 Millilitern Sojadrink oder 200 Gramm Tofu pro Tag bei Brustkrebs nicht zu überschreiten.

MANDEL

DER MANDELDRINK IST etwas süßlicher im Geschmack als der Sojadrink und besitzt mehr Fett als der Haferdrink. Dabei ist er reich an ungesättigten Fettsäuren. Darüber hinaus besitzt der Mandeldrink viele Ballaststoffe, jedoch kaum Kalzium. Er kann sowohl zum Backen als auch im Kaffee verwendet werden. Bei Letzterem sollte man jedoch bedenken, dass die Gefahr besteht, dass er ausflockt. Hier lieber etwas mehr Mandeldrink nehmen, damit die Säure des Kaffees neutralisiert werden kann.

Da Mandeln zum Wachsen sehr viel Wasser benötigen und die Bäume noch dazu im Mittelmeerraum angebaut werden, wo diese Ressource sowieso schon knapp ist, schneidet der Mandeldrink unter Umweltgesichtspunkten nicht so gut ab. Auch wenn der CO_2-Ausstoß des Mandeldrinks vergleichsweise gering ist.

REIS

DER REISDRINK IST neben dem Hafer die süßeste Milchalternative. Die Süße entsteht durch die natürliche Fermentation der Reisstärke. Der Reisdrink ist relativ kalzium- und fettarm und enthält so gut wie keine Proteine. Durch die natürliche Süße eignet er sich besonders für Desserts oder zum Backen. Aber auch in der asiatischen Küche oder in Kombination mit Hirse eignet sich der Reisdrink gut. Insbesondere Kleinkindern würde ich diesen Drink jedoch nicht geben, da Reis bekanntlich oft mit Arsen und anderen Schwermetallen belastet ist. Hier empfiehlt es sich besonders, zur Bio-Variante zu greifen, um das Risiko zu minimieren. Da Reis in gefluteten Feldern angebaut wird, ist der Wasserverbrauch für diese Milchalternative jedoch extrem hoch. Auch entstehen viele Treibhausgase, da die Mikroorganismen in den Feldern Methan produzieren.

Des Weiteren gibt es noch zahlreiche Alternativen wie Dinkel-, Kokos-, Lupinen-, Erbsen- und alle Arten von Nussdrinks. Die getroffene Auswahl richtet sich nach der Beliebtheit der verschiedenen Alternativen. Insgesamt ist zu sagen, dass die Pflanzendrinks zum großen Teil aus Wasser bestehen. Die Nähstoffdichte ist demnach gering. Aus diesem Grund werden häufig Vitamine und insbesondere Kalzium zugesetzt. Pflanzendrinks, denen zudem noch Stabilisatoren, Emulgatoren oder Aromen zugegeben sind, würde ich meiden oder als seltene Ausnahme sehen.

Zum Braten haben wir bei unseren Rezepten auf Butter verzichtet und stattdessen auf Pflanzenöl gesetzt, welches reich an ungesättigten Fettsäuren ist. Allerdings will ich hier noch darauf hinweisen, dass hierzulande auch Butterschmalz immer öfter zum Braten genommen wird. Es handelt sich dabei um geklärte Butter, die ähnlich dem indischen Ghee durch das langsame Erhitzen von Butter entsteht, wobei der entstehende eiweißhaltige Schaum abgeschöpft wird. Nachdem auch das Wasser verdampft ist, entsteht Butterschmalz, das nicht nur einen erheblich höheren Rauchpunkt als herkömmliche Butter besitzt, sondern auch sehr reich an Vitamin A ist. Ein weiterer Vorteil von Butterschmalz ist, dass es von Milchallergikern vertragen wird, da das Milcheiweiß abgeschöpft wurde. Natürlich bleibt Butterschmalz genauso wie alle Milchprodukte unter Klimaaspekten eher schwierig, wenn Sie jedoch eine gesündere Alternative zu Butter suchen, ist dies durchaus eine gute Wahl.

REZEPTIDEEN

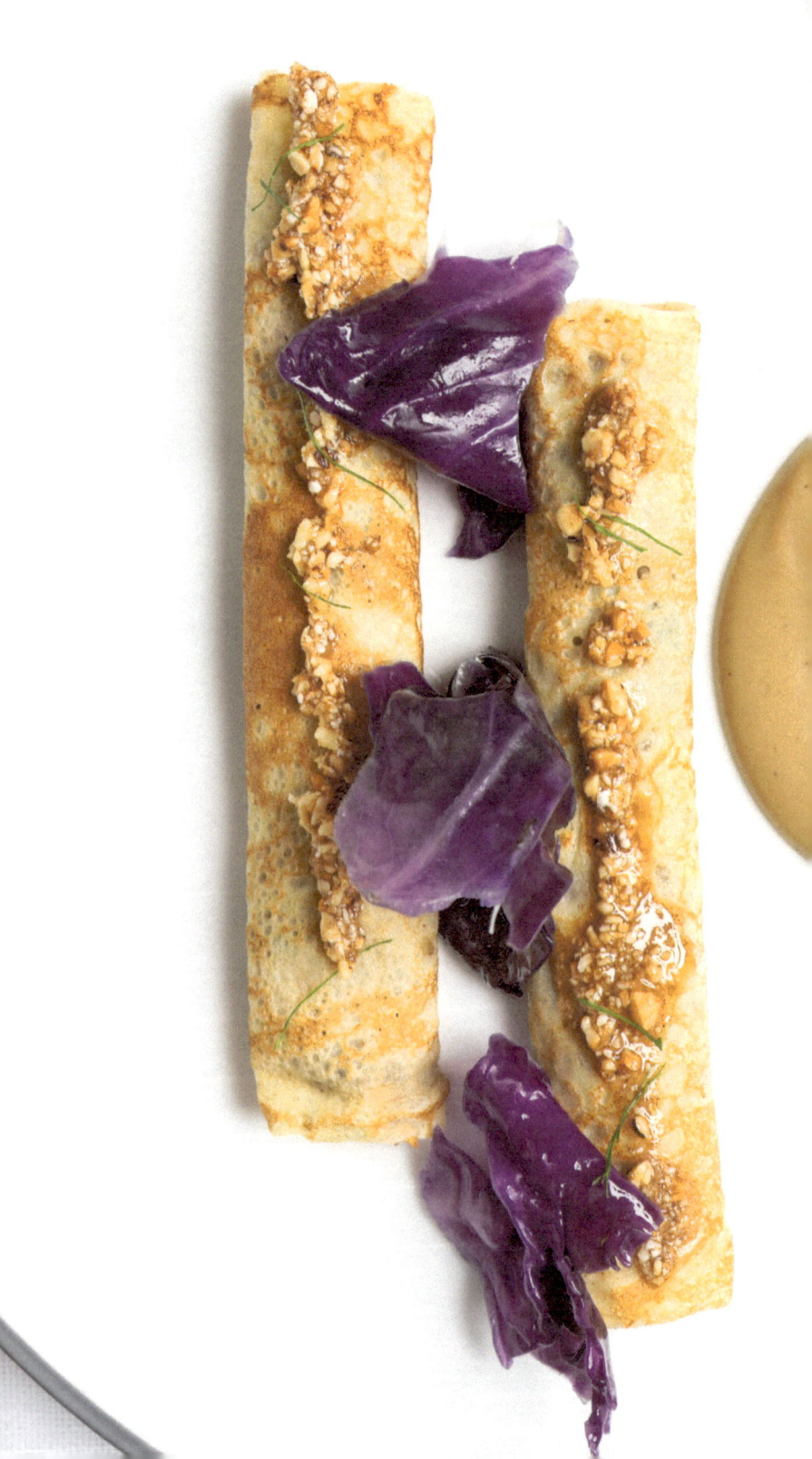

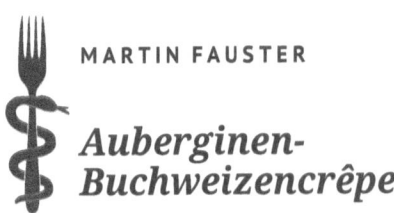

MARTIN FAUSTER

Auberginen- Buchweizencrêpe

Dieses Rezept benötigt etwas Zeit und Lust, auch mal etwas aufwendigere Rezepte auszuprobieren. Das Ergebnis ist jedoch alle Mühe wert. Für die Crêpes wurde die Hälfte des Mehls durch Buchweizenmehl ersetzt. Hier können Sie selbst experimentieren und für sich herausfinden, wie viel Buchweizen-Anteil Sie bevorzugen. Das Pseudogetreide enthält weder Gluten noch Lektine, wird daher oft besser vertragen als Weizen. Es ist reich an hochwertigem Eiweiß und unterstützt die Regulation des Blutzuckerspiegels.

ZUBEREITUNG (ETWA 2 STUNDEN):

Für die Auberginenfüllung die Auberginen waschen, halbieren und mit einem Gemüsemesser das Fruchtfleisch mehrfach kreuzförmig einschneiden. Mit einer Knoblauchzehe einreiben, leicht einsalzen und zwei Stunden ziehen lassen. Danach die halbierte Aubergine in Olivenöl von beiden Seiten anbraten und mit dem Thymianzweig im Backofen bei 180 °C ca. 35 Minuten weichschmoren. Anschließend das Fruchtfleisch mit einem Löffel herauskratzen, in ein Sieb geben und abtropfen lassen. Nun das Fruchtfleisch hacken und mit den restlichen Zutaten vermengen.

ZUTATEN *FÜR 8 PORTIONEN:*

FÜR DIE AUBERGINEN-FÜLLUNG
2 GROSSE **AUBERGINEN**
THYMIAN
KNOBLAUCH
SALZ
OLIVENÖL
(TAGGIASCA-)OLIVEN
GETROCKNETE TOMATEN
BASILIKUM
6-7 STÄNGEL PETERSILIE
6-7 STÄNGEL BASILIKUM
1 LORBEERBLATT
1 KNOBLAUCHZEHE *ANGEDRÜCKT*

FÜR DEN CRÊPETEIG
60G BUCHWEIZENMEHL
60G WEIZEN- ODER DINKELMEHL
300ML (PFLANZEN-) MILCH
1 PRISE SALZ
2 EIER
2 EIGELB

FÜR DIE AUBERGINEN-SOSSE
1 GROSSE **AUBERGINE**
2 SCHALOTTEN
1 KNOBLAUCHZEHE
1EL GETR. TOMATEN
300ML GEMÜSEFOND
SALZ
CAYENNEPFEFFER
PURPLE CURRY

FÜR DIE SCHMELZE
30ML OLIVENÖL
15G GEH. HASELNÜSSE
15G GEH. BUCHWEIZEN
SALZ
(VIOLETTES) SPITZKRAUT
OLIVENÖL

Für den Crêpeteig das Mehl mit der (Pflanzen-)
Milch und dem Salz vermischen, die Eier und das
Eigelb zugeben und alles zu einem glatten Teig
verrühren, wenn nötig passieren. In einer beschichteten Pfanne hauchdünne Crêpes backen.

Für die Auberginensoße die Aubergine schälen
und in Würfel schneiden, die Schalotten ebenfalls
schälen. Die Auberginen in Olivenöl goldgelb anbraten, die geschnittenen Schalotten, die angedrückte Knoblauchzehe, die getrockneten Tomaten
beigeben, mit Salz und Purple Curry würzen. Mit
dem Gemüsefond auffüllen und bei kleiner Hitze
30 Minuten köcheln lassen. Die Knoblauchzehe
entfernen und anschließend zu einer cremigen
Soße mixen.

Für die Schmelze das Olivenöl in einer Pfanne erhitzen, die restlichen Zutaten – außer dem Spitzkraut – beigeben und kurz rösten. Die violetten
Spitzkrautblätter in große Stücke teilen, in Salzwasser blanchieren, in Eiswasser abschrecken
und abtropfen lassen. Anschließend in Olivenöl
anschwitzen und mit etwas Salz abschmecken.

Die Crêpes mit der Auberginenfüllung bestreichen,
einrollen und im Backofen bei 80 °C etwa 10 Minuten erwärmen.

DIE NÄHRWERTE *PRO*
PORTION (ETWA 230G)
ENTSPRECHEN:

ENERGIE *211 KCAL*
FETT *12G*
EIWEISS *7G*
BALLASTSTOFFE *3G*

Die Auberginensoße auf dem Teller verteilen, die
Crêpes darauf platzieren, mit etwas Schmelze
nappieren und mit den Spitzkrautblättern fertigstellen.

TIPP VON MARTIN FAUSTER:
Die Füllung des Auberginencrêpes kann man in
der Pilzsaison im Herbst auch mit einer Pfiffer-
ling- und Steinpilzfüllung zubereiten.

Dieses Gericht zeichnet sich durch einen hohen Fettgehalt aus. Dieser entstammt vor allem dem Olivenöl, und beinhaltet daher einen hohen Gehalt an mehrfach ungesättigten Omega-3-Fettsäuren. Olivenöl wirkt entzündungshemmend und scheint auch krebshemmende Eigenschaften zu besitzen (mehr dazu auf Seite 111). Auberginen enthalten reichlich Anthocyane, die ein hohes antioxidatives Potenzial besitzen und somit das Risiko für Herz-Kreislauf- sowie Krebserkrankungen senken können. Zudem ist das Gemüse reich an Bitterstoffen, welche die Verdauung fördern, indem sie den Gallenfluss anregen.

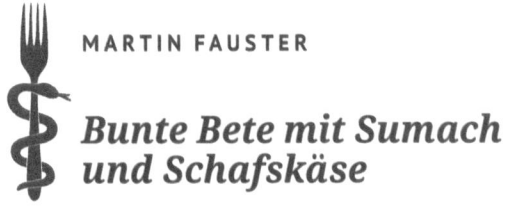

MARTIN FAUSTER

Bunte Bete mit Sumach und Schafskäse

Die Rote Bete ist ein klassisches Wintergemüse und optimal geeignet, um etwas Farbe in die kalte Jahreszeit zu bringen. In diesem Rezept lernen Sie die gesamte Vielfalt dieses Wurzelgemüses kennen. Doch nicht nur optisch bereichert die Bete den Speiseplan, auch für unsere Gesundheit gilt sie als einheimisches „Superfood". Sie ist sowohl roh als auch gekocht ein Genuss, sollte jedoch eher im Ofen gegart als gekocht werden, damit sie ihre wertvollen Inhaltsstoffe behält.

DIE NÄHRWERTE *PRO PORTION (ETWA 320G) ENTSPRECHEN:*

ENERGIE *427 KCAL*
FETT *34G*
EIWEISS *10G*
BALLASTSTOFFE *6G*

ZUTATEN *FÜR*
8 PORTIONEN:

FÜR DIE BUNTE BETE
2 *MITTELGROSSE* **GEL-BE-BETE-KNOLLEN**
2 *MITTELGROSSE* **ROTE-BETE-KNOLLEN**
2 *MITTELGROSSE* **CHIOG-GIA-BETE-KNOLLEN**
SALZ
KÜMMELSAMEN

FÜR DAS PÜREE
3 **ROTE BETE-KNOLLEN**
SALZ
2 **SCHALOTTEN**
60ML **OLIVENÖL**
CAYENNEPFEFFER
200ML **ROTE-BETE-SAFT**
1TL **HIMBEERESSIG**

FÜR DIE MARINADE
1 *KLEINE* **ROTE-BETE-KNOLLE**
50G **WALNUSSKERNE**
100ML **APFELSAFT**
50ML **APFELESSIG**
50ML **WALNUSSÖL**
50ML **OLIVENÖL**
SALZ
CAYENNEPFEFFER
ZUCKER

FÜR DIE GEBRATENE
ROTE BETE
1 **ROTE BETE-KNOLLE**
20ML **WALNUSSÖL**
½TL **SUMACH**
½TL **GEM. KORIANDER**
SALZ
ZUCKER
ETWAS **BALSAMICOESSIG**
ETWAS **HIMBEERESSIG**

ZUM ANRICHTEN
250G **SCHAFSKÄSE**

ZUBEREITUNG (ETWA 2 STUNDEN):

Den Backofen auf 180 °C Ober- und Unterhitze vorheizen. Alle Knollen für die Bunte Bete und das Püree gründlich putzen und mit etwas Salz und Kümmel einreiben. Zusammen mit den Rote-Bete-Knollen für das Püree auf grobes Meersalz geben und im Ofen in ca. 1½ Stunden weich schmoren.

Für die Marinade Bete schälen und sehr fein würfeln. Walnüsse hacken. Apfelsaft, Essig und Öle verrühren, mit Salz, Cayennepfeffer und Zucker abschmecken. Bete und Walnüsse unter die Marinade mischen. Backofentemperatur auf 80 °C reduzieren.

Für die gebratene Bete die Knolle schälen und in sehr dünne Scheiben schneiden. Mit Walnussöl, Sumach, Koriander, etwas Salz und Zucker marinieren. Bete auf einem mit Backpapier belegten Blech verteilen, im Ofen ca. 20 Minuten weich garen, dabei mehrmals wenden. Mit Balsamico- und Himbeeressig verfeinern.

Für das Püree die Bete aus dem Ofen nehmen, schälen und in Würfel schneiden. Schalotten abziehen und in Scheiben schneiden. Beides in Olivenöl andünsten, mit Salz und Cayennepfeffer würzen. Mit Apfelsaft und Essig ablöschen und zugedeckt etwa 15 Minuten sanft köcheln lassen. Anschließend fein pürieren.

Die Knollen für die Bunte Bete schälen und in dünne Scheiben schneiden. Zusammen mit den gebratenen Rote-Bete-Scheiben auf Tellern anrichten und mit Marinade beträufeln. Püree und zerzupften Schafskäse darauf verteilen, servieren.

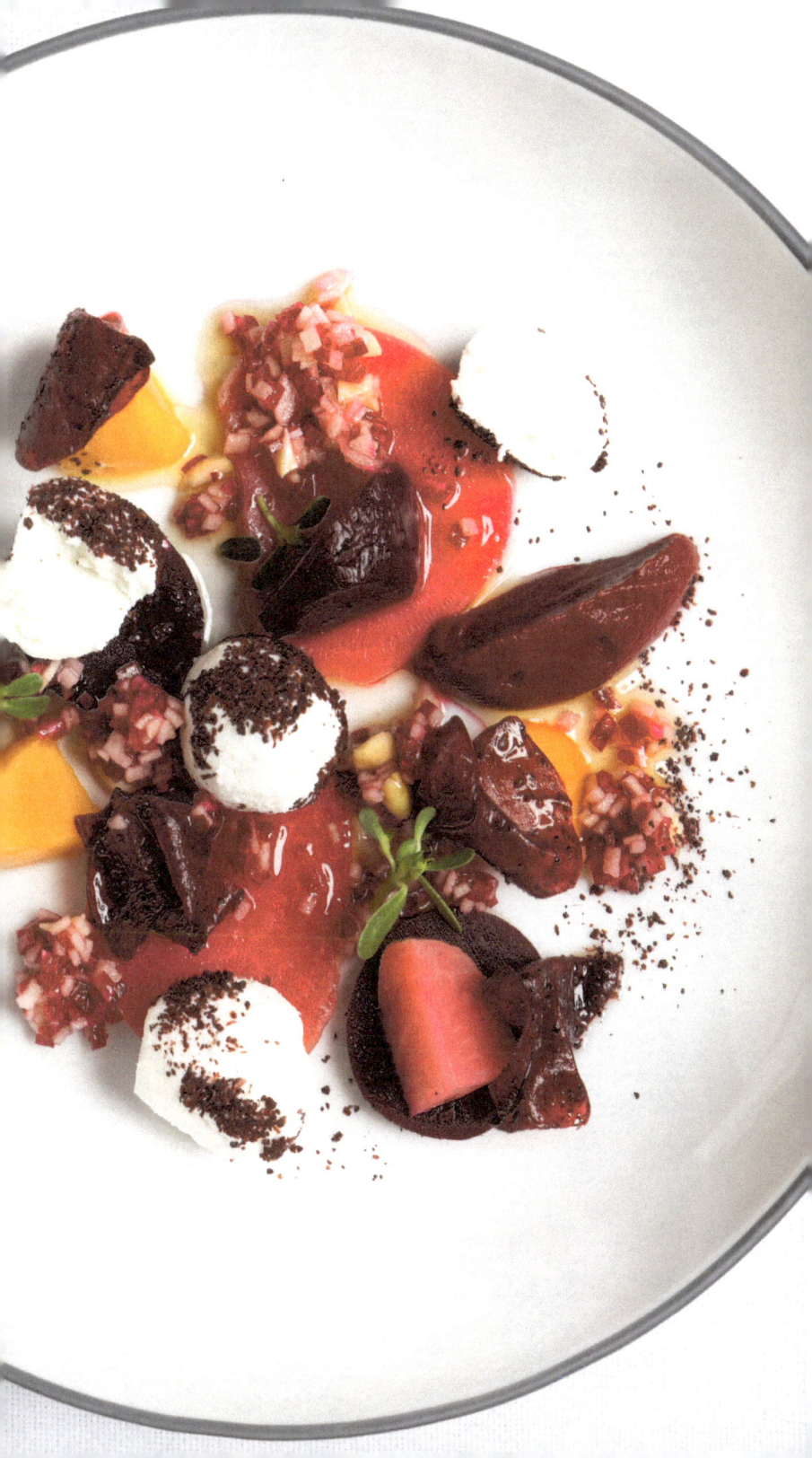

DIE NÄHRWERTE *PRO PORTION (ETWA 320G) ENTSPRECHEN:*

ENERGIE *427 KCAL*
FETT *34G*
EIWEISS *10G*
BALLASTSTOFFE *6G*

TIPP VON MARTIN FAUSTER:
Anstatt des Schafskäses eignet sich auch Ziegen-frischkäse wunderbar bei diesem Rezept.

Dieses Gericht ist sehr fettreich und daher bei bereits vorhandener Mangelernährung oder zur Prävention geeignet. Da es sich bei den Fetten um Oliven- und Walnussöl handelt, ist es zudem sehr reich an mehrfach ungesättigten Omega-3-Fett-säuren, welche unter anderem gut für unser Immunsystem sind, und entzündungshemmend sowie antioxidativ wirken. Die Rote Bete ist au-ßerdem reich an Eisen und Folsäure, welche für die Blutbildung essenziell sind und sie zählt zu den Gemüsesorten mit der höchsten antioxida-tiven Kapazität. Zu beachten ist, dass die Rote Bete auch Oxalsäure enthält. Menschen, die zur Bildung von Kalzium-Oxalat-Steinen in der Nie-re neigen, sollten keine allzu großen Mengen des Wurzelgemüses essen, da die enthaltene Säure die Entstehung dieser Nierensteine fördert.

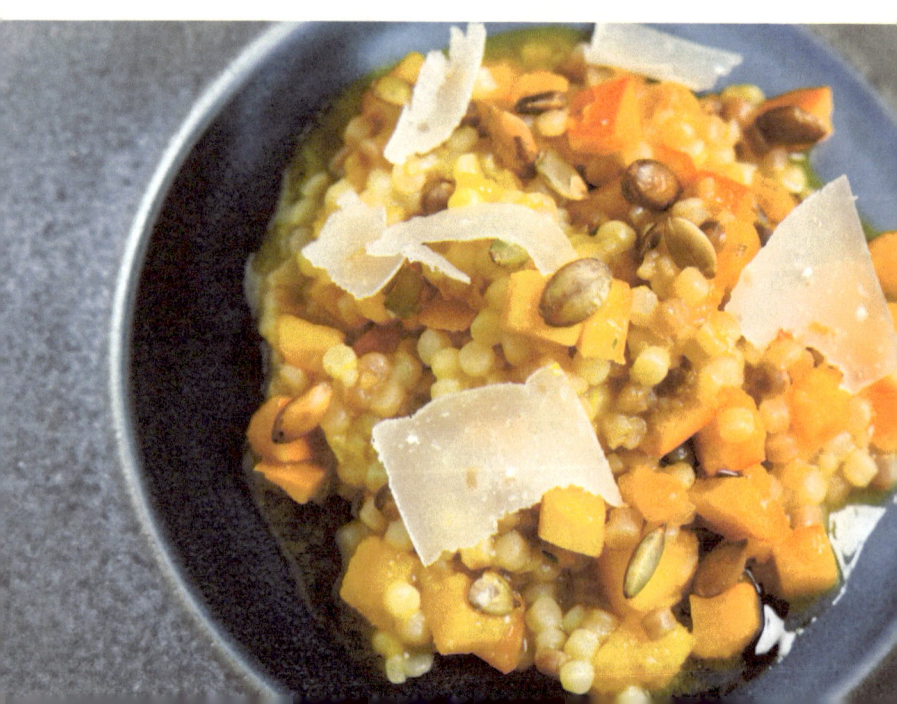

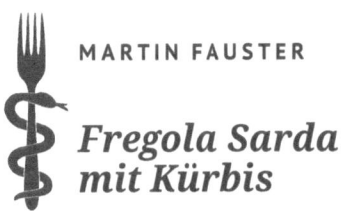

MARTIN FAUSTER

Fregola Sarda mit Kürbis

ZUTATEN *FÜR 8 PORTIONEN:*

50G SCHALOTTEN
400G HOKKAIDOKÜRBIS
50ML OLIVENÖL
300G FREGOLA SARDA
2CM INGWER
1 THYMIANZWEIG
1 LORBEERBLATT
SALZ
CAYENNEPFEFFER
1L GEMÜSEFOND
30G PARMESAN
APFELESSIG
KÜRBISKERNÖL
KÜRBISKERNE

Fregola Sarda bezeichnet eine sehr alte, traditionelle Nudelsorte aus Sardinien, die durch kreisförmige Handbewegungen in einem Knetkorb geformt wurde. In Kombination mit Kürbis, Ingwer und Cayennepfeffer bekommt sie hier eine unvergleichlich süß-scharfe Note.

ZUBEREITUNG (ETWA ¼ STUNDE):

Die Schalotten schälen und in kleine Würfel schneiden. Den Hokkaidokürbis halbieren, entkernen und in 1 cm große Würfel schneiden.

DIE NÄHRWERTE *PRO PORTION (ETWA 203G) ENTSPRECHEN:*

ENERGIE *122 KCAL*
FETT *10G*
EIWEISS *3G*
BALLASTSTOFFE *2G*

Olivenöl in einem Topf erhitzen, Schalotten mit den Kürbiswürfeln und den Fregola Sarda darin vorsichtig anschwitzen. Den Ingwer schälen und fein reiben, mit dem geriebenen Ingwer, Thymian, Lorbeerblatt und etwas Salz und Cayennepfeffer würzen. Das Ganze mit der Hälfte des Gemüsefonds angießen und etwa 15 Minuten leicht köcheln lassen, immer wieder mit Gemüsefond auffüllen. Mit dem geriebenen Parmesan binden und mit dem Apfelessig abschmecken. Kürbiskerne in einer beschichteten Pfanne leicht rösten. Die Fregola Sarda mit den gerösteten Kürbiskernen, Kürbiskernöl und etwas gehobelten Parmesan servieren.

TIPP VON MARTIN FAUSTER:
Anstelle des Hokkaidokürbises eignet sich auch ein Muskatkürbis wunderbar. Diesen sollte man jedoch zuvor schälen

Dieses Rezept besitzt dank dem Kürbis viel Betacarotin, eine Vorstufe des Vitamin A, welches antioxidativ wirkt. Außerdem ist es reich an Kalium, welches wichtig für die Herzfunktion, die Verdauungsleistung und die Skelettmuskulatur ist, und an Kalzium, das wir für unsere Knochen und Zähne benötigen. Das Kürbiskernöl ist ebenfalls besonders reich an Antioxidantien, welche den Körper vor freien Radikalen und somit vor vielen Erkrankungen, unter anderem vor Krebs, schützen sollen. Auch bei Prostatabeschwerden soll das grüne Öl helfen.

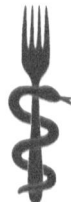

MARTIN FAUSTER

Saiblings-Brandade mit Gewürzjoghurt

Trotz aller medial groß aufbereiteten Skandale gilt Fisch als sehr gesund. Voraussetzung hierfür ist jedoch dessen Herkunft. Machen Sie sich doch einmal die Mühe, heimische Fischzüchter:innen ausfindig zu machen, die verantwortungsvoll mit dem Lebewesen Fisch umgehen und auf eine nachhaltige, extensive Züchtung setzen. Die Qualität und der Geschmack der Fische sind der Dank dafür.

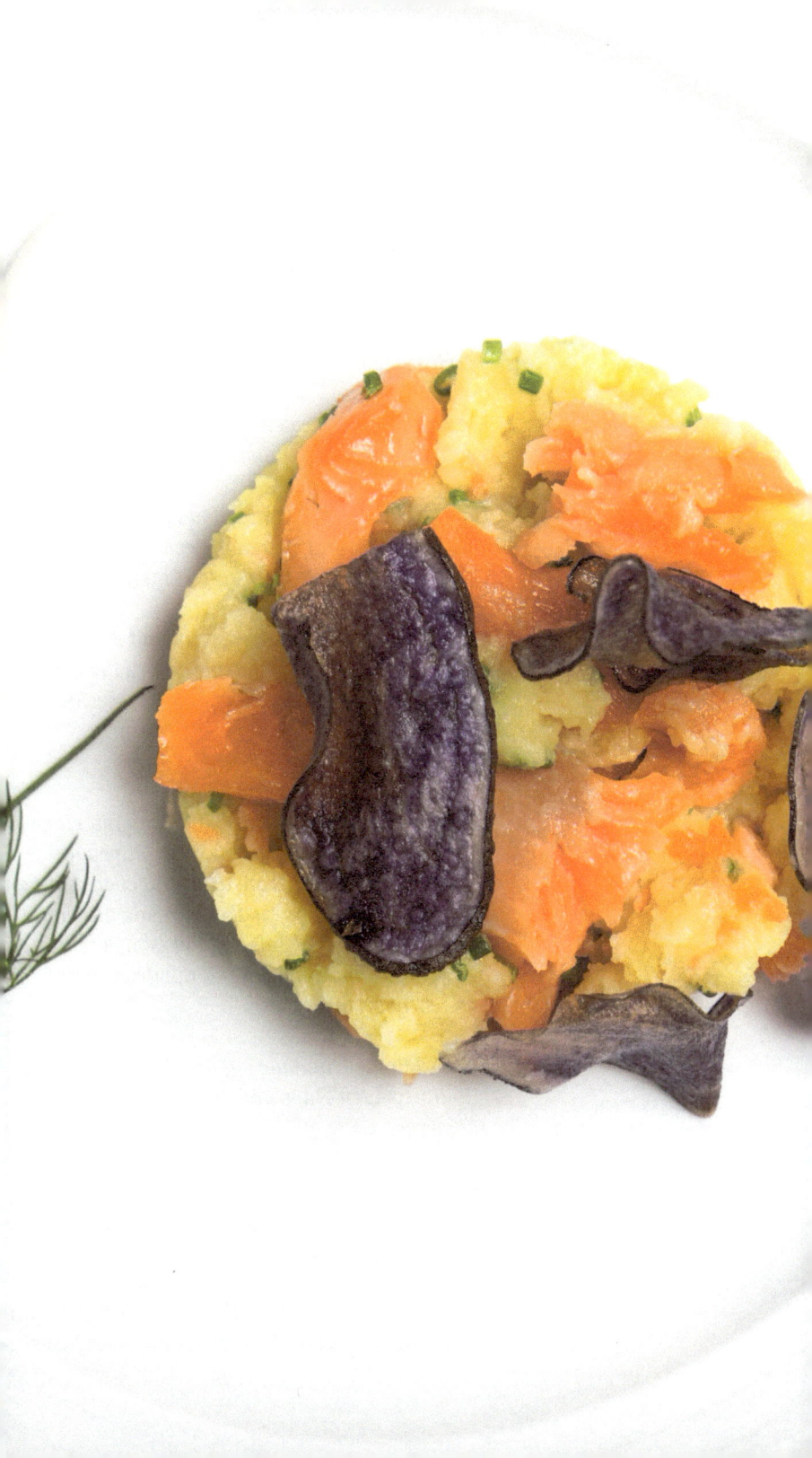

ZUTATEN *FÜR*
8 PORTIONEN:

FÜR DEN GEWÜRZ-
JOGHURT
150ML NATURJOGHURT
3 KARDAMOM-KAPSELN
1/5 MUSKATNUSS
½TL ANISSAMEN
½TL KORIANDERSAMEN
½TL KREUZKÜMMEL

FÜR DIE BRANDADE
800G FESTKOCHENDE
KARTOFFELN
600G SAIBLING
SALZ
PFEFFER
2 *VIOLETTE* KARTOFFELN
50G OLIVENÖL
3EL CRÈME FRAÎCHE
SCHNITTLAUCH
DILL
ZITRONE
OLIVENÖL
ÖL *ZUM FRITTIEREN*

DIE NÄHRWERTE *PRO*
PORTION (ETWA 233G)
ENTSPRECHEN:

ENERGIE *180 KCAL*
FETT *15G*
EIWEISS *17G*
BALLASTSTOFFE *2G*

ZUBEREITUNG (ETWA 1 STUNDE UND 2 STUNDEN ZIEHEN LASSEN):

Für den Gewürzjoghurt die Gewürze in einem Mörser zerstoßen und in den Joghurt geben. Das Ganze etwa 2 Stunden durchziehen lassen, dann durch ein feines Sieb streichen und kaltstellen.

Die Kartoffeln waschen und im Salzwasser weich-kochen.

Das Saiblingsfilet mit Salz und Pfeffer würzen und auf einem eingefetteten Blech abgedeckt im Ofen bei 80 °C etwa 12 Minuten glasig garen.

Die violetten Kartoffeln waschen und mit dem Gemüsehobel fein aufschneiden, kurz ins warme Wasser legen und danach auf einem Geschirrtuch trocknen. In 180 °C heißem Fett knusprige Chips ausbacken.

Die gekochten Kartoffeln schälen und mit einer Gabel vorsichtig zerdrücken. Salz, Olivenöl, Crème fraîche und Zitronensaft beigeben. Mit Cayennepfeffer und eventuell etwas Salz abschmecken. Den gezupften Saibling mit dem geschnittenen Schnittlauch und den Dill mit den Kartoffeln vorsichtig vermengen.

Die Saiblings-Brandade auf dem Teller verteilen, mit knusprigen Chips und dem Gewürzjoghurt garnieren.

TIPP VON MARTIN FAUSTER:
Anstelle des Saiblings kann hier auch ein Kabeljau verwendet werden.

Dieses eiweißreiche Gericht eignet sich gut während und nach einer Krebstherapie. Das Fischei-

weiß ist leicht verdaulich, sodass es die Regeneration der durch die Therapie geschädigten Zellen unterstützt. So hilft eine eiweißreiche Nahrung dabei, verletzte Zellen zu erneuern, dem Muskelabbau entgegenzuwirken und das Immunsystem zu stärken. Auch der Joghurt bildet eine gute Eiweißquelle. Des Weiteren scheint er einen positiven Einfluss auf unser Mikrobiom zu haben und das Risiko für Herz-Kreislauf-Erkrankungen, Diabetes und entzündliche Darmerkrankungen zu senken.

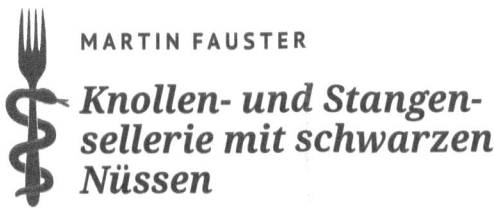

MARTIN FAUSTER

Knollen- und Stangensellerie mit schwarzen Nüssen

Hierzulande ist der Knollensellerie oft nur als Suppenbeilage bekannt. Das wird der vielseitigen wie gesunden und kalorienarmen Knolle jedoch kaum gerecht. Dieses Rezept feiert die kulinarische Vielfalt dieser alten Kulturpflanze aus dem Mittelmeerraum.

ZUBEREITUNG (ETWA 1,5 STUNDEN):

Für den Selleriefond Schalotten und Knollensellerie schälen. Schalotten, Knollensellerie, Stangensellerie und Apfel klein schneiden und in Olivenöl farblos andünsten. Den Apfelsaft beigeben und einkochen lassen. Mit dem Gemüsefond auffüllen und das Ganze bei kleiner Hitze etwa 20 Minuten leicht köcheln lassen und passieren.

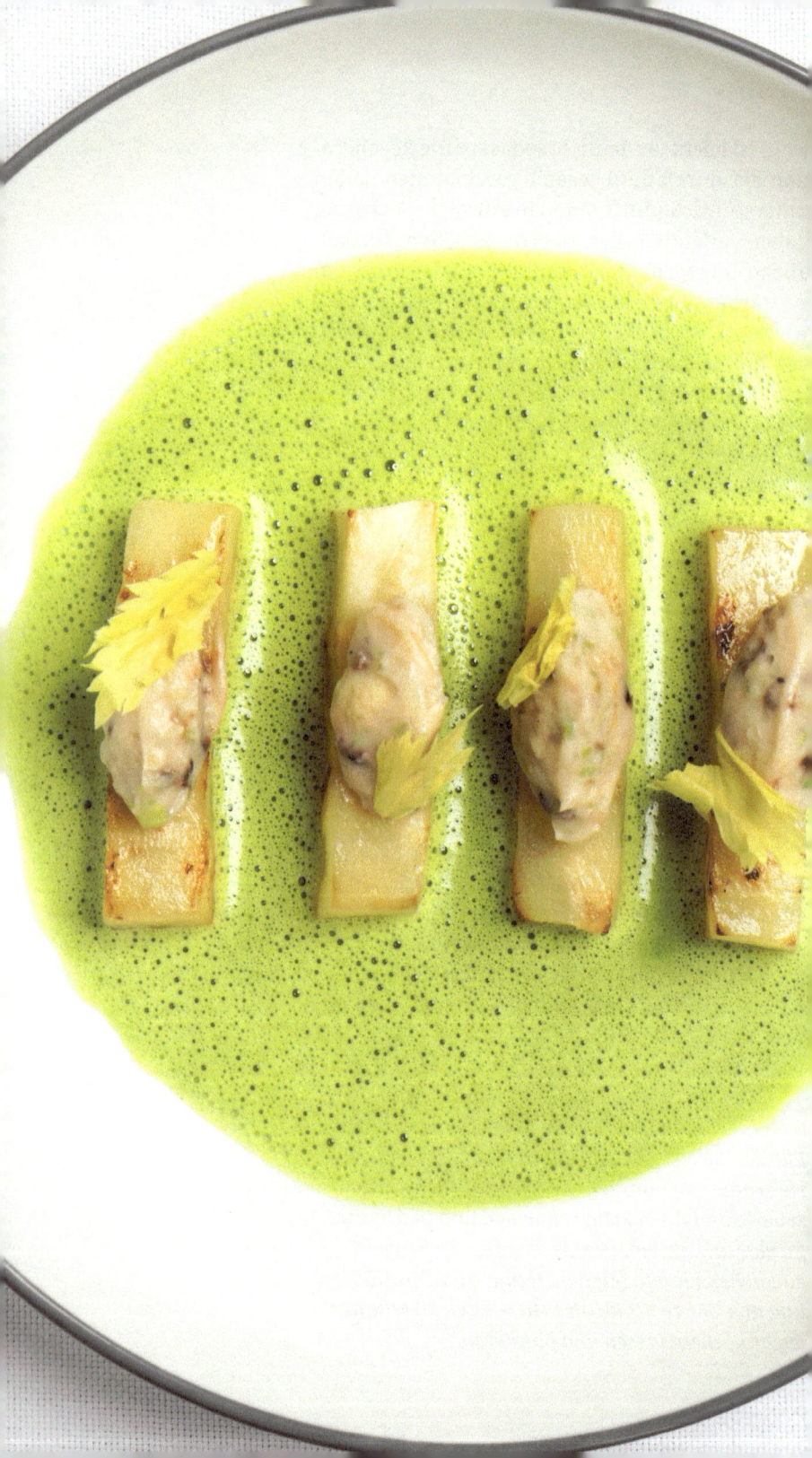

Für den gebratenen Sellerie die Knolle gut waschen und in Salzwasser weichkochen, danach vorsichtig schälen und zwölf gleichmäßige Balken herausschneiden. Die Reste für das Selleriepüree aufheben.

Für das Selleriepüree die Hafermilch aufkochen, die Sellerieabschnitte beigeben, mit Salz, Muskat und dem Walnussöl abschmecken und das Ganze fein pürieren.

Den Stangensellerie und den Apfel schälen und beides in kleine Würfel schneiden, in etwas Olivenöl anschwitzen und mit den gehackten Nüssen unter das Selleriepüree mischen.

Die Selleriebalken von allen Seiten in Olivenöl anbraten, mit etwas Salz würzen.

Den Selleriefond mit den Sellerieblättern und etwas kalter Butter mixen, die schwarzen Nüsse in feine Scheiben schneiden.

Die Balken auf den Tellern verteilen, das Selleriepüree darauf verteilen und den grünen Selleriefond angießen.

ZUTATEN FÜR
8 PORTIONEN:

FÜR DEN SELLERIEFOND
1 SCHALOTTE
100G KNOLLENSELLERIE
100G STANGENSELLERIE
1 SÄUERLICHER APFEL
50ML APFELSAFT
APFELESSIG
200ML GEMÜSEFOND
STANGENSELLERIE-
BLÄTTER
OLIVENÖL
BUTTER

FÜR DEN GEBRATENEN
KNOLLENSELLERIE
2 MITTELGROSSE
KNOLLENSELLERIE
(ETWA 1KG)
SALZ
OLIVENÖL

FÜR DAS SELLERIEPÜREE
70G HAFERMILCH
ETWA 400G KNOLLEN-
SELLERIEABSCHNITTE
SALZ
MUSKAT
15G WALNUSSÖL
1 STANGENSELLERIE
1 SÄUERLICHER APFEL
1 GEHACKTE SCHWARZE
WALNUSS
3 GEHACKTE WALNÜSSE
OLIVENÖL
SCHWARZE NÜSSE

TIPPS VON MARTIN FAUSTER:
Den Sellerie kann man auch wunderbar durch Petersilienwurzeln und Petersiliengrün ersetzen. Wer einen Walnussbaum besitzt, kann die schwarzen Nüsse leicht selbst herstellen. Alle anderen erwerben die Delikatessen im Feinkostladen oder greifen alternativ zu „normalen" Walnüssen.

Schwarze Nüsse sind grüne Walnüsse, die Ende Juni, meist um den Johannistag (24. Juni) geerntet werden und als ganze Walnuss eingelegt werden, traditionell in der Pfalz, wo sie auch als „schwarze

DIE NÄHRWERTE PRO
PORTION (ETWA 256G)
ENTSPRECHEN:

ENERGIE 137 KCAL
FETT 9G
EIWEISS 3G
BALLASTSTOFFE 7G

Trüffel" bezeichnet werden. Das Einlegen ist sehr aufwendig! Grüne Walnüsse haben einen hohen Gehalt an Vitamin C, Jod und B-Vitaminen.

Dieses Rezept ist relativ kalorienarm und daher gut zum Abnehmen geeignet. Der Sellerie ist reich an Kalium, was wichtig ist für eine gute Reiz-Weiterleitung der Nerven. Kalium unterstützt somit die Regulation des Blutdrucks und die Muskeltätigkeit. Die Bitterstoffe im Sellerie fördern die Verdauung. Außerdem wrkt der Knollensellerie entwässernd und harntreibend, daher sollte er von Personen mit Nierenschwäche nur in geringen Mengen verzehrt werden.

ZUTATEN *FÜR*
4 PORTIONEN:

FÜR DAS EINGELEGTE BASILIKUM
1 *BUND* BASILIKUM
1/8L *GUTES* **OLIVENÖL**

FÜR DEN TOMATEN-SUGO
500G *GESTÜCKELTE* **TOMATEN** *(DOSE)*
SALZ *NACH BELIEBEN*
PFEFFER *NACH BELIEBEN*
100G BROTWÜRFEL *AUS ALTBACKENEM WEISS-BROT (CIABBATTA O. Ä.)*
120G FETA-SCHAFSKÄSE
20G PINIENKERNE
CHILI-ÖL *NACH BELIEBEN*

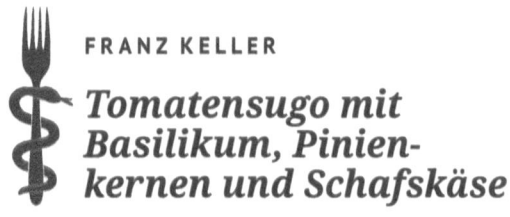

FRANZ KELLER

Tomatensugo mit Basilikum, Pinien-kernen und Schafskäse

Dieses Gericht ist nicht nur im Sommer ein echter Genuss. Es bringt etwas mediterranes Flair in die Küche. Die Pinienkerne verleihen dem Gericht geschmacklich besonderen Pep, haben aber auch in Bezug auf die Inhaltsstoffe einiges zu bieten. Sie enthalten beispielsweise viele gesunde Fette und können dabei helfen, die Blutfettwerte zu verbessern.

ZUBEREITUNG (ETWA 20 MINUTEN, PLUS 3

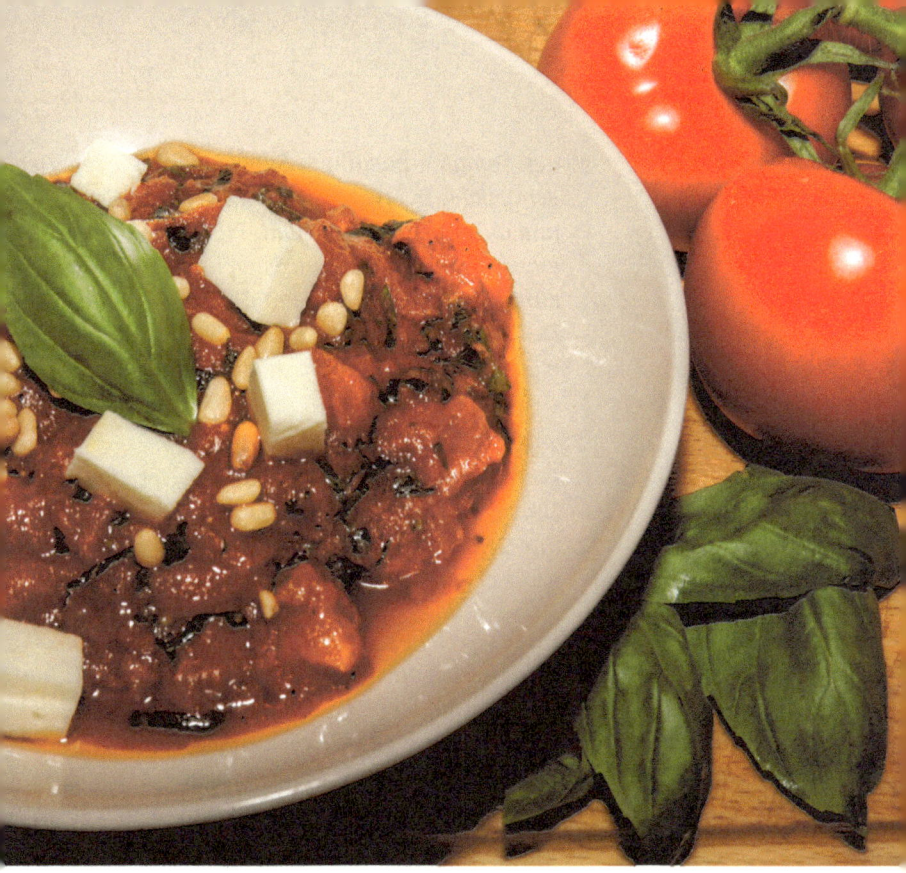

EINGELEGTES BASILIKUM

Das Basilikum waschen, die Blätter von den Stängeln zupfen und in grobe Streifen schneiden. Die Blätter in einen fest verschließbaren Behälter geben und mit dem Olivenöl gut tränken. Gut verschlossen für 2 Tage im Kühlschrank durchziehen lassen, sodass das Öl das Aroma der Kräuter gut annehmen kann.

TOMATENSUGO

Die Tomaten mit Salz und Pfeffer abschmecken. Das eingelegte Basilikum hinzufügen und alles zusammen erneut für mindestens 1 Tag gut verschlossen in den Kühlschrank geben.

Die Brotwürfel in einen tiefen Teller geben und

DIE NÄHRWERTE *PRO*
PORTION (ETWA 220G)
ENTSPRECHEN:

ENERGIE *492 KCAL*
FETT *44G*
EIWEISS *9G*
BALLASTSTOFFE *2G*

den Tomaten-Basilikum-Sugo darübergießen. Den Schafskäse in etwa 1 cm große Würfel schneiden und auf dem Sugo verteilen. Die Pinienkerne in einer Pfanne ohne Öl anrösten und dem Gericht zufügen. Nach Belieben mit Chili-Öl verfeinern. Der Sugo schmeckt am besten, wenn er zimmerwarm ist.

TIPPS VON FRANZ KELLER:

Der Tomatensugo nimmt leicht die Gerüche der Umgebung an. Aus diesem Grund ist es wichtig, das Gefäß gut zu verschließen, bevor es in den Kühlschrank gestellt wird.

Dieses Gericht schmeckt am besten lauwarm. Es kann jedoch auch warm serviert werden. Hierfür wird der Sugo im Mixer püriert und anschließend wie eine Tomatensoße verwendet.

Dieses Gericht klingt harmlos, hat es aber in sich. Das Öl liefert quasi unbemerkt einige Kalorien, die bei Gewichtsverlust oder Mangelernährung dringend benötigt werden. Wenn Sie hingegen eher darauf achten müssen, nicht zu viel Energie aufzunehmen, können Sie leicht etwas Öl und damit Kalorien einsparen. Über das Öl können wir mit diesem Gericht auch viel fettlösliches Vitamin E zu uns nehmen. Vitamin E wirkt im Körper antioxidativ. Das bedeutet, es hat das Potenzial, Entzündungen entgegenzuwirken und unsere Zellen – insbesondere die Zellwände – zu schützen.

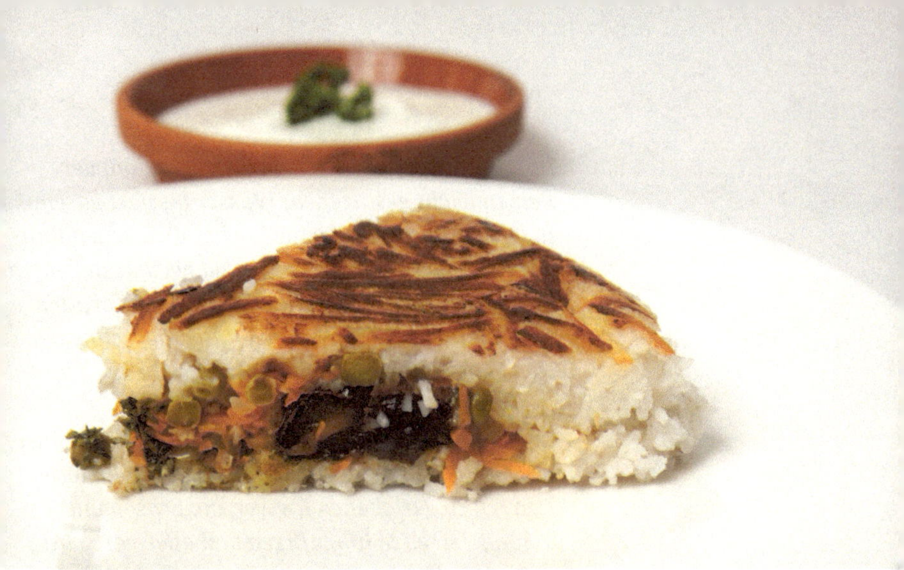

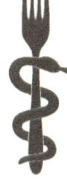

FRANZ KELLER

Basmatireis-Kuchen mit integrierten Gemüsewürfeln und Joghurt

ZUTATEN *FÜR*
4 PORTIONEN:

300G BASMATIREIS
SALZ
150G APFEL
1 MITTLERE KARTOFFEL,
MEHLIGKOCHEND
90G KAROTTEN
80G FENCHEL
1CM INGWERWURZEL,
GERIEBEN
2EL TRAUBENKERNÖL
100G ERBSEN
PFEFFER
20G PETERSILIE
4 MEDJOOL-DATTELN
PFEFFER
125G JOGHURT, *FETTARM*

Dieses asiatisch anmutende Gericht kombiniert süße und mild-würzige Geschmacksnoten. Dabei enthält es viele magenschonende Lebensmittel wie Fenchel und Kartoffeln. Die im Rezept verwendeten Medjool-Datteln sind besonders große und süße Früchte. Sie werden traditionell lediglich durch Sonneneinstrahlung und ohne Zusätze getrocknet.

ZUBEREITUNG (ETWA 1,5 STUNDEN):

Den Basmatireis in genügend Wasser mehrere Male gut waschen und anschließend mit doppelt so viel Wasser wie Reis und genügend Salz ansetzen und für etwa 25 Minuten kalt quellen lassen.

Im Anschluss das Wasser abschütten und den
Reis in leicht gesalzenem Wasser bissfest garen.
In den fertigen Reis kleine Löcher drücken, damit
er besser ausdampfen kann, und beiseitestellen. In
der Zwischenzeit Äpfel, Kartoffeln und Karotten
schälen und in feine Streifen (Julienne) schneiden.
Den Fenchel fein würfeln. Ingwer reiben.

In einer Pfanne 1 EL Öl erhitzen und Fenchel sowie
Karottenstreifen darin leicht anschwitzen lassen.
Den frisch geriebenen Ingwer, die Erbsen und
die Apfelstreifen hinzufügen und alles vorsichtig
salzen und pfeffern.

Die Kartoffelstreifen in einem Topf mit dem restlichen Öl goldgelb anbraten und gut über den
Topfboden verteilen. Den ausgekühlten Reis auf
die Kartoffeln geben und festdrücken. Dabei den
Reis auch an die Seitenwände verteilen, sodass
eine halbrunde Wölbung entsteht.

Die Apfel-Gemüse-Mischung zusammen mit der
Petersilie in die Kuhle geben. Die Datteln hinzufügen und den Reis vom Rand über das Gemüse
streichen, sodass eine gleichmäßige Reis-Fläche
entsteht und alles Gemüse bedeckt ist.

Den Topf noch mal bei kleiner Hitze abgedeckt für
etwa 5 Minuten auf dem Herd lassen und anschließend bei 180 °C für 20 Minuten im Ofen backen.
Den fertigen Kuchen aus dem Topf stürzen und in
Stücke schneiden. Die Kartoffelkruste sollte goldgelb sein.

DIE NÄHRWERTE *PRO
PORTION (ETWA 260G)
ENTSPRECHEN:*

ENERGIE *445 KCAL*
FETT *7G*
EIWEISS *11G*
BALLASTSTOFFE *6G*

Mit dem Joghurt anrichten und servieren.

TIPPS VON FRANZ KELLER:
Der Reis sollte bei diesem Rezept gut gewaschen werden. Dadurch und durch das Quellen im kalten Wasser
verliert er an Stärke und ist so leichter bekömmlich.

Damit der Kuchen eine schöne Form erhält, sollten die Kartoffeln in einem Topf angebraten werden, der sich gut stürzen lässt.

Der Basmatireis-Kuchen schmeckt sowohl kalt als auch warm. Leiden Sie unter verstärkter Übelkeit, kann es helfen, eher auf kalte Mahlzeiten zurückzugreifen, da diese weniger intensiv riechen. Ferner enthält das Gericht leicht verdauliche Lebensmittel wie Kartoffeln, Reis, Joghurt, die eher einen neutralen Geschmack aufweisen, der nicht aufdringlich ist.

Dieses Rezept liefert vor allem durch die Petersilie viel Vitamin K, das wir für die Blutgerinnung, aber auch für den Erhalt der Knochen benötigen. Die früher verbreitete Empfehlung, dass auf Cumarin-Derivate (zum Beispiel Marcumar) eingestellte Menschen Vitamin-K-haltige Lebensmittel wie Kohl meiden sollten, ist mittlerweile widerlegt. Derzeit gilt die Empfehlung, dass diese Personen nicht auf den Vitamin-K-Gehalt von Nahrungsmitteln achten müssen, es sei denn, sie stellten ihre Ernährung von einer gewöhnlichen Mischkost auf eine streng vegetarische Ernährung um. In diesem Fall sollte die Blutgerinnungszeit überprüft werden.

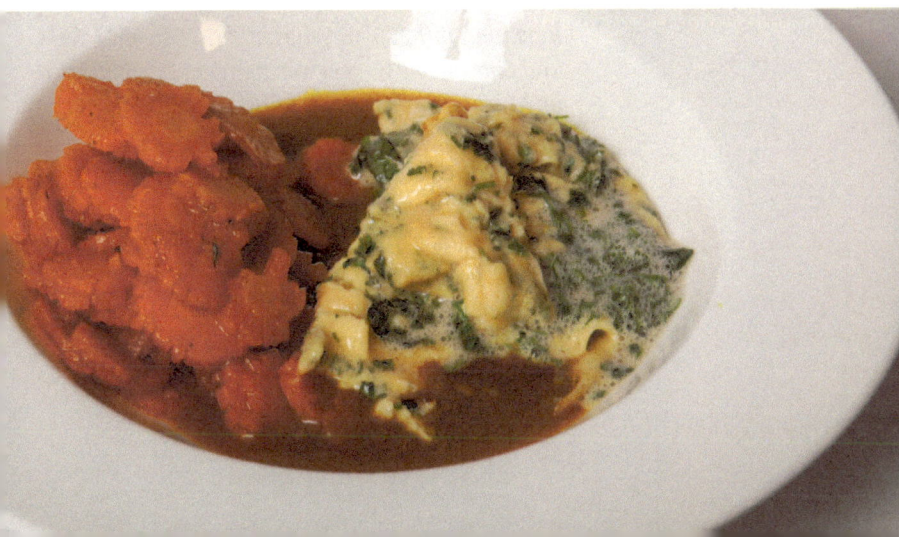

ZUTATEN *FÜR 4 PORTIONEN:*

1EL KURKUMA, *MÖG-LICHST FRISCH, GE-RIEBEN*
3EL OLIVENÖL
SALZ
1 *PRISE* **ZUCKER**
1TL SENFKÖRNER
5 KAROTTEN
4 EIER
1 *BUND* **KERBEL,** *FRISCH*

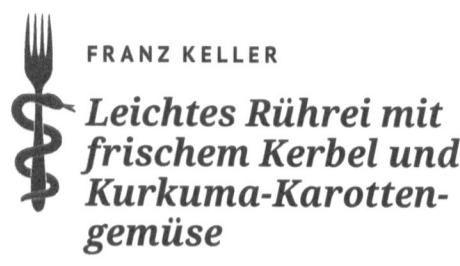

FRANZ KELLER

Leichtes Rührei mit frischem Kerbel und Kurkuma-Karotten-gemüse

Das Ei bietet unzählige Möglichkeiten der Verarbeitung und lässt sich daher vielseitig in der Küche einsetzen. In diesem Gericht kommt es als wohlschmeckende Rührei-Variante daher. Gepaart mit frischem Kerbel, welcher leicht mit der glatten Petersilie verwechselt werden kann. Kerbel ist ein klassisches Frühlingskraut und kräftig-würzig im Geschmack. Da sein Aroma beim Trocknen in Mitleidenschaft gezogen wird, empfiehlt es sich, auf frische Kräuter zurückzugreifen.

ZUBEREITUNG (ETWA 40 MINUTEN):

Kurkuma mit 250 ml Wasser, 2 EL Olivenöl, Salz und einer Prise Zucker vermengen. Die Senfkörner im Mörser zu Pulver verreiben und dazugeben.

Die Karotten schälen und in Scheiben schneiden. Das Gewürzwasser zum Kochen bringen und die Karotten darin für 10 Minuten bissfest garen lassen.

Die Eier aufschlagen, mit etwas Salz abschmecken und schaumig rühren. Den Kerbel waschen, die Blätter von den Stängeln zupfen und mit der Ei-Masse verrühren.

Die Karotten abseihen und das Kochwasser dabei auffangen. Den Sud auf dem Herd um 2/3 reduzieren.

In einer Pfanne 1 EL Olivenöl erhitzen und das Ei-Kerbel-Gemisch hineinschütten. Das Ei kurz stocken lassen und anschließend mit einem Pfannenwender leicht verrühren. Das Rührei mit dem Karottengemüse anrichten, mit dem einreduzierten Gewürzsud begießen und sofort servieren.

DIE NÄHRWERTE *PRO PORTION (ETWA 160G) ENTSPRECHEN:*

ENERGIE *180 KCAL*
FETT *13G*
EIWEISS *8G*
BALLASTSTOFFE *3G*

TIPPS VON FRANZ KELLER:
Aufgrund des besseren Nährstoffprofils sollten Bio- oder Freilandeier benutzt werden.

In diesem Gericht sollten Sie, wenn möglich, auf frische Kurkuma (Gelbwurzknolle) zurückgreifen, welche wie Ingwer zerrieben wird. Die Menge kann ruhig hoch dosiert werden, da Geschmack und Schärfe nicht besonders ausgeprägt sind. Um die positiven Inhaltsstoffe gut aufnehmen zu können, empfiehlt es sich, Kurkuma stets mit Pfeffer zu kombinieren.

Dieses Gericht ist vor allem für Krebspatient:innen während der Therapie zu empfehlen. Jedoch auch in der Aufbauphase nach der Therapie ist es gut geeignet. Es besticht durch seine Leichtigkeit, welche den Magen entlastet und so einer überschüssigen Säureproduktion (Sodbrennen) vorbeugt.

Obwohl wir mit dieser Rührei-Variante wenig Energie aufnehmen, bringt sie uns doch viele wichtige Inhaltsstoffe. Der Kerbel enthält unter anderem gesunde ätherische Öle und die Karotte viel Betacarotin. Eier liefern zudem wertvolles Eiweiß, das unser Körper zu fast 100 Prozent verwerten kann. Das so oft kritisierte Ei liefert also mit das beste natürlich vorkommende Eiweiß. Da der Eiweißbedarf während einer Tumortherapie erhöht ist, wird dieses Gericht trotz seiner vermeintlichen Einfachheit als sehr wertvoll für die Gesundheit empfohlen. Was Sie beim Erwerb der Eier beachten dürfen, lesen Sie im entsprechenden Kapitel (S. 97).

ZUTATEN *FÜR 4 PORTIONEN:*

FÜR DAS KARTOFFEL-ZUCCHINI-GRATIN
4 GROSSE KARTOFFELN, *MEHLIGKOCHEND*
2 ZUCCHINI
2 EIER
SALZ
PFEFFER
MUSKATNUSS
200ML SAHNE
100ML GEMÜSEBRÜHE

FÜR DEN GERÖSTETEN WIRSING
600G WIRSING
2EL TRAUBENKERNÖL *(ALTERNATIV RAPSÖL)*
50ML GEMÜSEBRÜHE
SALZ
PFEFFER
MUSKATNUSS
200ML SAHNE
100ML GEMÜSEBRÜHE

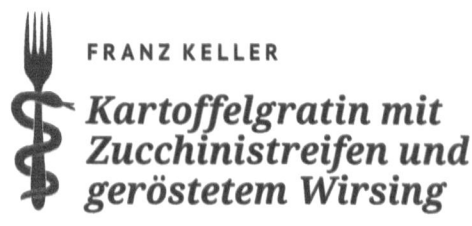

FRANZ KELLER

Kartoffelgratin mit Zucchinistreifen und geröstetem Wirsing

Wirsing gehört zu den Kohlgewächsen. Im Gegensatz zu Kopfkohlarten wie Weißkraut sind seine Blätter nicht fest, sondern wie eine sich öffnende Blüte angeordnet. Dank seinen feinen Aromen kann er vielseitig in der Küche eingesetzt werden. Hier stellen wir ihn Ihnen in der gerösteten Variante als Beilage vor.

ZUBEREITUNG (CA. 40 MINUTEN):

KARTOFFEL-ZUCCHINI-GRATIN
Kartoffeln und Zucchini mithilfe einer Mandoline in feine Scheiben schneiden und anschließend abwechselnd in eine feuerfeste Form legen.

Die Eier aufschlagen und mit einer Prise Salz, Pfeffer und frisch geriebener Muskatnuss würzen. Sahne und Gemüsebrühe hinzufügen und mit einem Schneebesen gut verquirlen.

Die Ei-Masse über die Zucchini-Kartoffel-Scheiben geben und bei 180 °C im Ofen 20 Minuten garen.

GERÖSTETER WIRSING

Den Wirsing in feine Streifen schneiden und schwimmend waschen. Die Wirsingblätter aus dem Wasser heben, sodass eventueller Sand im Wasser bleibt, und anschließend trocken schütteln. Das Traubenkernöl in einer Pfanne erhitzen und die Wirsingstreifen darin goldbraun anbraten. Mit der Gemüsebrühe ablöschen und nochmals kurz aufkochen lassen.

Den Wirsing gemeinsam mit dem Kartoffel-Zucchini-Gratin anrichten und sofort servieren.

DIE NÄHRWERTE *PRO PORTION (ETWA 250G) ENTSPRECHEN:*

ENERGIE *194 KCAL*
FETT *13G*
EIWEISS *28G*
BALLASTSTOFFE *4G*

TIPPS VON FRANZ KELLER:

Die Sahne kann in diesem Rezept durch Kokosmilch ersetzt werden. Dadurch bekommt das Gericht eine besondere, leicht süßliche Note.

Zur besseren Verdauung von Kohlsorten aller Art kann dem Gemüse beim Garen eine Messerspitze Natron hinzugefügt werden. Auch geschmacklich wird der Kohl dadurch abgerundet.

Ballaststoffe sind unverdauliche Pflanzenfasern, die vielfältige Funktionen haben und unseren Körper daher sowohl in der Therapie als auch zur Prophylaxe vieler Erkrankungen unterstützen. Sie verzögern beispielsweise die Magenentleerung, sorgen für ein länger anhaltendes Sättigungsgefühl und fördern das Wachstum von „guten" Darmbakterien. Ballaststoffe helfen auch dabei, Tumorerkrankungen wie Dickdarmkrebs vorzubeugen.

Dieses Rezept ist auch für jene Personen gedacht, die an Obstipation (Verstopfung) leiden. Die Quellfähigkeit der Ballaststoffe sorgt dafür, dass die Stuhlkonsistenz positiv beeinflusst und das Stuhlvolumen erhöht wird. Diese Wirkung kann sich jedoch nur entfalten, wenn die Ballaststoffe mit genügend Flüssigkeit eingenommen werden. Versuchen Sie also, am Tag mindestens auf 1,5 bis 2 Liter Flüssigkeit zu kommen, insbesondere bei einer Neigung zu Obstipation. Die Deutsche Gesellschaft für Ernährung (DGE) empfiehlt übrigens eine tägliche Zufuhr von 30 g Ballaststoffen.

Wer nach dem Verzehr von Wirsing zu Blähungen neigt, sollte den Kohl mit etwas Kümmel würzen.

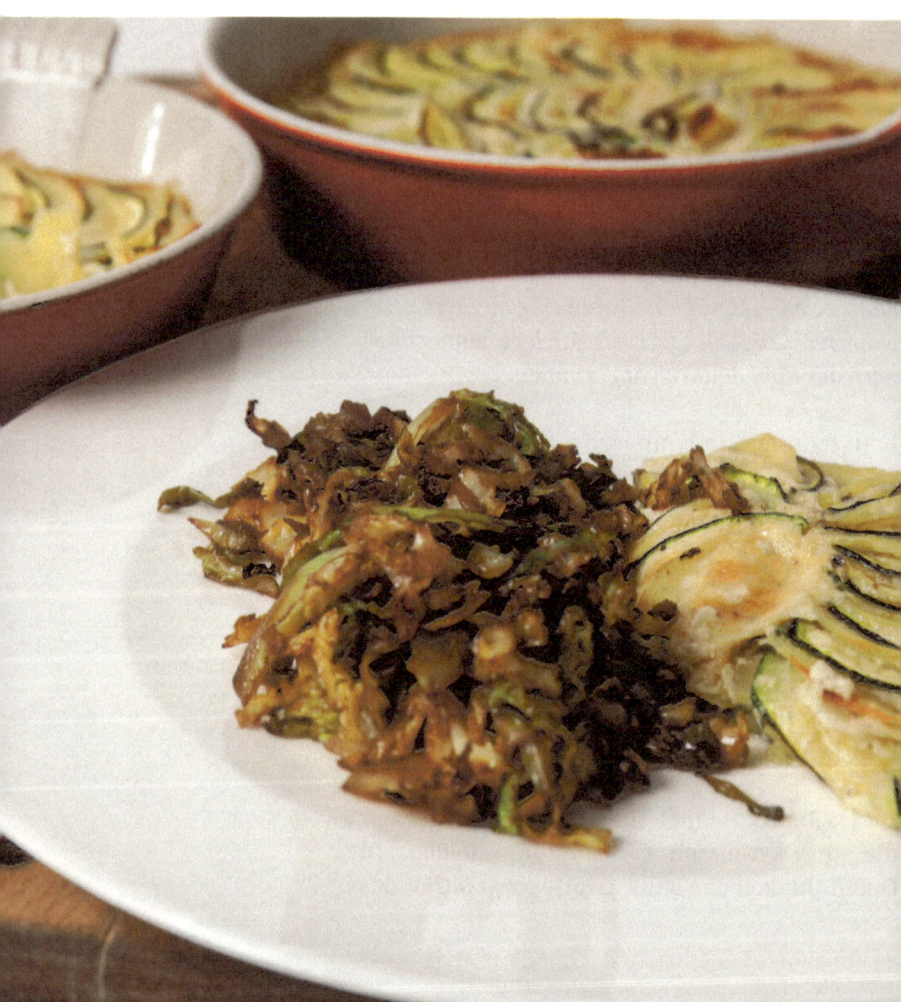

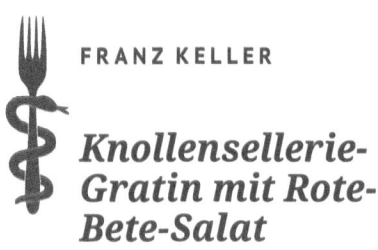

FRANZ KELLER

Knollensellerie-Gratin mit Rote-Bete-Salat

ZUTATEN *FÜR 4 PORTIONEN:*

FÜR DAS KNOLLEN-SELLERIE-GRATIN
100G RISOTTOREIS
1/8L MILCH *(ODER EINE PFLANZLICHE ALTER-NATIVE)*
1/8L WASSER
300G KNOLLENSELLERIE
80G PARMESAN

FÜR DEN ROTE-BETE-SALAT
400G ROTE BETE
1EL HONIG
1TL APFELESSIG
KÜMMEL
10G SALBEI
SALZ

Knollensellerie wird meistens gekocht. Wir alle kennen ihn als Klassiker im Suppengemüse, doch er lässt sich auch hervorragend braten und frittieren oder roh als Salat verzehren. Hier kombinieren wir ihn mit Roter Bete, er passt jedoch auch wunderbar zu anderen Knollengemüsen.

Sellerie hat eine Fülle von gesundheitsfördernden Eigenschaften zu bieten. Seine ätherischen Senföle beruhigen unter anderem einen gereizten Magen, da sie einen Überschuss an Magensäure neutralisieren und Magenschmerzen abmildern können. Außerdem wirken die Sellerie-Öle antibakteriell und antioxidativ. Das heißt, sie können nicht nur pathogene (krank machende) Keime abtöten, sondern auch Entzündungen lindern und unsere Körperzellen vor schädlichen freien Radikalen schützen.

ZUBEREITUNG (ETWA 25 MINUTEN):

KNOLLENSELLERIE-GRATIN
Den Risotto-Reis gut waschen und mit der Milch und dem Wasser zum Kochen bringen. Etwas salzen. Den Knollensellerie schälen, fein würfeln und zum Reis geben. Den Parmesan reiben. Wenn der Reis bissfest gegart ist, alles pürieren.

Das Püree in eine feuerfeste Form geben, mit dem
Parmesan bestreuen und bei Oberhitze für 5 bis 10
Minuten gratinieren lassen.

ROTE-BETE-SALAT
Die Rote Bete schälen und in etwas Wasser garen.
Das Kochwasser aufbewahren und die Rote Bete
in kleine Würfel schneiden. Den Honig mit dem
Apfelessig vermengen.

Den Kümmel gut mörsern und den Salbei fein
hacken. Beides zur Honig-Apfelessig-Mischung

DIE NÄHRWERTE *PRO*
PORTION (ETWA 290G)
ENTSPRECHEN IN ETWA:

geben. Etwas vom Kochwasser der Roten Bete und
die Rote-Bete-Würfel hinzufügen und alles gut
vermengen.

ENERGIE *258 KCAL*
FETT *7G*
EIWEISS *12G*
BALLASTSTOFFE *6G*

Den Rote-Bete-Salat zusammen mit dem Knollen-
sellerie-Gratin anrichten und servieren.

TIPPS VON FRANZ KELLER:
Das Wasser, in dem die Rote Bete gegart wird,
sollte nicht salzig sein, da den Knollen ansonsten
die rote Farbe entzogen wird.

Beim Schälen der rohen Roten Bete am besten mit
Küchenhandschuhen arbeiten, da sich die Haut
sonst rot verfärbt.

Dieses Gericht kann Menschen unterstützen, die
an Diarrhoe (Durchfall) leiden. Der weiche Reis
besitzt eine eher stopfende Wirkung. Das bei-
gefügte Salz wirkt dem Mineralienverlust entgegen, der häufig mit Durchfall einhergeht. Die
Muskatnuss verzögert die beschleunigte Darm-
passage – ebenfalls eine Ursache für Durchfall.
Die antibakteriellen Eigenschaften von Honig
und Senfölen im Sellerie tun ihr Übriges.

Menschen mit erhöhtem Risiko zur Bildung
von Nierensteinen ist vom übermäßigen Ver-

zehr der Roten Bete abzuraten, da die Knolle sowohl über erhöhte Mengen an Oxalsäure als auch an Kalzium verfügt. Diese können zusammen zur vermehrten Bildung von Nierensteinen beitragen, auch wenn die Oxalsäure durch das Kochen deutlich reduziert wird.

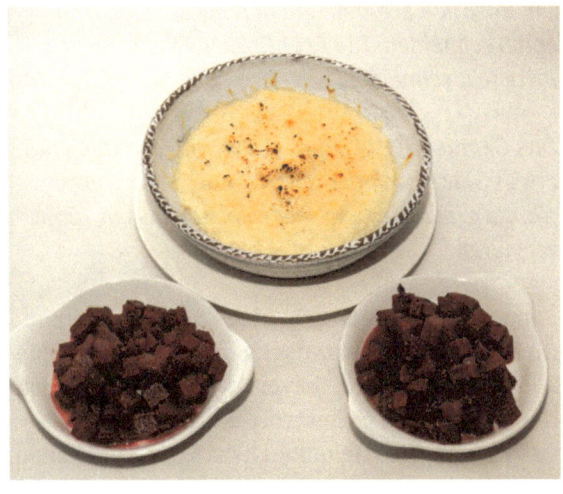

FRANZ KELLER

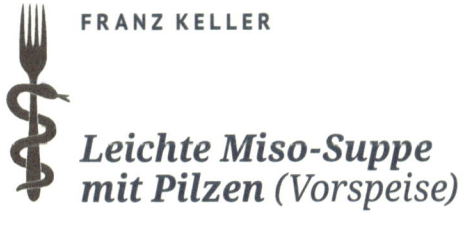

Leichte Miso-Suppe mit Pilzen (Vorspeise)

ZUTATEN *FÜR 4 PORTIONEN:*

1/2L WASSER
30G MISOPASTE
1CM INGWERWURZEL
2 KAROTTEN
2 FRÜHLINGSZWIEBELN
3 KRÄUTERSEITLINGE
3 CHAMPIGNONS

Die Miso-Suppe ist ein Klassiker der japanischen Küche. Sie fehlt in praktisch keiner Mahlzeit – ob als Vorspeise, als Teil des Hauptgerichtes und traditionell in Japan als Frühstück. Grundlage der Miso-Suppe stellt die Miso-Paste dar, welche aus Sojabohnen hergestellt wird. Bei den veganen Varianten wird auf die zusätzliche Zugabe von Dashi, einem Fischsud, verzichtet.

ZUBEREITUNG (ETWA 15 MINUTEN):

Das Wasser erwärmen und die Miso-Paste einrühren. Den Ingwer fein hacken, in die Suppe geben und alles zusammen kurz aufkochen lassen.

Die Karotten schälen und in feine Streifen (Julienne) schneiden. Die Frühlingszwiebeln sowie die Pilze fein schneiden.

DIE NÄHRWERTE *PRO PORTION (ETWA 250G) ENTSPRECHEN IN ETWA:*

ENERGIE *49 KCAL*
FETT *0G*
EIWEISS *4G*
BALLASTSTOFFE *4G*

Das Gemüse in die Suppe geben und eventuell mit etwas Salz abschmecken. Nochmals kurz erwärmen, jedoch nicht mehr kochen lassen, dann servieren.

Suppen, insbesondere Brühen, werden aufgrund ihres salzigen Geschmacks häufig bei therapiebedingter Übelkeit bevorzugt. Sie geben dem Körper verlorene Elektrolyte wieder und helfen dabei, den Flüssigkeitshaushalt auszugleichen. Diese leichte Variante der Miso-Suppe eignet sich besonders gut dazu, weil sie den Körper nicht mit unnötig vielen Kalorien belastet. Außerdem ist die Suppe mit vier Gramm Eiweiß im Vergleich eiweißreich und somit gut während der Therapie einzusetzen.

Ingwer hat sich in Studien als natürlicher Hemmstoff gegen Übelkeit und Erbrechen erwiesen.

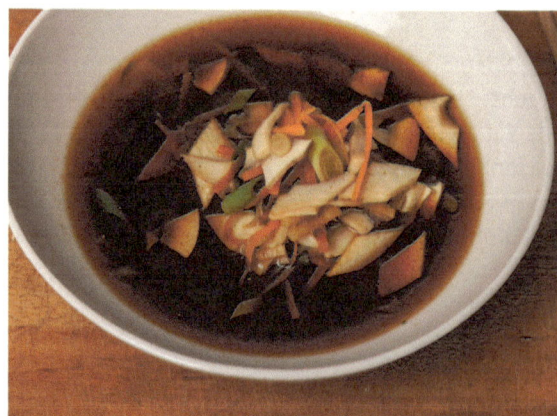

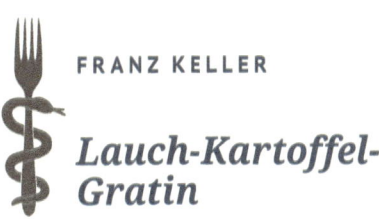

FRANZ KELLER

Lauch-Kartoffel-Gratin

ZUTATEN *FÜR 4 PORTIONEN:*

2 EIER

SALZ

MUSKATNUSS

250ML SAHNE *(ODER EINE PLANZLICHE ALTERNATIVE)*

400G LAUCHSTANGEN

2 GROSSE **KARTOFFELN,** *MEHLIGKOCHEND*

PFEFFER

Lauch oder Porree gehört wie Zwiebel und Knoblauch zu den Lauchgewächsen (Allium-Familie), hat aber einen etwas feineren Geschmack als seine Verwandten. Ähnlich wie seine Familienangehörigen kann Lauch in der Küche als Gemüse oder Gewürz eingesetzt werden. Auch seine Verwendung in der Gesundheitsprävention hat eine lange Tradition, die bis ins Altertum zurückgeht.

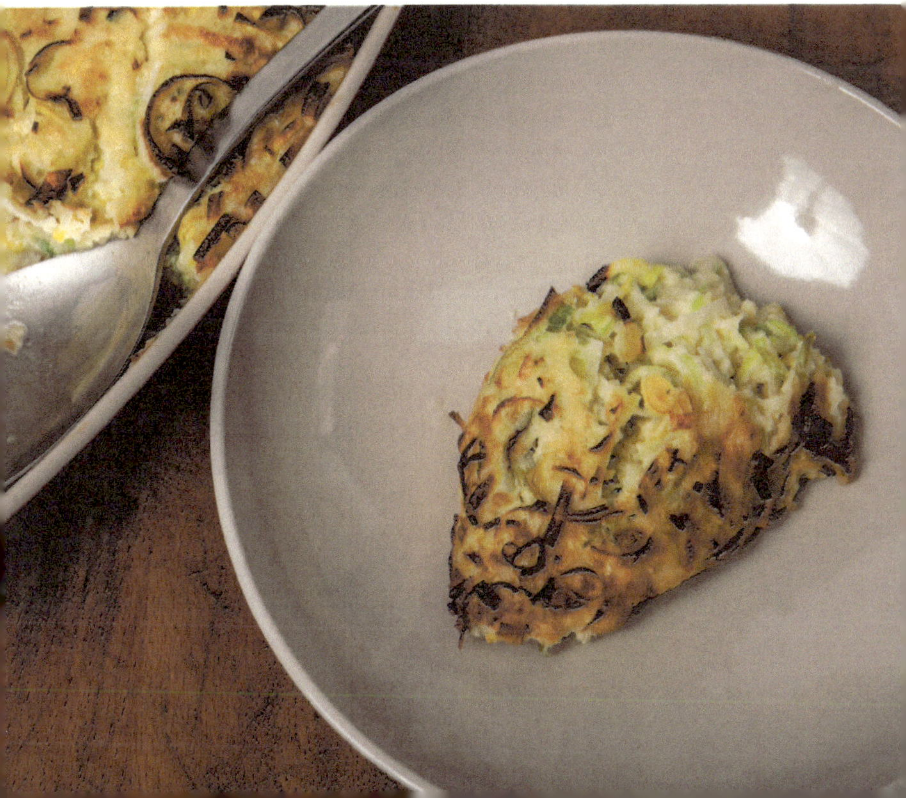

ZUBEREITUNG (ETWA 55 MINUTEN, DAVON 30 MINUTEN BACKZEIT):

Die Eier aufschlagen, mit einem Schneebesen schaumig rühren und mit Salz, Pfeffer und Muskatnuss abschmecken. Anschließend die Sahne zugeben und gut verrühren. Die Kartoffeln schälen und in gesalzenem Wasser garkochen. Die noch heißen Kartoffeln durch eine Kartoffelpresse geben oder mit einem Stampfer zu Mus verarbeiten. Das Mus unter die Ei-Masse rühren.

DIE NÄHRWERTE *PRO PORTION (ETWA 250G) ENTSPRECHEN IN ETWA:*

ENERGIE *304 KCAL*
FETT *23G*
EIWEISS *8G*
BALLASTSTOFFE *3G*

Den Lauch längs halbieren, in dünne Ringe schneiden, waschen und abtropfen lassen. Dann den Lauch unter die Ei-Kartoffelmasse heben.

Alles in eine Auflaufform geben und bei 180 °C für 30 Minuten im Ofen backen.

TIPP VON FRANZ KELLER:
Die Sahne kann zur Hälfte auch durch Milch(-alternative) oder Gemüsebrühe ersetzt werden, hierdurch leidet die Konsistenz des Gratins etwas, das Gericht ist insgesamt jedoch noch leichter bekömmlich, was gerade bei starkem Sodbrennen zu empfehlen ist.

Neben dem Lauch mit seinen gesundheitsfördernden Inhaltsstoffen enthält das Gericht Muskatnuss, welche sowohl als Gewürz als auch aus der Naturheilkunde bekannt ist und hier eine lange Tradition besitzt. Die ursprünglich von den Gewürzinseln (Molukken) stammende Nuss wirkt beispielsweise antimikrobiell und verdauungsfördernd. Vor allem Letzteres sorgt dafür, dass dieses Rezept gegen Sodbrennen eingesetzt werden kann. Auch die Stärke der Kartoffel wirkt Sodbrennen entgegen.

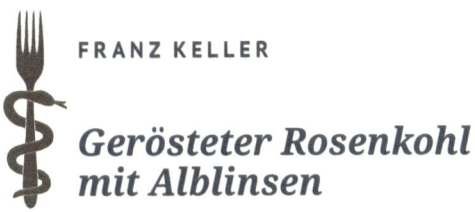

FRANZ KELLER

Gerösteter Rosenkohl mit Alblinsen

ZUTATEN *FÜR 4 PORTIONEN:*

600G ROSENKOHL
300G ALBLINSEN
1L GEMÜSEBRÜHE
2 SCHALOTTEN
1 MITTELGROSSE KAROTTE
200G KNOLLENSELLERIE
SALZ
PFEFFER
2EL RAPSÖL
2EL HONIG
CHILIFLOCKEN
1 ORANGE, *ABRIEB*

Alblinsen sind eine ganz besondere traditionelle Linsenart, die erst seit 2012 wieder im normalen Handel erhältlich ist. Zuvor war die aus den 1940ern/50ern stammende Linsenart „verschollen" und wurde erst 2006 in der Wawilow-Saatgutbank in Sankt Petersburg wiederentdeckt. Das ist der älteste Saatgutspeicher der Welt. Fast 90 Prozent seines Bestandes sind in keinem anderen Saatgutspeicher mehr zu finden und oft auch in der Natur bereits ausgestorben.

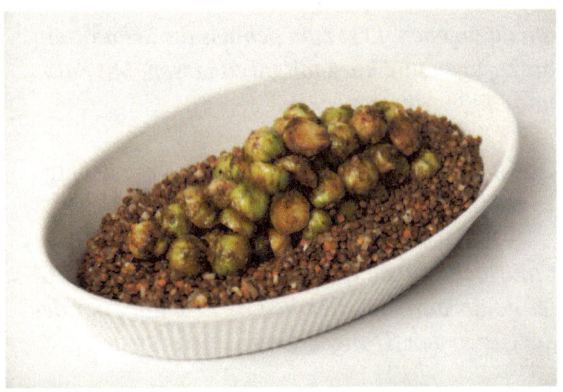

Auf der Schwäbischen Alb werden Linsen seit Jahrhunderten angebaut. Trotzdem stellt die Witterung die Anbauer:innen häufig vor große Probleme. Aufgrund oft niederschlagsreicher Erntezeiten werden die Linsen auf der Alb mit

Getreide (Gerste oder Hafer) ausgesät. Diese dienen den zarten, schwächeren Linsenpflanzen als Rankhilfe, sodass die Linsen nicht umfallen und am feuchten Boden verschimmeln. Neben der regionalen Herkunft ist ein weiterer Vorteil der Alblinsen, dass man sie nicht einzuweichen braucht. So sind sie auch für Köch:innen mit großem Hunger oder wenig Zeit geeignet.

ZUBEREITUNG (ETWA 50 MINUTEN):

Die Rosenkohlröschen putzen und für 12 Minuten in gesalzenem Wasser blanchieren. Die Linsen unter fließendem Wasser waschen. Alblinsen müssen nicht eingeweicht werden, sondern können direkt für etwa 30 Minuten in Gemüsebrühe gegart werden. Linsen kochen.

Die Schalotten fein schneiden und die Karotte schälen und fein würfeln. Den Knollensellerie ebenfalls schälen und fein würfeln.

Wenn die Linsen fast gut sind, Sellerie und Karotten dazugeben. Erst zum Schluss die Schalotten hinzufügen und kurz mitgaren lassen. Mit Salz und Pfeffer abschmecken.

Das Rapsöl in einer Pfanne erhitzen, den Honig zugeben und Rosenkohl darin karamellisieren.

DIE NÄHRWERTE *PRO PORTION (ETWA 280G) ENTSPRECHEN IN ETWA:*

ENERGIE *216 KCAL*
FETT *6G*
EIWEISS *13G*
BALLASTSTOFFE *12G*

Chiliflocken nach Geschmack hinzufügen und alles goldbraun anrösten lassen. Erst kurz vor dem Servieren den Orangenabrieb hinzufügen.

Die Linsen in einen tiefen Teller geben und den Chili-Rosenkohl darauf drapieren. Sofort servieren.

TIPP VON FRANZ KELLER:
Mit einer Messerspitze Natron im Kochwasser wird der „kohlige" Geschmack und der typische

Geruch des Rosenkohls etwas reduziert. Auch sorgt das Natron für eine bessere Verträglichkeit von Kohlgerichten.

Dieses Gericht besticht durch seine vielen Ballaststoffe. Diese unverdaulichen Pflanzenfasern besitzen vielfältige Funktionen und sind sowohl in der Therapie als auch zur Prophylaxe vieler Erkrankungen nützlich. Sie verzögern beispielsweise die Magenentleerung, sorgen für ein länger anhaltendes Sättigungsgefühl und fördern das Wachstum von guten Darmbakterien. Durch den hohen Eiweißgehalt von 13 g pro Portion sind sie gut für den Eiweißverlust während eine Tumortherapie.

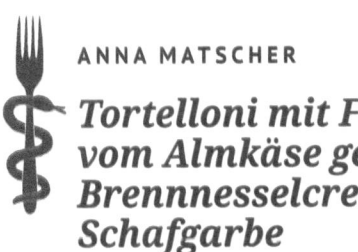

ANNA MATSCHER

Tortelloni mit Fonduta vom Almkäse gefüllt, Brennnesselcreme und Schafgarbe

Die Brennnessel ist eine alte Gemüsepflanze, deren Geschmack an Spinat erinnert, jedoch viel würziger und aromatischer als dieser ist. Am besten erntet man die Pflanzen im Sommer, wenn sie blühen und die Stängel noch wenig verholzt sind. In der Regel sind die jungen Triebe noch frei von den giftigen Stacheln, die für das Brennen verantwortlich sind. Wollen Sie jedoch ganz sichergehen, rollen Sie vor der Zubereitung einfach kurz mit einer Glasflasche über die Pflanzen oder blanchieren Sie sie in kochendem Wasser.

ZUTATEN:

FÜR DEN NUDELTEIG
300G MEHL
30G *FEINER* GRIESS
5 DOTTER
1 EI

FÜR DIE FÜLLUNG
20G OLIVENÖL
20G MEHL
300ML GEMÜSEFOND
300G ALMKÄSE
1 DOTTER
SALZ, PFEFFER
4-5EL GEMÜSEFOND *ZUM SCHWENKEN*
1EL OLIVENÖL *ZUM SCHWENKEN*

FÜR DIE BRENNNESSEL-CREME
BRENNNESSEL
OLIVENÖL, SALZ
SCHAFGARBE
GERÖSTETES SCHÜTTELBROT, *FEIN GEHACKT*

ZUBEREITUNG (ETWA 1 STUNDE):

Für den Nudelteig alle Zutaten zu einem Teig kneten und etwas ruhen lassen.

Für die Füllung (Fonduta) in einem Topf Olivenöl erwärmen, Mehl dazugeben, den Gemüsefond einrühren und aufkochen lassen. Käse klein schneiden, dazugeben und zu einer dicklichen Konsistenz rühren. Zum Schluss etwas Dotter hineingeben, salzen und pfeffern. Nudelteig ausrollen, Kreise ausstechen, Fülle aufspritzen, Tortelloni formen und in Salzwasser 5 Minuten kochen. Etwas Olivenöl mit dem Gemüsefond einreduzieren, salzen und die Tortellini darin schwenken.

Dann für die Brennnesselcreme die Brennnessel in etwas Butter ansautieren, salzen und aufmixen.

DIE NÄHRWERTE *PRO PORTION (ETWA 330G) ENTSPRECHEN IN ETWA:*

ENERGIE *860 KCAL*
FETT *7G*
EIWEISS *45G*
BALLASTSTOFFE *5G*

Die Brennnesselcreme in der Mitte des Tellers aufstreichen, Tortelloni draufgeben und mit Schüttelbrot und Schafgarbe fertigstellen.

TIPP VON ANNA MATSCHER:

Für die Brennnesselcreme können die Brennnesseln im Winter auch durch Spinat ersetzt werden.

Dieses kalorien- und eiweißreiche Rezept ist ideal während und nach einer Krebstherapie geeignet. Es hilft dem Körper, die Zellen zu regenerieren und wieder zu Kräften zu kommen. Die Brennnessel gilt schon seit dem Altertum als Heilpflanze und wird vor allem aufgrund ihrer diuretischen Wirkung bei Harnwegsbeschwerden und „schweren Beinen" eingesetzt. Sie besitzt auch stoffwechselanregende Eigenschaften und zeigt antimikrobielle, antioxidative und antientzündliche Wirkungen. Damit ist sie derzeit eine interessante Arzneipflanze für die Krebsforschung.

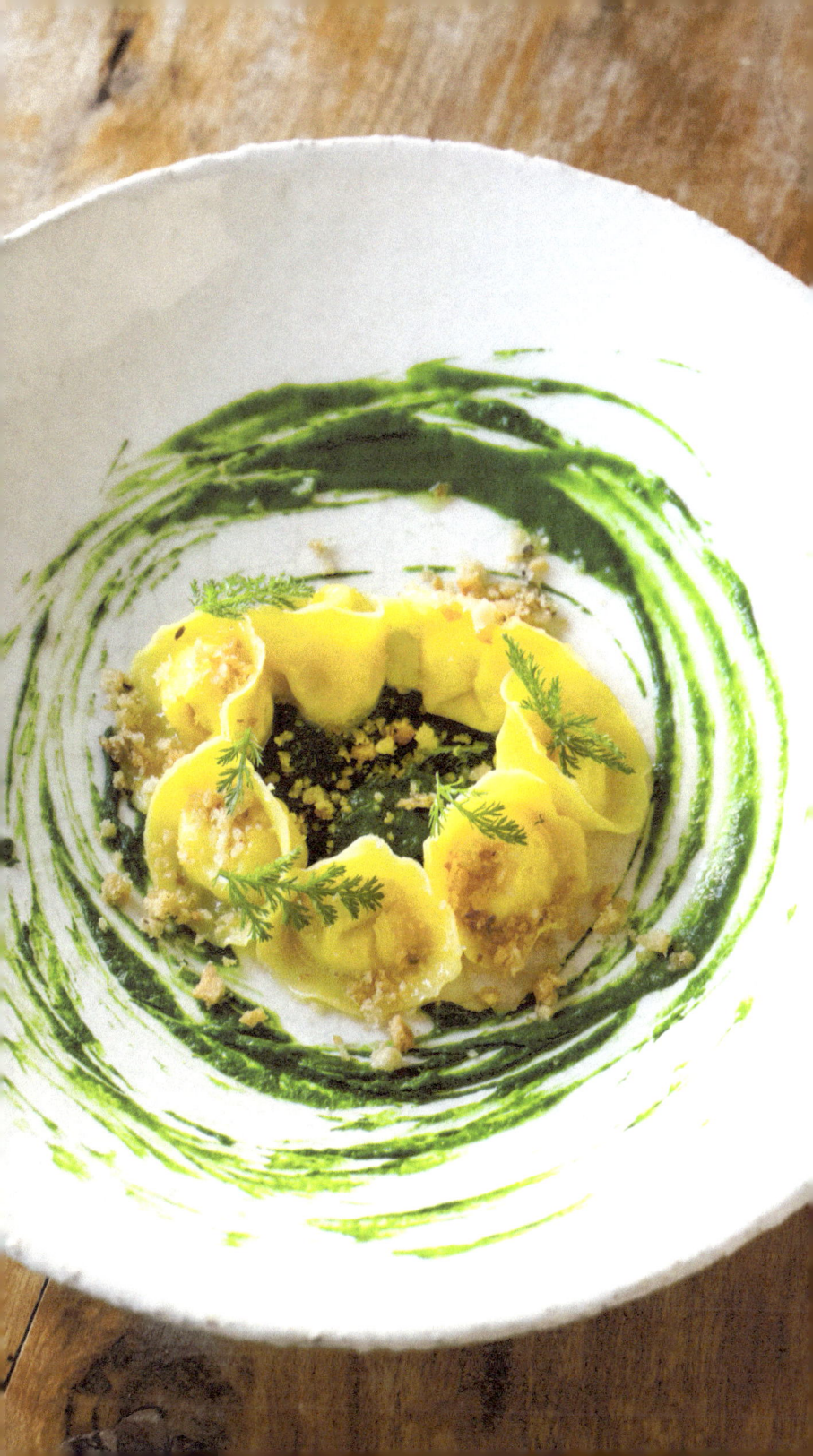

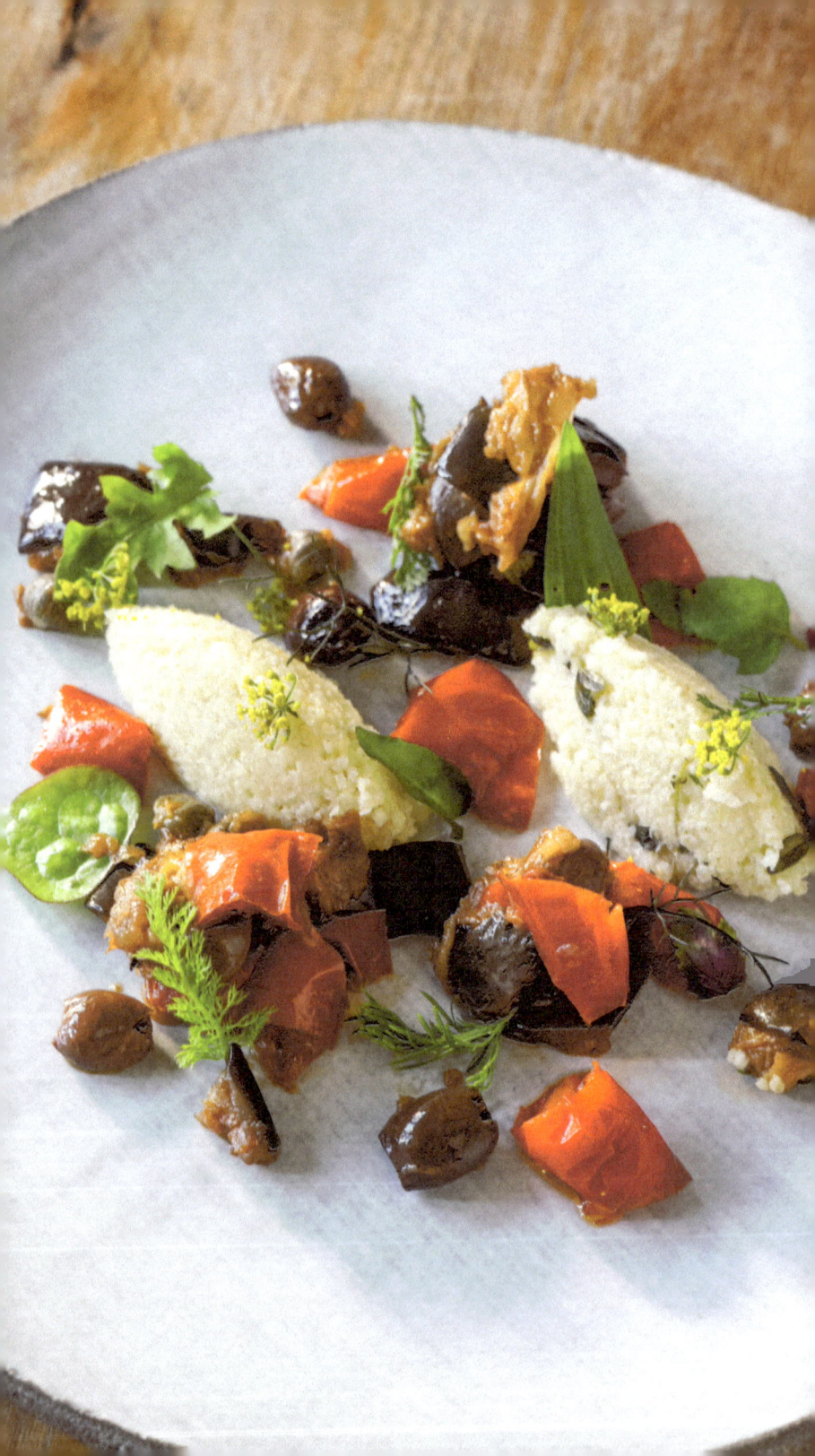

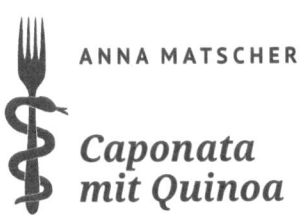

ANNA MATSCHER

Caponata mit Quinoa

Die Caponata stammt ursprünglich aus Sizilien. Es handelt sich dabei um eine Mischung aus frischer Tomatensoße in Kombination mit Gemüse wie Aubergine, Stangensellerie und Zwiebel. Der typische süß-saure Geschmack der Caponata rührt aus der Kombination von saurem Essig und karamellisiertem Zucker. Man genießt sie entweder kalt als Antipasto oder warm zu Pasta oder Fisch. In diesem Rezept wird sie von Quinoa begleitet, was dem Gericht eine leicht nussige Note verleiht.

ZUTATEN:

FÜR DIE CAPONATA
2 AUBERGINEN
2 PAPRIKA
SAMENÖL
1 ROTE ZWIEBEL
1 *STÜCK* SELLERIESTANGE
1 *PRISE* ZUCKER
ROTWEINESSIG
KAPERN UND TAGGISCHE-OLIVEN *NACH BELIEBEN*
150G TOMATENSOSSE
SALZ
CHILI ODER CAYENNEPFEFFER

FÜR DIE QUINOA
1 SCHALOTTE
OLIVENÖL
100G QUINOA
CA. 20 ML WEISSWEIN
GEMÜSEFOND
1 *ZWEIG* THYMIAN
SALZ
PFEFFER

ZUBEREITUNG (ETWA 35 MINUTEN):

Für die Caponata Auberginen und Paprika in Würfel schneiden und jeweils in heißem Samenöl frittieren. Auf ein Sieb hängen. Zwiebel und Selleriestange in Würfel schneiden und lange in Olivenöl ansautieren, 1 Prise Zucker dazugeben, mit Rotweinessig ablöschen und verdunsten lassen. Das frittierte Gemüse, Oliven, Kapern und Tomatensoße dazugeben. Mit Salz und Cayennepfeffer abschmecken.

Dann für die Quinoa Schalotte in Brunoise, winzige Würfel von nur ein bis zwei Millimeter Seitenlänge, schneiden, in Olivenöl ansautieren, Quinoa dazugeben, mit etwas Weißwein löschen und mit

DIE NÄHRWERTE *PRO*
PORTION (ETWA 390G)
ENTSPRECHEN IN ETWA:

ENERGIE *207 KCAL*
FETT *9G*
EIWEISS *7G*
BALLASTSTOFFE *7G*

Gemüsefond auffüllen. Thymian, Salz und Pfeffer dazugeben, 15 Minuten köcheln lassen, bis die Flüssigkeit einreduziert ist.

Quinoa in Nocken formen und mit der Caponata anrichten.

TIPP VON ANNA MATSCHER:
Noch würziger schmeckt das Gericht mit roter Quinoa.

Der große Anteil an Gemüse macht das Gericht relativ kalorienarm und es ist daher optimal zum Abnehmen geeignet. Quinoa ist eine sehr gute Eiweißquelle und daher sowohl für das Immunsystem als auch für den Muskelerhalt relevant. Durch seinen niedrigen glykämischen Index hilft das Pseudogetreide auch, den Blutzuckerspiegel niedrig zu halten, und verhindert so Heißhungerattacken und eine allzu starke Insulinausschüttung. Vor dem Verzehr sollte Quinoa stets gewaschen werden, um so die Reste der Saponine zu entfernen, die eventuell noch an den Körnern kleben.

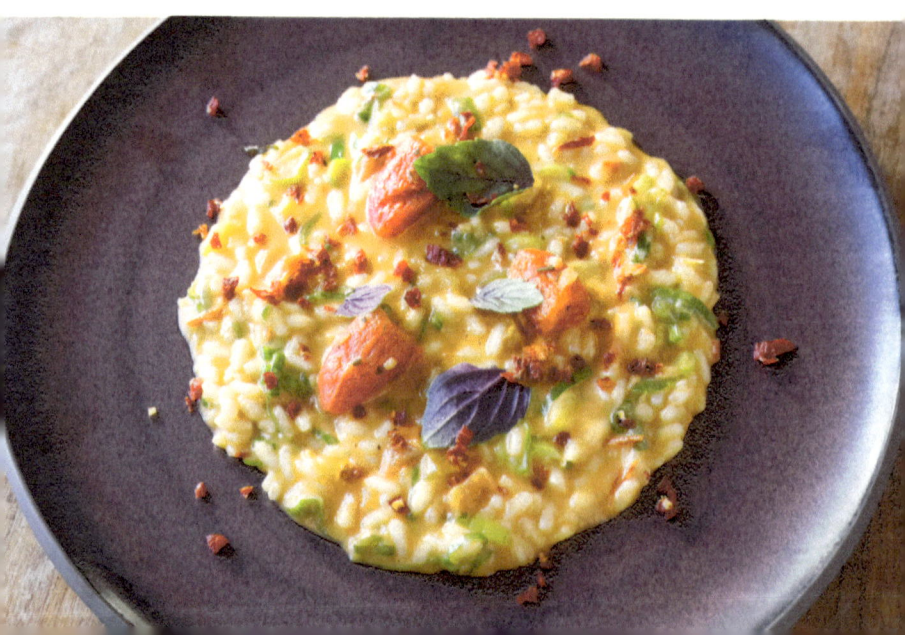

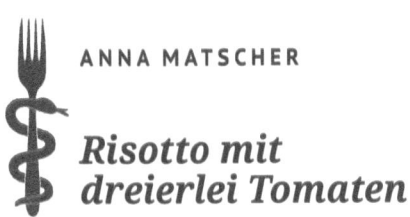

ANNA MATSCHER

Risotto mit dreierlei Tomaten

Tomate ist gleich Tomate? Mitnichten! Ich selbst durfte einmal den wunderbaren Garten von Anna besuchen und mir ein Bild oder besser einen Geschmack von der Vielfalt ihrer dort wachsenden Tomaten machen. Sie züchtet sie aus alten Sorten und ich kam nicht umhin, mir einige der Samen geben zu lassen, um mir diese aromatischen Früchte selbst anzubauen. Achten Sie bei diesem Gericht daher unbedingt auf die Qualität der Tomaten! Damit sind vor allem sonnengereifte Tomaten und insbesondere bei diesem Rezept die Sortenvielfalt gemeint.

ZUBEREITUNG (RISOTTO 15 MINUTEN, GE-TROCKNETE TOMATEN 2 STUNDEN):

Für die Schmortomaten die Andenhorntomaten schälen, vierteln und entkernen. Auf ein Blech legen, mit Rosmarin, Thymian, Salz und Knoblauch würzen. Etwas Öl darübergeben und 2 Stunden bei 120 °C trocknen lassen.

Für die Cocktailtomaten die Tomaten schälen, etwas Knoblauch und gehackte Schalotten in Olivenöl erhitzen, Tomaten dazugeben, mit etwas Rosmarin, Thymian und Salz würzen, durchschwenken und für 15 Minuten bei 200 °C ins Backrohr stellen. Für den Tomatenfond

ZUTATEN:

FÜR DIE SCHMORTO-MATEN
8 ANDENHORN
ROSMARIN
THYMIAN
SALZ
2 KNOBLAUCHZEHEN
OLIVENÖL

FÜR DIE COCKTAILTO-MATEN
20 COCKTAILTOMATEN
1 KNOBLAUCHZEHE
1 SCHALOTTE
ROSMARIN
THYMIAN
SALZ

FÜR DEN TOMATENFOND
1 KG REIFE TOMATEN BZW. DOSENTOMATEN
WURZELGEMÜSE (1 KAROT-TE, 1 SCHALOTTE, 1 KLEI-NE GRÜNE SELLERIE)
OLIVENÖL
1 ZWEIG THYMIAN
1 ZWEIG BASILIKUM
1 KNOBLAUCHZEHE
½ PEPERONCINO
SALZ
1 ZWIEBEL
2L WASSER

FÜR DEN RISOTTO
150G FLEISCHTOMATE
1EL OLIVENÖL
SALZ
240G CARNAROLI-REIS
1L TOMATENFOND
1EL PARMESAN
1EL FRISCH GESCHNIT-TENE FRÜHLINGS-ZWIEBEL
CAYENNEPFEFFER
BASILIKUM

Tomaten, Wurzelgemüse sowie die restlichen Zutaten dazugeben, mit 2 Liter Wasser auffüllen und eine Stunde köcheln lassen.

Das Ganze durch ein feines Sieb (Passiersieb) gießen. Schließlich den Risotto: Die Fleischtomate würfeln und in Olivenöl mit etwas Salz zerlassen. In einem Topf den Reis trocken toasten (das ist für eine bessere Konsistenz) und dann sofort mit dem Angießen des Tomatenfonds beginnen, auch die Schmortomaten werden am Anfang dazugegeben. Der Reis wird unter ständigem Rühren gekocht und immer wieder mit etwas Tomatenfond angegossen. Er braucht 15 Minuten zum Garen.

DIE NÄHRWERTE *PRO PORTION (ETWA 490G) ENTSPRECHEN IN ETWA:*

ENERGIE *244 KCAL*
FETT *7G*
EIWEISS *8G*
BALLASTSTOFFE *6G*

Vor Ende der Garzeit die geschmolzenen Andenhorntomaten und die Frühlingszwiebel dazugeben und dann mit Parmesan und Olivenöl, Salz und Cayennepfeffer abschmecken. Den Risotto mit den Cocktailtomaten und dem Basilikum anrichten.

TIPPS VON ANNA MATSCHER:
Bei diesem Gericht ist ein intensiver Fond sehr wichtig. Dann kann man schon mal entweder die Cocktail- oder die Schmortomaten weglassen, falls nicht vorhanden.

Der Fond kann auch sehr gut 1 bis 2 Tage vorher vorbereitet werden. In diesem Buch ist auch eine Tomatenessenz von Hans Haas auf Seite 171 erklärt. Auch dieses Rezept können Sie für den Tomatenfond verwenden!

Die empfohlenen Tomatensorten können auch ausgetauscht werden.

Tomaten sind seit Langem Gegenstand der Krebsforschung. „Schuld" daran ist das enthaltene Lycopin, ein sekundärer Pflanzenstoff, der im Verdacht steht, Krebs vorzubeugen und entgegenzuwirken. Durch das Erhitzen der Tomaten kann das Lycopin deutlich besser von unserem Körper aufgenommen werden, weshalb gerade verarbeitete Produkte wie Tomatensoße, -saft oder -mark reich an dem Stoff sind. Aufgrund des hohen Säuregehalts sollten Tomaten bei Entzündungen der Mundschleimhaut nicht roh verzehrt werden. Auch bei scharfen Gewürzen wie dem Peperoncino ist in diesem Fall Vorsicht geboten.

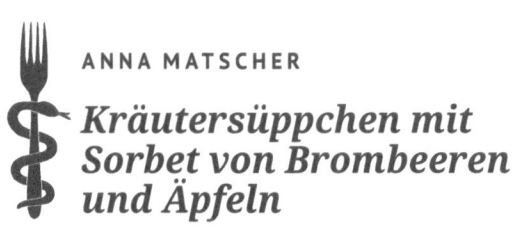

ANNA MATSCHER

Kräutersüppchen mit Sorbet von Brombeeren und Äpfeln

Ein echtes Sommergericht und perfekt für einen zuckerfreien Nachtisch. Dank der frischen Kräuter bekommt dieses Gericht einen Hauch von Mittelmeer-Aroma – nicht nur eine der leckersten, sondern auch der gesündesten Küchen der Welt.

ZUBEREITUNG (1 STUNDE PLUS GEFRIER- UND ZIEHZEIT FÜR SORBET UND SUPPE):

Für das Sorbet Äpfel waschen, vierteln und Kernhaus entfernen. Mit Zitronensaft und Staubzucker im Mixer fein pürieren, in die Eismaschine geben und gefrieren lassen.

Dann für das Brombeersorbet Brombeeren mit Zitronensaft und eventuell etwas Zucker aufkochen, passieren, mit rotem Basilikum aufmixen und in der Eismaschine gefrieren.

ZUTATEN:

FÜR DAS APFELSORBET
500G GRAVENSTEINER ÄPFEL
½ BIO-ZITRONE, *SAFT*
***EVENTUELL WENIG STAUBZUCKER** (FALLS DIE ÄPFEL SCHÖN SÜSS SIND, BRAUCHT ES KEINEN ZUCKER)*

FÜR DAS BROMBEER-SORBET
500G BROMBEEREN
½ BIO-ZITRONE, *SAFT*
15G ROTES BASILIKUM

FÜR DAS SÜPPCHEN
KOMPOTT AUS EINEM KILO *ÄPFELN, ÄPFEL ABSEIHEN UND NUR SUD VERWENDEN*
½ ZITRONENSCHALE UND SAFT
2 BLÄTTER LORBEER
3 ZWEIGE ZITRONENTHYMIAN
2 ZWEIGE MINZE
2 ZWEIGE ZITRONENBASILIKUM
2 SPITZEN ROSMARIN

DIE NÄHRWERTE *PRO PORTION (ETWA 380G) ENTSPRECHEN IN ETWA:*

ENERGIE *184KCAL*
FETT *2G*
EIWEISS *2G*
BALLASTSTOFFE *7G*

Für das Süppchen den Apfelsud mit Zitronen-schale und Kräutern aufkochen und am Ende den Zitronensaft dazugeben und ein paar Stunden ziehen lasssen. Absieben.

Das Süppchen mit den Sorbets in einen tiefen Teller geben und mit Blümchen und Kräutern dekorieren.

TIPP VON ANNA MATSCHER:
Je nach Jahreszeit und Verfügbarkeit kann man das Sorbet auch mit anderen Früchten zubereiten.

Dieses Gericht ist kalorienarm und dank der Früchte reich an Ballaststoffen. Die unverdau-lichen Pflanzenfasern können laut dem World Cancer Research Fund (WCRF) das Risiko für Dickdarmkrebs senken. Etwa 30 g sollten daher davon pro Tag verzehrt werden. Brombeeren enthalten darüber hinaus viele sekundäre Pflan-zeninhaltsstoffe, die entzündungshemmende, gefäßschützende, blutzuckersenkende und krebs-hemmende Effekte haben können.

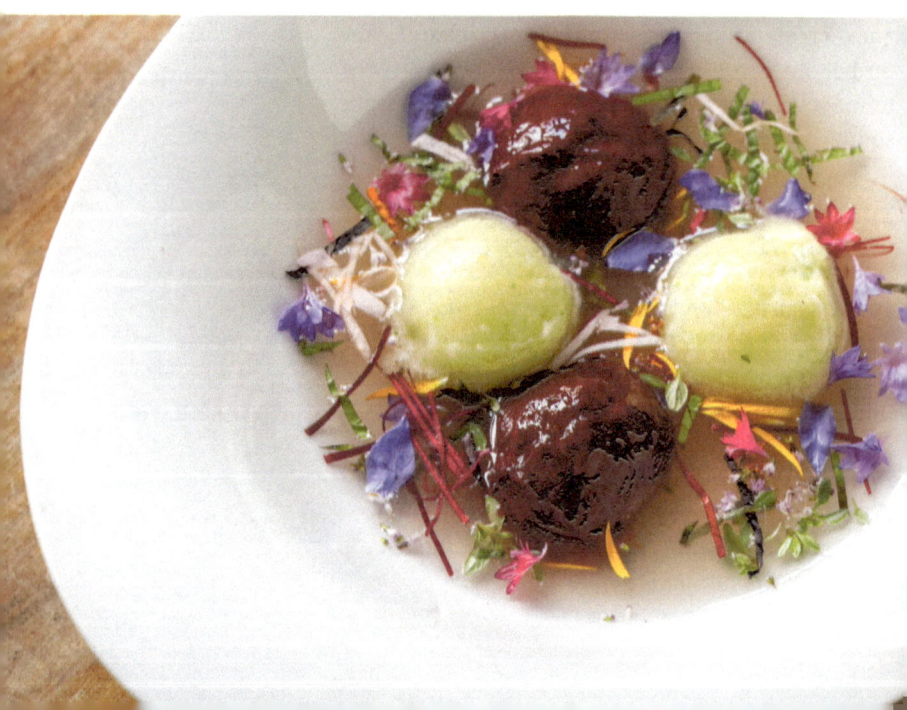

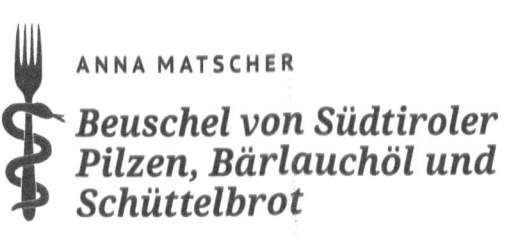

ANNA MATSCHER

Beuschel von Südtiroler Pilzen, Bärlauchöl und Schüttelbrot

ZUTATEN:

FÜR DEN BEUSCHEL
500G SHIITAKEPILZE UND KRÄUTERSEIT-LINGE
1 SCHALOTTE
3 KNOBLAUCHZEHEN
OLIVENÖL
SALZ
ETWAS MEHL *ZUM BESTÄUBEN*
GEMÜSEFOND
PFEFFER
MAJORAN

FÜR DAS BÄRLAUCHÖL
150G *SAMENÖL*
50G *FRISCHER* **BÄRLAUCH**

ANRICHTEN MIT **OLIVENÖL UND GERÖSTE-TEM SCHÜTTELBROT**

Beuschel gehört zu den Klassikern der österreichischen Küche und bezeichnet ursprünglich eine Art Ragout aus Innereien in einer dunklen Soße. Diese vegetarische Variante zeigt einmal mehr, wie schmackhaft das Kochen ohne Fleisch sein kann. Der Bärlauch gibt dem Ganzen zusätzlich eine besondere Note.

ZUBEREITUNG (1 STUNDE):

Die Pilze putzen und in feine Streifen schneiden. Schalotte und Knoblauch schälen, in kleine Würfel schneiden und in Olivenöl anrösten. Pilze dazugeben und so lange weiterrösten, bis sie eine schöne braune Farbe annehmen, salzen. Dann mit etwas Mehl bestäuben und mit Gemüsefond auffüllen. Pfeffer und Majoran dazugeben und eine Stunde köcheln lassen.

Für das Bärlauchöl das Samenöl auf 90 °C erhitzen, über den Bärlauch geben, aufmixen und auf ein Sieb mit Tuch hängen.

Das Beuschel in einen tiefen Teller geben und mit etwas von dem Bärlauchöl und dem Schüttelbrot anrichten.

DIE NÄHRWERTE *PRO PORTION (ETWA 220G) ENTSPRECHEN IN ETWA:*

ENERGIE *173KCAL*
FETT *15G*
EIWEISS *5G*
BALLASTSTOFFE *5G*

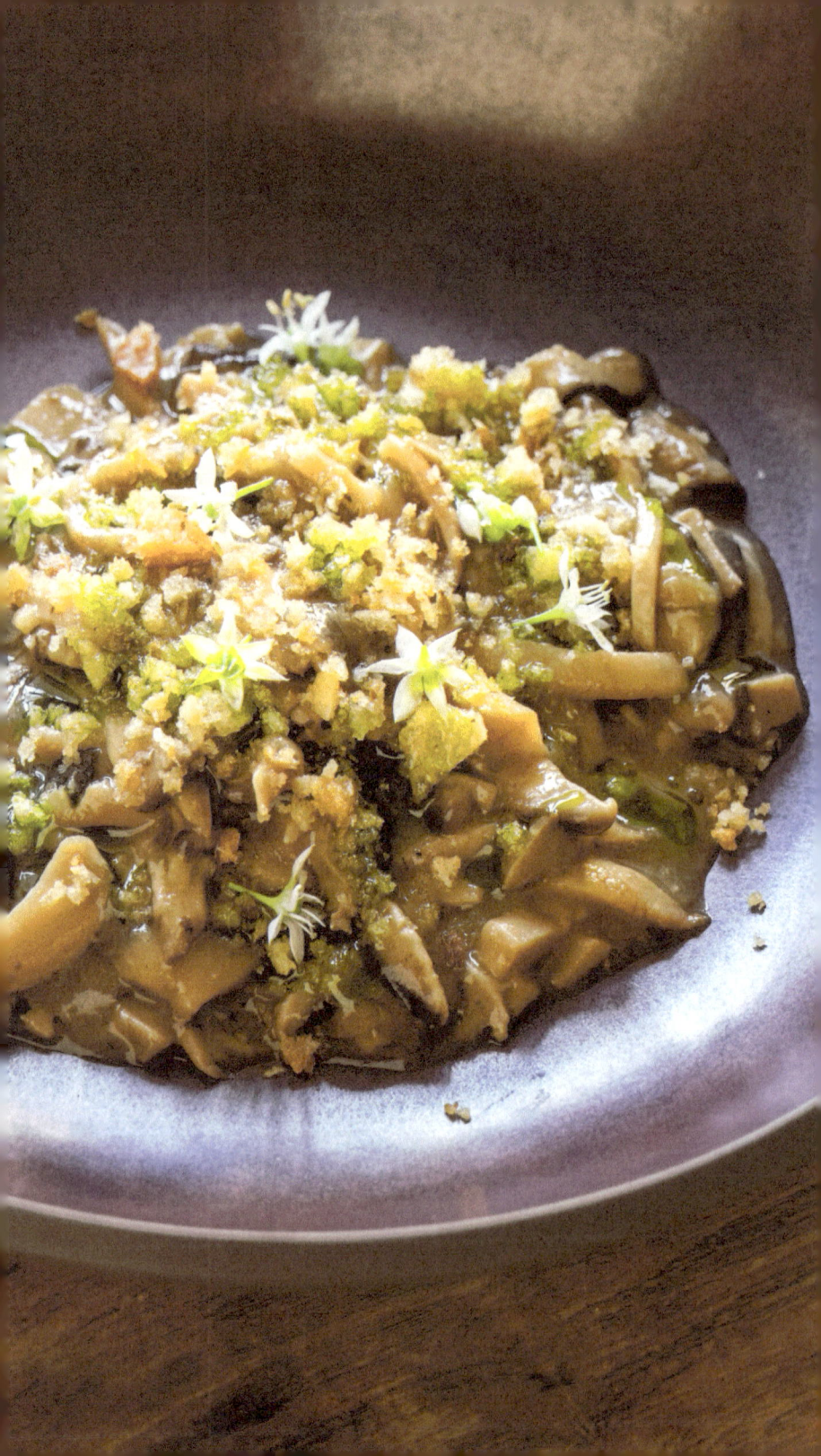

TIPP VON ANNA MATSCHER:
Die Pilze können auch variiert werden, beispiels-
weise mit Steinpilzen.

Bärlauch wurde schon von den alten Germanen
und Kelten als Heilpflanze geschätzt. Er ist ver-
wandt mit dem Knoblauch, was man auch an seinem Geruch erkennt. Neben Vitamin C beinhaltet er noch viele weitere antioxidativ wirkende
Substanzen wie Flavonoide, Carotinoide und
Chlorophyll. Er soll zudem bei Appetitlosigkeit,
Magen-Darm-Beschwerden, zur Ausleitung von
Schwermetallen sowie zur Blutdruckbehand-
lung angewendet werden können.

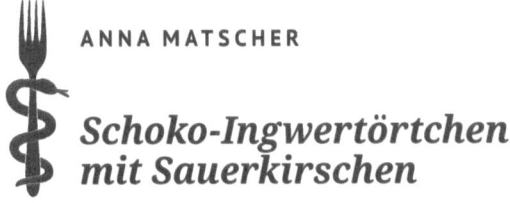

ANNA MATSCHER

Schoko-Ingwertörtchen mit Sauerkirschen

ZUTATEN:

4 EIER
70G OLIVENÖL ODER RAPSÖL
110G DUNKLE SCHOKOLADE
1/2TL GEHACKTER INGWER
ÖL *ZUM EINFETTEN*
100G EINGELEGTE SAUERKIRSCHEN
GEMÜSEFOND
EIN WENIG ZUCKER

AUSSERDEM:
10 SOUFFLÉ-FÖRMCHEN

Die Kombination aus warmem, noch leicht flüs-
sigem Schokoladen-Soufflé und Kirschen ist zu
Recht ein Klassiker. Der frische Ingwer sorgt für
eine feine Schärfe. Ein Wohlfühl-Dessert.

ZUBEREITUNG (ETWA 30 MINUTEN):

Das Eigelb von dem Eiweiß trennen. Das Olivenöl
mit den vier Eigelb schaumig schlagen.

Die Schokolade erwärmen. Das Eiweiß zu Schnee
schlagen und mit dem Ingwer und der Schokolade

unter die Ei-Masse geben. 10 Soufflé-Förmchen ausbuttern, einfüllen und bei 200 °C etwa 10 Minuten backen. Das Soufflé sollte innen noch etwas flüssig sein.

Die Sauerkirschen mit dem Zucker karamellisieren und mit dem Schokotörtchen auf einem Teller anrichten.

DIE NÄHRWERTE *PRO PORTION (ETWA 134G) ENTSPRECHEN IN ETWA:*

ENERGIE *444KCAL*
FETT *36G*
EIWEISS *9G*
BALLASTSTOFFE *2G*

TIPPS VON ANNA MATSCHER:
Je nach Jahreszeit kann man die Törtchen auch mit den Früchten der Saison servieren.

Gerne können Sie für die Törtchen je nach Geschmack auch eine Milchschokolade oder eine noch bitterere Schokolade (etwa 70 % Kakao-Anteil) verwenden.

Dieses Dessert ist sehr fettreich und daher auch reich an Kalorien. Ideal, wenn Sie etwas an Gewicht zulegen möchten und dennoch einen Nachtisch mit wenig Zucker bevorzugen. Dank dem Ingwer ist das Rezept bei Appetitlosigkeit zu empfehlen und hilft bei Übelkeit. Des Weiteren wirkt das Gewürz verdauungsfördernd und durch seine Scharfstoffe stoffwechselanregend. In ersten klinischen Studien führte die Gabe von Ingwer während der Chemotherapie zu einer Minderung der Übelkeit, wenn mit der Einnahme vor der Einleitung der Chemotherapie begonnen wurde.

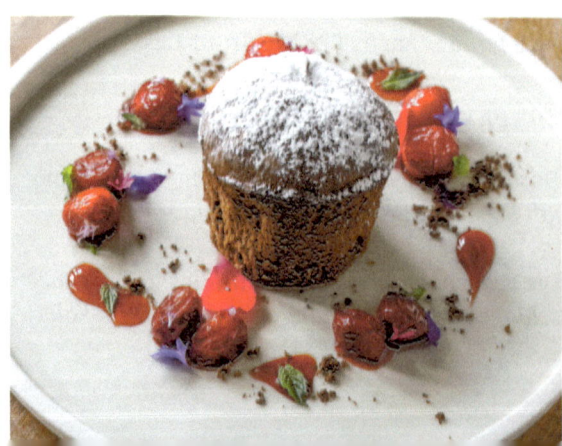

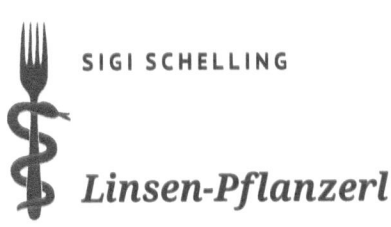

SIGI SCHELLING

Linsen-Pflanzerl

ZUTATEN *FÜR 4 PORTIONEN:*

FÜR DIE LINSEN-PFLANZERL
200G KARTOFFELN
200G GEKOCHTE LINSEN
1 EI
2EL PARMESAN
1EL MEHL
SALZ
CAYENNEPFEFFER

FÜR DIE SCHNITT-LAUCHSOSSE
100G SAURE SAHNE
100ML JOGHURT
SALZ
CAYENNEPFEFFER
1EL ZITRONENSAFT
1 BUND SCHNITTLAUCH, *IN SEHR FEINE RÖLL-CHEN GESCHNITTEN*

FÜR DIE GARNITUR
1 HANDVOLL BRENN-NESSELBLÄTTER
5ML OLIVENÖL
1TL ZITRONENSAFT

Die Kombination aus den herzhaften Pflanzerl und der leichten Schnittlauchsoße macht den Reiz dieses Gerichts aus. Linsen sind eine meiner liebsten Lebensmittel, da sie nicht nur eine großartige Eiweißquelle bilden, sondern auch in Deutschland angebaut werden können. So sind sie tierischen Produkten bezüglich der Klimabilanz weit überlegen.

ZUBEREITUNG (ETWA 1 STUNDE):

LINSEN-PFLANZERL
Die Kartoffeln kochen, schälen und stampfen. Die Linsen kochen und ebenfalls stampfen. Mit dem Ei, dem Parmesan, dem Mehl und den Gewürzen vermengen. Gut abschmecken und kurz stehen lassen. Eine Pfanne mit Öl einreiben. Die Linsen-Mischung zu etwa 5 cm großen Pflanzerl formen und in der Pfanne für etwa 9 Minuten bei 150 °C in den Ofen schieben.

SCHNITTLAUCHSOSSE
Die saure Sahne mit dem Joghurt verrühren. Mit Salz, Cayennepfeffer und Zitronensaft würzen und erst unmittelbar vor dem Anrichten die Schnittlauchröllchen untermischen.

GARNITUR

Die jungen Brennnesselblätter für etwa 10 Minuten in Crash-Eiswasser legen, damit sie schön aufgehen. Dann zum Trocknen auf ein Tuch legen. Olivenöl und Zitronensaft zusammen mit einem Schneebesen zu einer Marinade mischen und Brennnesselblätter dazu geben.

DIE NÄHRWERTE *PRO PORTION (ETWA 188G) ENTSPRECHEN IN ETWA:*

ENERGIE *240KCAL*
FETT *13G*
EIWEISS *11G*
BALLASTSTOFFE *4G*

Schnittlauchsoße auf dem Teller verteilen, dass Linsen-Pflanzerl darauf anrichten und mit den in Olivenöl und Zitronensaft marinierten Brennnesseln garnieren

TIPPS VON SIGI SCHELLING:
Verwenden Sie unbedingt junge Brennnesseln zum Garnieren. Diese besitzen eine geringe Schärfe und sind zarter. Brennnesseln, die erst im Sommer gepflückt und verwendet werden, sind leider zu strohig.

Für eine gute Formbarkeit der Linsen-Planzerl ist es von Vorteil, mehlige Kartoffeln zu verwenden.

Dieses Gericht ist sowohl eiweiß- als auch fettreich und bietet sich daher sehr gut an, um gesund an Gewicht zuzulegen. Linsen sorgen zudem dafür, dass der Blutzuckerspiegel nicht so schnell ansteigt, wie es bei einer kohlenhydratreichen Kartoffelmahlzeit normalerweise der Fall ist. Ein regelmäßiger Verzehr von Hülsenfrüchten wie den Linsen kann daher den Blutzuckerspiegel stabilisieren und so das Risiko für Typ-2-Diabetes senken.

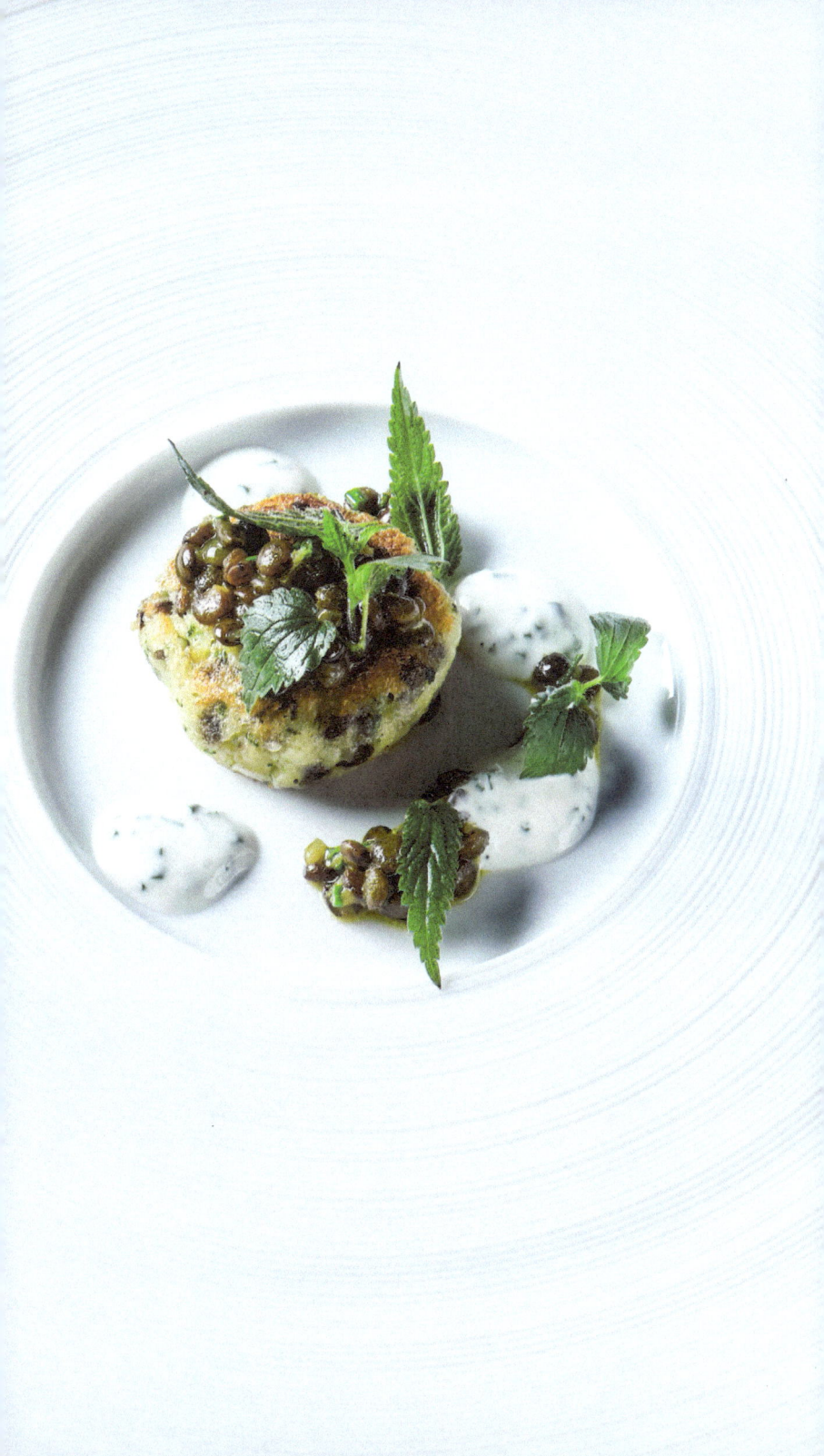

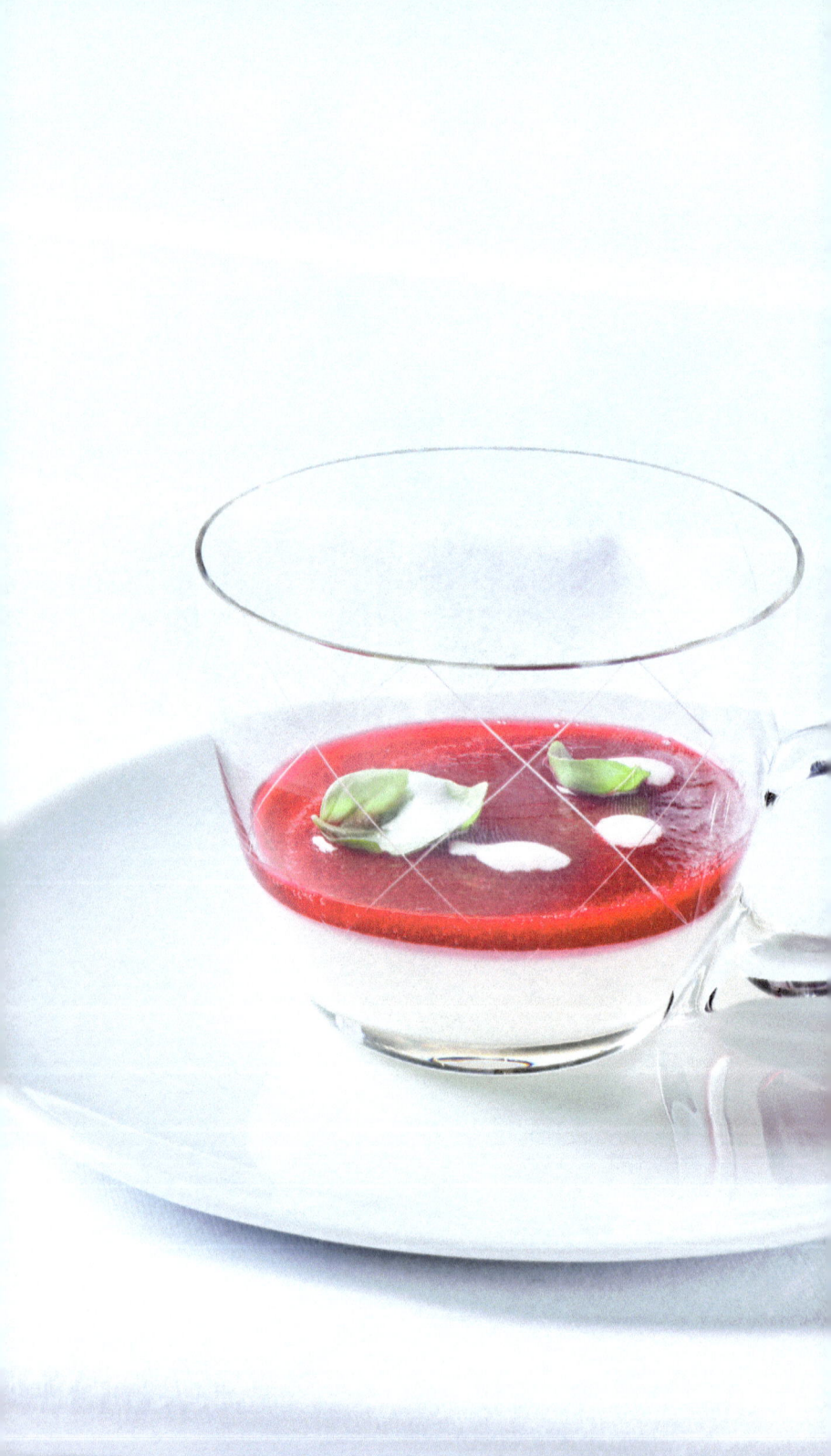

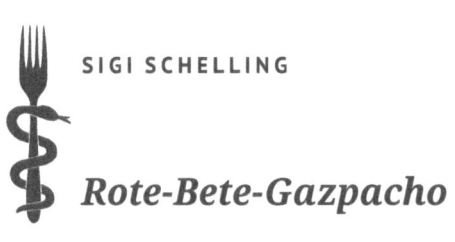

SIGI SCHELLING

Rote-Bete-Gazpacho

ZUTATEN:

FÜR DEN MEERRETTICH-MOUSSE

150G SAUERRAHM

100G CRÈME FRAÎCHE

25G MEERRETTICH *AUS DEM GLAS*

SALZ

CAYENNEPFEFFER

2 BLATT GELATINE *ODER EINE VEGANE ALTERNATIVE*

50G SAHNE

ZITRONENSAFT

FÜR DEN ROTE-BETE-GAZPACHO

2 ROTE BETE

4 TOMATEN

½ ZWIEBEL

1 ROTE UND GELBE PAPRIKA

½ GURKE

50G SHERRY-ESSIG

125G ROTE-BETE-SAFT, *ROH*

ETWAS SALZ UND CAYENNEPFEFFER

Die pikante Schärfe des Meerrettichs harmoniert wunderbar mit der feinen Süße der Roten Bete. Dank seiner antibakteriellen Wirkung wurde Meerrettich früher auch „Penicillin der Bauern" genannt. Er soll bei Erkältungen und rheumatischen Beschwerden helfen, den Stoffwechsel ankurbeln und somit die Verdauung unterstützen.

ZUBEREITUNG (ETWA 1 STUNDE):

MEERRETTICH-MOUSSE

Sauerrahm, Crème fraîche und Meerrettich verrühren und mit etwas Salz und Cayennepfeffer abschmecken. Die Gelatine im kalten Wasser einweichen, mit der Hand ausdrücken und in einem vorgewärmten Topf schmelzen lassen. Etwas von der Sauerrahmmasse abnehmen und die Gelatine einrühren, damit es keine Klümpchen gibt. Die halb geschlagene Sahne unterheben, mit etwas Zitronensaft gut abschmecken und in Gläser füllen.

ROTE-BETE-GAZPACHO

Die Rote Bete kochen und anschließend schälen. Das restliche Gemüse ebenfalls schälen, entkernen und waschen. Anschließend alle Zutaten für den Gazpacho in den Mixer geben und gut durchmixen. Nochmals abschmecken.

DIE NÄHRWERTE *PRO PORTION (ETWA 378G) ENTSPRECHEN IN ETWA:*

ENERGIE *252KCAL*
FETT *17G*
EIWEISS *6G*
BALLASTSTOFFE *5G*

Den Gazpacho etwa ½ Stunde im Kühlschrank stehen lassen, damit er gut durchziehen kann. Danach in die Gläser auf das fest gewordene Meerrettich-Mousse geben.

TIPP VON SIGI SCHELLING:

Die Rote Bete können Sie auch auf einem Salzbeet im Ofen schmoren, damit erhält sie einen viel intensiveren Geschmack, als wenn man sie im Wasser kocht.

Die saure Sahne wird ebenso wie Crème fraîche oder Joghurt durch die Fermentierung von Milchsäurebakterien gewonnen. Fermentierte Milchprodukte scheinen unserer Gesundheit besser zu bekommen als die frische, unfermentierte Milch. Sie unterstützen unsere Darmflora und wirken leicht entzündungshemmend. Zudem besitzen sie weniger Laktose, da die Milchsäurebakterien den Milchzucker zersetzen.

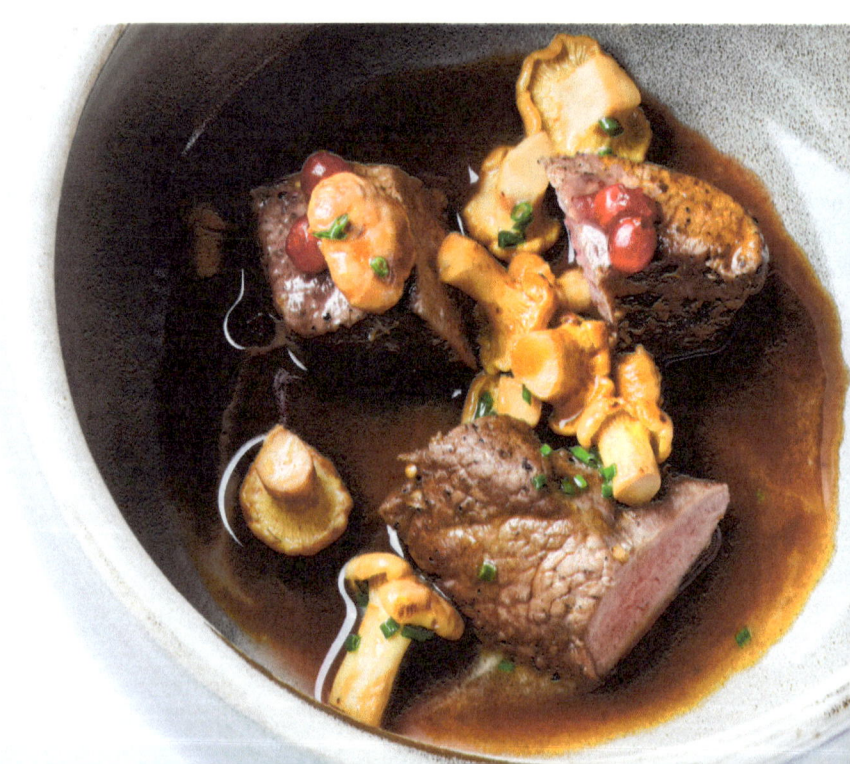

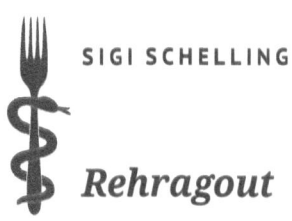

SIGI SCHELLING

Rehragout

Auch wenn die Rezepte in diesem Buch eigentlich vorrangig vegetarisch sind, darf etwas Wildfleisch nicht fehlen. Das Rehfleisch zählt zu den beliebtesten Wildfleisch-Arten und hat von Mai bis Mitte Januar Saison. Das Fleisch holen Sie sich am besten direkt vom Jäger beim Jagdverband in Ihrer Nähe.

ZUBEREITUNG (ETWA 2,5 STUNDEN):

Die Rehschulter zunächst in beliebig große Stücke schneiden. Öl in einen Topf geben und auf den Herd setzen, erhitzen und die geschnittenen, leicht gesalzenen Rehschulterstücke darin goldbraun anbraten.

Das zerkleinerte Gemüse (Zwiebel, Karotte, Staudensellerie, angedrückte Knoblauchzehe) dazugeben und kurz mitrösten. Das Tomatenmark dazugeben und ebenfalls kurz mitrösten.

Mit etwas Kirschsaft und einem Teil des Verjus ablöschen, eine Handvoll Eis dazugeben und beiseitestellen. Etwa 5 Minuten stehen lassen, damit sich der braune Bratansatz vom Boden lösen kann. Dann wieder auf den Herd stellen und Orangen- sowie Zitronensaft, Thymian, Rosmarin, Dörrpflaumen, Lorbeerblatt, Preiselbeermarme-

ZUTATEN *FÜR 8 PORTIONEN:*

500G **REHFLEISCH** *(SCHULTER)*
3EL **ÖL**
100G **ZWIEBELN** *(EINE GROSSE ZWIEBEL)*
1 **KAROTTE**
50G **STAUDENSELLERIE**
½ **KNOBLAUCHZEHE**
1TL **TOMATENMARK**
250ML **KIRSCHSAFT**
125ML **ROTER VERJUS**
1 HANDVOLL ZERSTO-SSENES **EIS**
SAFT VON 1 **ORANGE** *(ETWA 40 ML)*
SAFT VON 1 **ZITRONE** *(ETWA 20 ML)*
1 ZWEIG **THYMIAN**
1 ZWEIG **ROSMARIN**
2 **DÖRRPFLAUMEN**
1 **LORBEERBLATT**
2EL **PREISELBEER-MARMELADE**
½EL **WILDGEWÜRZ**
ETWA 1L **KALBSFOND**
1 MITTLERE **KARTOFFEL,** *FEIN GERIEBEN*
SALZ

lade und Wildgewürz dazugeben. Alles zusammen so lange köcheln lassen, bis keine Flüssigkeit mehr im Topf ist. Erneut mit etwas Kirschsaft und Verjus ablöschen und diese Prozedur 2-mal wiederholen. So gelingt Ihnen das Rehragout mit einer schönen dunklen Soße und einem exzellenten Geschmack. Danach mit dem Kalbsfond aufgießen und die geriebene Kartoffel zugeben. Alles erneut einmal aufkochen lassen (abbinden).

Das Rehragout im Anschluss so lange köcheln lassen, bis das Fleisch weich ist (etwa 40–60 Minuten). Während des Kochens mit Salz gut abschmecken.

DIE NÄHRWERTE *PRO PORTION (ETWA 299G) ENTSPRECHEN IN ETWA:*

ENERGIE *178KCAL*
FETT *7G*
EIWEISS *15G*
BALLASTSTOFFE *2G*

TIPPS VON SIGI SCHELLING:

Zum Abbinden der Soße verwende ich ausschließlich mehlige, fein geriebene Kartoffeln als Stärkeersatz. Die Bindung entsteht durch das Aufkochen dieser geriebenen Kartoffel. Den Bratansatz am Boden des Topfes nicht wegkratzen, sondern, wie beschrieben, auflösen lassen. Dieser Bratansatz macht den besonderen Geschmack und die braune Farbe.

Die Rehschulterstücke sollten eher größer als zu klein geschnitten werden!

Dieses Gericht ist sehr eiweißreich. Unser Körper benötigt Eiweiß nicht nur, um die Muskelmasse aufrechtzuerhalten oder aufzubauen, auch die Reparatur defekter Zellen, die Immunfunktion und der Aufbau von Knorpel und Bindegewebe benötigen Eiweiß. Wildfleisch ist daneben arm an (gesättigten) Fettsäuren und Cholesterin.

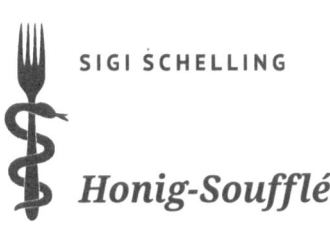

SIGI SCHELLING

Honig-Soufflé

Honig ist nicht nur bei Erkältung sehr gesund und besitzt antioxidative und entzündungshemmende Eigenschaften. Er schmeckt auch einfach herrlich zu dem säuerlich-fruchtigen Aroma der Erdbeere. Leider ist die Saison der süßen Früchte nur auf die Sommermonate Juni und Juli beschränkt.

ZUBEREITUNG (ETWA 1,5 STUNDEN):

SOUFFLÉ
Den Topfen mit Eigelb, Zitronenabtrieb und dem Mehl verrühren.

Das Eiweiß mit dem Zucker zu Schnee schlagen und im Anschluss unter die restliche Masse heben.

Soufflé-Formen mit Öl einpinseln und die Masse einfüllen. Die Förmchen in ein Wasserbad stellen und im Ofen bei 190 °C für etwa 10 Minuten backen.

ERDBEER-SORBET
Das Erdbeermark mit Wasser und Honig verrühren und von der Masse etwa 4–5 EL abnehmen und beiseitestellen. Den Rest in der Eismaschine gefrieren. (Alternativ in eine Schüssel füllen, diese in den Gefrierschrank stellen und mit dem Schnee-

ZUTATEN *FÜR 4 PORTIONEN:*

FÜR DAS SOUFFLÉ
200G **TOPFEN** *(ODER QUARK)*
3 **EIGELB**
3 **EIWEISS**
80G **HONIG**
24G **MEHL**
1 MESSERSPITZE **VANILLEPUDDING-PULVER**
ABRIEB EINER **BIO-ZITRONE**

FÜR DAS ERDBEER-SORBET
1KG **ERDBEERMARK**
200G **WASSER**
150G **HONIG**

OPTIONAL: **FRISCHE ERDBEEREN** *ZUM GARNIEREN*
AUSSERDEM: **SOUFFLÉ-FORMEN**

besen immer wieder aufrühren, bis die Masse angezogen hat.)

DIE NÄHRWERTE *PRO PORTION (ETWA 264G) ENTSPRECHEN IN ETWA:*

ENERGIE *208KCAL*
FETT *5G*
EIWEISS *13G*
BALLASTSTOFFE *1G*

Vom noch frischen, ungefrorenen Erdbeermark 1 EL abnehmen und dieses mit ein paar Erdbeeren auf den Teller anrichten. Das Soufflé darauf stürzen. Das gefrorene Erdbeermark (Sorbet) mit dem Esslöffel zu einer Nocke formen und daneben anrichten. Alle vier Teller auf diese Weise anrichten.

TIPPS VON SIGI SCHELLING:
Als Topfen oder Quark verwende ich immer Magerstufen.

Anstelle des Erdbeermarks können Sie auch ein beliebiges anderes Fruchtmark verwenden.

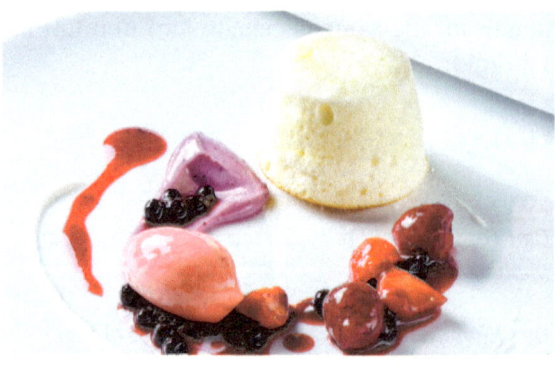

Erdbeeren zeichnen sich vor allem durch einen hohen Vitamin-C-Gehalt aus. Leider ist das Vitamin sehr hitzeempfindlich. Die Polyphenole der Erdbeere weisen schützende Wirkungen hinsichtlich Herz-Kreislauf-Krankheiten und Krebserkrankungen sowie entzündungshemmende und antibakterielle Eigenschaften auf. Sie können Kanzerogene binden sowie Zellen und Erbgut vor Schäden bewahren. Daneben enthalten Erdbeeren viele weitere Inhaltsstoffe wie Folsäure, Vitamin K, Kalium und Zink, wenn auch in kleineren Mengen.

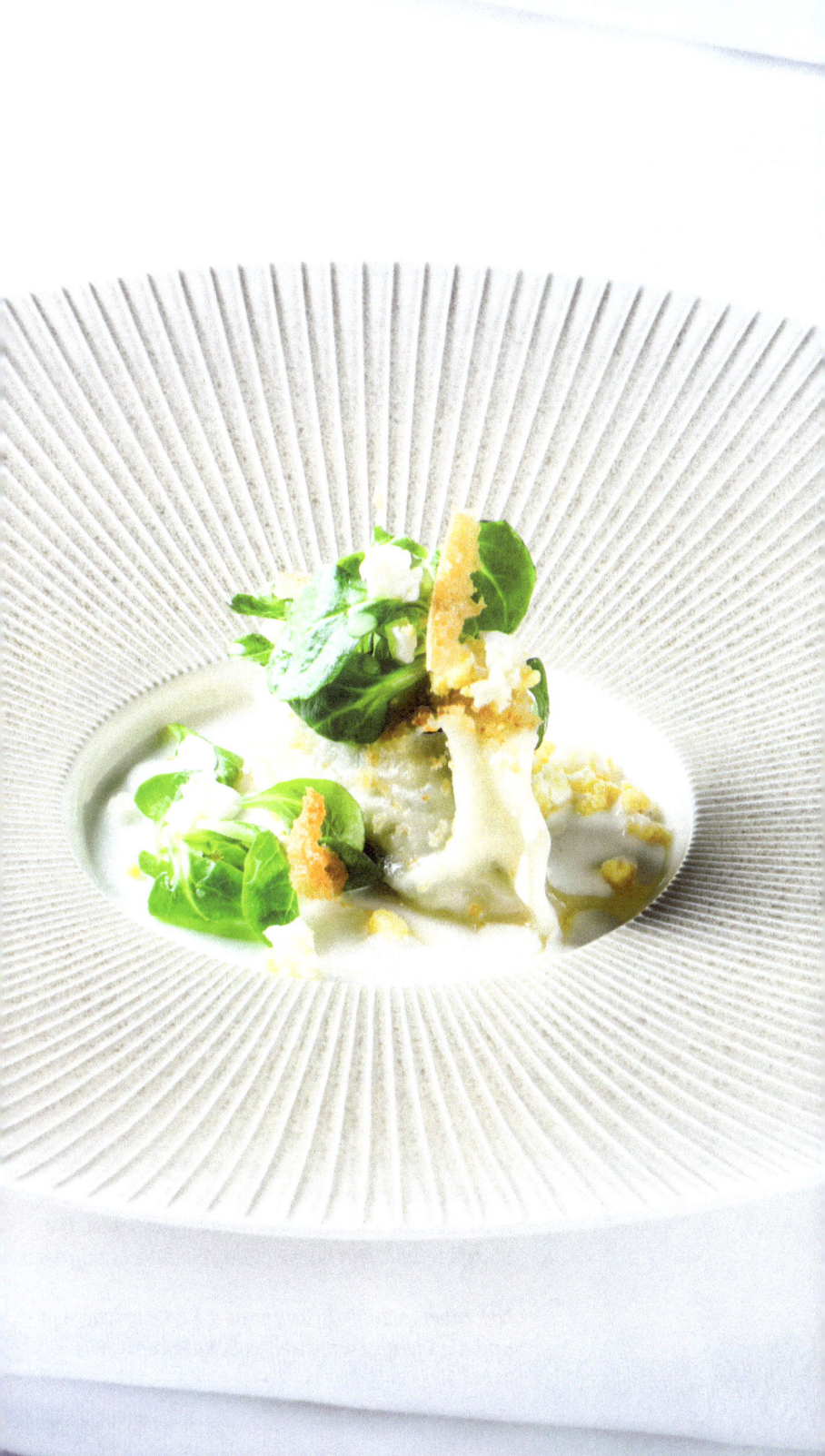

ZUTATEN *FÜR*
4 PORTIONEN:

FÜR DEN KARTOFFEL-
TEIG
250G KARTOFFELN
500G MEHL
SALZ
ETWAS WASSER

FÜR DIE FÜLLUNG
200G KARTOFFELN
200G RICOTTA
1EL BLATTPETERSILIE
1EL OLIVENÖL
1EL SCHALOTTEN
1MSP. KNOBLAUCH
SALZ
CAYENNEPFEFFER
ZITRONENSAFT
1 EIWEISS

1 HART GEKOCHTES, GE-
HACKTES BIO-EI
2 HAND VOLL
FELDSALAT

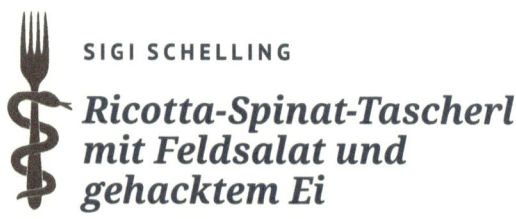

SIGI SCHELLING

Ricotta-Spinat-Tascherl mit Feldsalat und gehacktem Ei

Gerade in der Kartoffelsaison von Juli bis Oktober zählen die Erdäpfel zu den klimafreundlichsten Lebensmitteln hierzulande. Darüber hinaus sind sie extrem vielseitig. Da sie jedoch dafür bekannt sind, den Blutzuckerspiegel stark in die Höhe zu treiben, ist es sinnvoll, sie – wie in diesem Rezept – mit Eiweiß, hochwertigem Fett und Ballaststoffen zu kombinieren.

ZUBEREITUNG (ETWA 1,5 STUNDEN):

KARTOFFELTEIG
Die Kartoffeln kochen, ausdampfen lassen und zu einem homogenen Brei zerstampfen. Mit einer Knetmaschine oder per Hand zusammen mit dem Mehl, dem Salz und etwas Wasser zu einem glatten Teig verarbeiten. Den fertigen Teig in Klarsichtfolie wickeln und für etwa 1 bis 2 Stunden im Kühlschrank ruhen lassen.

FÜLLUNG
Die Kartoffeln in Salzwasser weich kochen, schälen und durch die Kartoffelpresse in eine Schüssel drücken. Den Ricotta dazugeben und unterheben. Die Blattpetersilie fein hacken und ebenfalls hinzufügen.

Nebenbei in einer Bratpfanne 1 EL Öl erwärmen und die klein geschnittenen Schalotten sowie den Knoblauch kurz andünsten. Beides mit der Kartoffel-Ricotta-Masse vermengen. Mit Salz, Cayennepfeffer und einem Spritzer Zitronensaft gut abschmecken.

Den Kartoffelteig ausrollen und kleine Kreise ausstechen. Die Kartoffel-Ricotta-Masse in einen Spritzbeutel füllen und auf die Teigkreise geben. Die Ränder mit etwas Eiweiß bepinseln und zu Ravioli zusammenklappen. Die Ravioli an den Rändern gut zusammendrücken und sie im kochenden Salzwasser 2–3 Minuten köcheln lassen.

Den Feldsalat mit dem hart gekochten, klein geschnittenen Ei und ein paar Tropfen Olivenöl marinieren. Die Ravioli herausnehmen und zusammen mit dem Feldsalat servieren.

DIE NÄHRWERTE *PRO PORTION (ETWA 351G) ENTSPRECHEN:*

ENERGIE *635KCAL*
FETT *10G*
EIWEISS *25G*
BALLASTSTOFFE *6G*

TIPP VON SIGI SCHELLING:
Anstatt des Ricotta können Sie gern auch Seidentofu oder Ziegen-Frischkäse verwenden.

Besonders bei Sodbrennen oder Magenschleimhautentzündungen kann die Kartoffel Linderung verschaffen. Die Kombination von Ei und Kartoffel besitzt eine besonders hohe biologische Wertigkeit. Das bedeutet, dass hier der Bedarf an essenziellen Aminosäuren schnell gedeckt ist. Ideal also, wenn die körpereigenen Zellen aufgrund einer Krebstherapie verletzt wurden und wieder repariert werden müssen.

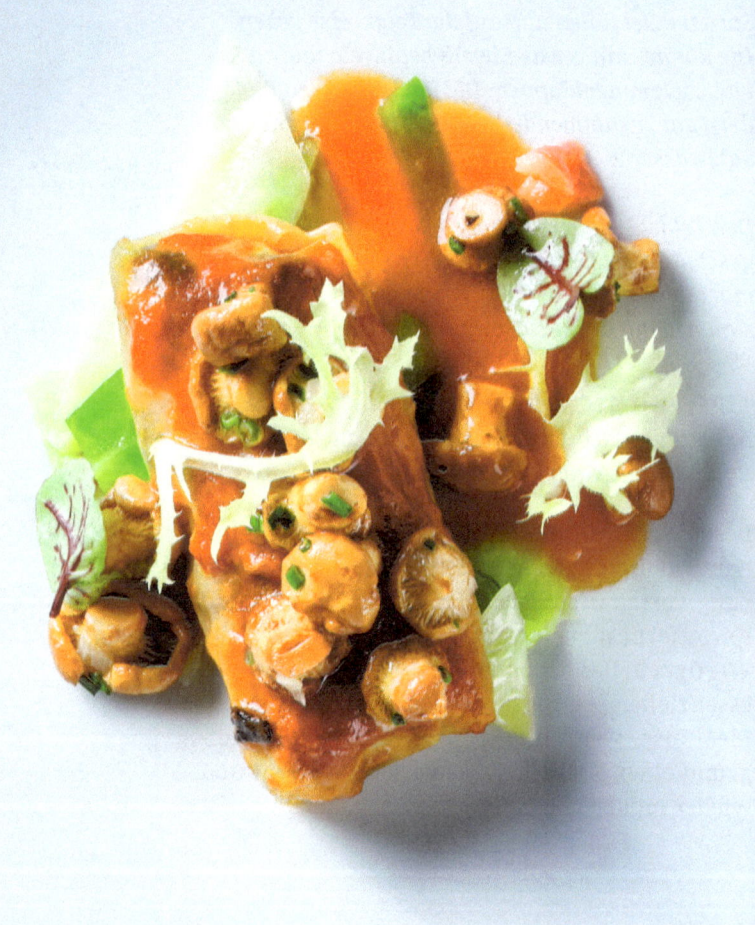

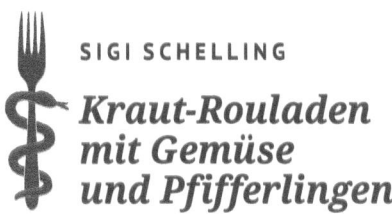

SIGI SCHELLING

Kraut-Rouladen mit Gemüse und Pfifferlingen

Der (Weiß-)Kohl fand bereits in der Antike bei der Behandlung von Verletzungen, Magen-Darm-Beschwerden und Infektionen Anwendung. Das Wintergemüse ist zudem reich an Ascorbigen, welches beim Kochen in Ascorbinsäure und 3-Hydroxymethylindol zerfällt. Aus diesem Grund ist gekochter Kohl sehr reich an Vitamin C.

ZUBEREITUNG (ETWA 1 STUNDE):

TOMATENFOND

Die Schalotten klein würfeln und in Öl anschwitzen. Die frischen sowie die Tomaten aus der Dose hinzufügen und einige Minuten andünsten lassen.

Das Basilikum grob schneiden und hinzufügen. Die Mischung mit Salz, Cayennepfeffer und Limettensaft abschmecken. Die Tomatenessenz dazu gießen und die geriebene Kartoffel einrühren.

Alles zusammen etwa 20 Minuten sanft köcheln lassen und dabei immer wieder mit dem Schneebesen durchrühren und leicht stampfen, damit die Tomaten zerfallen und eine leichte Bindung entsteht. Den Fond durch ein Sieb passieren und nochmals gut abschmecken.

ZUTATEN:

FÜR DEN TOMATEN-FOND
100G SCHALOTTEN, *GEWÜRFELT*
1EL OLIVENÖL
500G TOMATEN, *FEIN GESCHNITTEN*
200G TOMATEN *AUS DER DOSE*
EINIGE **BASILIKUM-BLÄTTER,** *GROB GE-SCHNITTEN*
SALZ
CAYENNEPFEFFER
LIMETTENSAFT
400ML TOMATEN-ESSENZ
(SIEHE SEITE 171)
1EL GERIEBENE KARTOFFEL

FÜR DIE KRAUT-ROULADEN
4 *BLÄTTER* **SPITZKOHL**
1 SCHALOTTE
100G PFIFFERLINGE
1EL OLIVENÖL
1 ZUCCHINI

KRAUT-ROULADE

Die Kohlblätter kurz in heißem Wasser blanchieren und trocken tupfen. Die Schalotte schälen und klein schneiden. Zusammen mit den Pfifferlingen kurz in Öl andünsten. Ein paar Pfifferlinge zum Garnieren auf einem extra Teller aufbewahren. Die Zucchini in Würfel schneiden und separat andünsten. Die Zucchini und die Pfifferlinge vermengen und in die Mitte eines Kohlblatts geben. Dieses zusammenrollen und in eine Kasserolle geben. Mit dem Tomatenfond begießen und für etwa 20 Minuten im Ofen garen.

Auf tiefen Tellern anrichten. Mit Tomatenfond begießen. Die aufbewahrten Pfifferlinge kurz in Öl anbraten und das Gericht damit garnieren.

DIE NÄHRWERTE *PRO PORTION (ETWA 319G) ENTSPRECHEN:*

ENERGIE *124KCAL*
FETT *7G*
EIWEISS *4G*
BALLASTSTOFFE *5G*

TIPP VON SIGI SCHELLING:

Die Pfifferlinge vor dem Verarbeiten waschen und blanchieren, kurz abtropfen lassen und dann in Öl anbraten. So ziehen die Pilze kein Wasser!

Tomaten sind reich an Carotinoiden, besonders Lycopin, dem, zusammen mit anderen Inhaltsstoffe der Tomate, krebspräventive Eigenschaften zugeschrieben werden. Durch das Erhitzen der Tomaten kann das Lycopin vom Körper in deutlich größeren Mengen aufgenommen werden, daher ist es bei Tomaten ausnahmsweise mal sinnvoll, auf die Variante aus der Dose zurückzugreifen. Aufgrund des hohen Säuregehalts sollten Tomaten bei Entzündungen der Mundschleimhaut nicht roh verzehrt werden. Auch mit scharfen Gewürzen wie dem Cayennepfeffer ist in diesem Fall Vorsicht geboten.

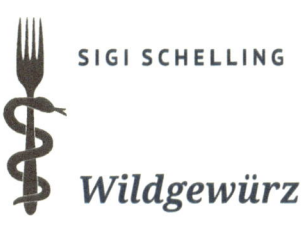

SIGI SCHELLING

Wildgewürz

ZUTATEN:

60G SCHWARZE PFEF-
FERKÖRNER
120G PIMENTKÖRNER
60G WACHOLDERBEEREN
30G KÜMMELSAMEN
150G KORIANDER

ZUBEREITUNG (ETWA 10 MINUTEN):

*Alle Gewürze in eine große, trockene Pfanne geben
und unter Rühren kurz erwärmen, aber nicht
verkohlen. Auf einem Teller abkühlen lassen und
dann im Mörser grob zerstoßen oder in der Mou-
linette leicht zerschlagen. Die Gewürzmischung in
ein gut schließendes Schraubdeckelglas geben und
bis zum Verbrauch trocken und dunkel aufbewahren. So hält sie sich etwa ein halbes Jahr.*

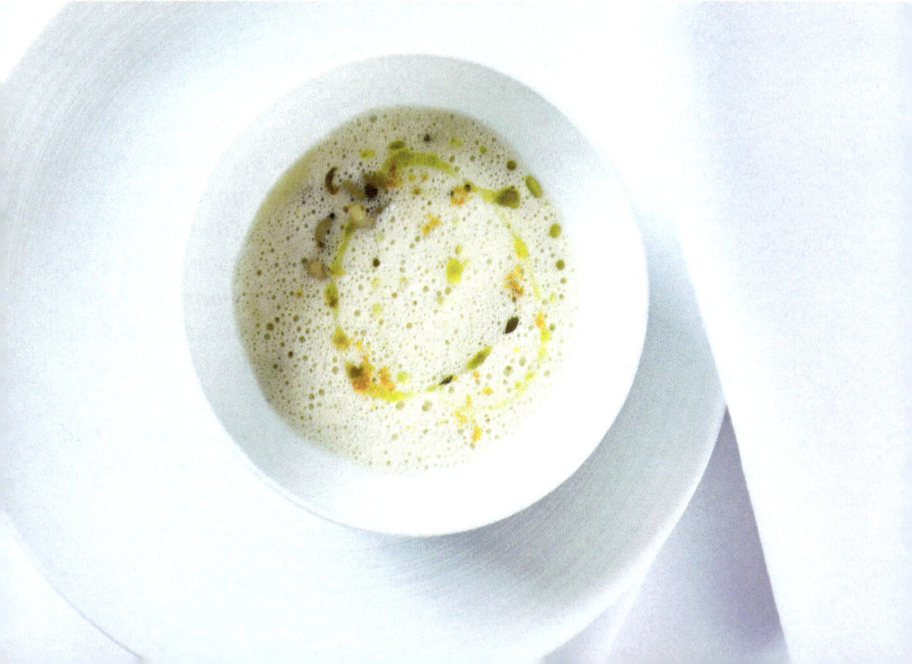

ZUTATEN *FÜR*
4 PORTIONEN:

500G KICHERERBSEN
3 SCHALOTTEN
OLIVENÖL
MEERSALZ
CAYENNEPFEFFER
1MSP. CURRY-PULVER
1,5L GEFLÜGELFOND
0,5L HAFER-SAHNE

FÜR DAS KNOBLAUCHÖL
2 KNOBLAUCHZEHEN,
GERÖSTET
100G OLIVENÖL

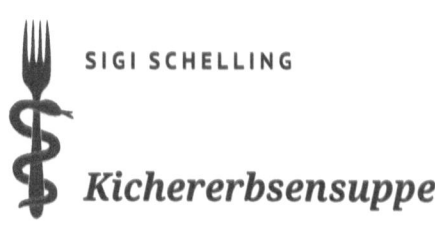

SIGI SCHELLING

Kichererbsensuppe

Was haben Personengruppen, die für ihre besondere Langlebigkeit bekannt sind, gemeinsam?
Ihr Speiseplan enthält überdurchschnittlich
viele Hülsenfrüchte – wie etwa die Kichererbse.
Wichtig ist jedoch, dass Sie sie nicht roh verzehren, da der enthaltene Giftstoff Phasin erst durch
das Erhitzen zerstört wird. Wer sich das Einweichen der Kichererbsen sparen möchte, kann
auch zu der Variante im Glas greifen.

ZUBEREITUNG (ETWA 1,5 STUNDEN PLUS 1 TAG EINWEICHZEIT):

*Die Kichererbsen etwa eineinhalb Tage in ausrei-
chend Wasser einweichen.*

*Die Schalotten schälen und in Olivenöl andüns-
ten lassen. Die Kichererbsen hinzufügen und mit
anbraten. Mit dem Meersalz, Cayennepfeffer und
Curry-Pulver würzen und mit dem Geflügelfond
aufgießen. Alles zusammen so lange köcheln
lassen, bis die Kichererbsen gar sind. Die Sahne
hinzufügen und kurz mitkochen lassen.*

*Alles in einen Mixer geben, kurz aufmixen und
noch mal abschmecken. Alles durch ein Sieb passieren.*

Für das Knoblauchöl den Knoblauch anrösten und in etwa 60 °C heißem Öl einlegen, für mindestens einen halben Tag ziehen lassen und zu der Suppe servieren.

DIE NÄHRWERTE *PRO PORTION (ETWA 169G) ENTSPRECHEN:*

ENERGIE *291KCAL*
FETT *11G*
EIWEISS *13G*
BALLASTSTOFFE *11G*

Kichererbsen sind nicht nur sehr eiweiß-, sondern auch sehr ballaststoffreich, daher eignet sich dieses Rezept gut für Personen, die an Obstipation leiden. Zudem verzögern Ballaststoffe die Magenentleerung und sorgen somit für ein längeres Sättigungsgefühl. Im Dünndarm angelangt, können sie Substanzen wie Schwermetalle, Gallensäuren, aber auch Mineralstoffe binden und deren Aufnahme in den Körper verringern. Letzteres ist für den Körper jedoch kein Problem, da ballaststoffreiche Lebensmittel meist auch viele Mineralstoffe liefern. Im Dickdarm dienen die löslichen Ballaststoffe den Bakterien als Nahrung. Hieraus entstehende Substanzen fördern die Darmgesundheit und lockern den Stuhl auf.

FACETTE
FREIZEIT

WIE KÖNNEN WIR UNS IM ALLTAG im Einklang mit dem bisher Besprochenen verhalten? Und nicht nur im Alltag – es mag nach einem Spielverderber klingen, aber auch bei unseren gängigen Freizeitaktivitäten können und sollten wir etwas mehr Aufmerksamkeit an den Tag legen. Ein Beispiel ist hier der Freizeitpark. Millionen von Menschen – im Jahr 2021 waren es etwa drei Millionen – besuchen dreimal und häufiger pro Jahr Freizeitparks und Zoos (Kinder unter 14 Jahren nicht mitgerechnet). Dazu gehört meist, dass die ganze Familie dort zusammen isst und trinkt. Leider ist es so, dass man mit Freizeitparks nicht gerade eine nachhaltige, ernährungsbewusste, saisonal ausgerichtete, gesunde Gastronomie verbindet. Der Erholungs-, Erlebnis- und Spaßfaktor hat hier oberste Priorität, während der Gesundheitswert wenig ins Gewicht fällt. Jetzt könnte man sagen, bei einem Ausflug, der ein- bis dreimal im Jahr stattfindet, ist es doch völlig egal, was wir zu uns nehmen. Das ist sicherlich ein berechtigter Einwand. Aber letztendlich summieren sich solche kleinen Ausnahmen, wozu auch Schwimmbadbesuche und andere Sportveranstaltungen gehören, im Laufe eines Jahres, und sie haben auch Signalcharakter: Wenn etwas Spaß macht, wird das mit ungesunder Ernährung assoziiert. Deshalb, meine ich, ist es nicht ganz egal, was wir bei dieser Art von Freizeitvergnügen zu uns nehmen. Einige Familien lösen das Dilemma, indem sie ihr eigenes Essen mitbringen. Aber der Mehrwert einer gesunden und nachhaltigen Gastronomie für die gesamte Familie könnte vielleicht auch sein, neue Anregungen zu bekommen, um neue Gerichte kennenzulernen und eventuell später zu Hause nachzukochen und ganz generell neue Geschmacksrichtungen auszuprobieren.

Nun kommt aber die Gretchenfrage: Wie erkenne ich, welche Freizeit-parks, Sportanlagen oder Zoos es mit der Zubereitung von gesunden und schmackhaften Speisen wirklich ernst meinen?

Transparenz ist hier das Stichwort! Bekomme ich als Gast Informationen zu den Speisen? Finde ich Hinweise zur Herkunft der Produkte oder zum Thema Tierwohl? Habe ich als Gast das Gefühl, informiert zu werden? Schlüssige Speisekarten mit rotem Faden erklären mir als Gast durch klare Kommunikation, was in den zubereiteten Gerichten steckt. Da gibt es zum Beispiel Hinweise auf Bio-Heumilch für Milch-shakes oder Cappuccino oder auf regionale und saisonale Produkte. Vielleicht gibt es eine Botschaft auf der Speisekarte, dass auf Light-Getränke mit Aspartam verzichtet wird. Es kann auch ein gastronomisches Konzept sein, dass auf Portions- und Einwegverpackungen verzichtet, um nur einige wichtige Punkte zu erwähnen. Auch die Art der Abfallsortierung und die Vermeidung von Einweggeschirr gehören dazu.

Diese Elemente können Indikatoren für ein verantwortungsvolles Gastronomiekonzept sein. Wenn man solche Betriebe bevorzugt, tut man nicht nur der Seele etwas Gutes, sondern auch dem Körper.

Ein bisschen Recherchearbeit ist vonnöten, aber es gibt sie wirklich, die Gastronom:innen von Freizeitparks, die es sich zur Aufgabe gemacht haben, nachhaltiges Denken und gesunde Ernährung in ihr Konzept einzubinden. Sie übernehmen Verantwortung, statt nur zu versorgen (und eine möglichst hohe Gewinnspanne zu erzielen). Als ein leuchtendes Beispiel möchte ich den Leiter der Gastronomie vom Freizeitpark „Alpsee Bergwelt" im Oberallgäu nennen, Robert Johann, der auch von der Initiative „Allgäuer Genussmacher" 2021 mit dem Preis in der Kategorie „Persönlichkeit" ausgezeichnet wurde.

Hier wird beispielsweise konsequent auf Bio-Heumilch gesetzt. Sie kennen inzwischen meine Meinung zum Thema Milch, aber das Nahrungsmittel ist (zumindest bis dato) nicht wegzudenken aus unserer Gastronomie. Da tut es gut zu sehen, dass wenigstens die Bio-Variante verwendet wird, die weitaus mehr ungesättigte Fettsäuren und Omega-3-Fette beinhaltet als die konventionelle Milch. Der daraus hergestellte „Bayerische Milchreis" besteht indes aus heimischem Demeter-Ur-Dinkel anstelle von importiertem Reis. Dieser Ur-Dinkel ist sehr gut verträglich. Er zeichnet sich unter anderem durch einen hohen Gehalt an essenziellen Aminosäuren, Omega-3-Fettsäuren, Nahrungsfasern und Mineralstoffen aus. Nicht umsonst lobte die berühmte Äbtissin des Mittelalters, Hildegard von Bingen, den Dinkel über alles und schrieb: „Der Dinkel bereitet dem, der ihn isst, rechtes Fleisch und Blut, er macht frohen Sinn und Freud im Gemüt." Gesüßt wird der Milchdinkel nicht mit Zucker, sondern mit Honig, dessen Vorzüge ich ja bereits im gleichnamigen Kapitel geschildert habe.

Das war nur ein kleines Beispiel, wie der Wochenendausflug etwas mehr mit den Themen Gesundheit und Nachhaltigkeit in Einklang gebracht werden kann. Ich bin mir sicher, Sie werden noch zahlreiche weitere finden, wenn Sie mit Freude und Neugierde danach suchen und sich frei von dem Gedanken machen, es ginge dabei um Verzicht.

DIE VIELFALT
UNSERES LEBENS

AM ANFANG DES BUCHES sprach ich davon, dass unser Lebensstil
viele Facetten hat. Eine besonders komplexe Facette, unsere tägliche
Ernährung, will ich Ihnen mit diesem Buch näherbringen und Ihnen
möglicherweise auch Anregungen mit auf den Weg geben, wie Sie Ihr
Leben auf die bestmögliche Weise gestalten und dabei mit Rücksicht
auf unseren Planeten handeln können. Dazu gehört auch, bisher un-
erfüllte Wünsche zu erkennen, anzugehen und sie zu verwirklichen.
Dieses Schlusskapitel, das eine Auswahl von persönlichen Begegnungen mit Patient:innen enthält, soll Ihnen in erster Linie Mut machen.
Mut, etwas zu verändern. Aber auch Mut, um gegebenenfalls mit
einer Krebsdiagnose, die zweifellos das Leben eines Menschen von
einer Sekunde auf die andere verändert, umzugehen. Mut machen,
dass Sie nicht allein mit Ihren Problemen sind, sondern es viele Be-
troffene gibt, denen Ähnliches widerfahren ist. Wer sie noch nicht
kennt, den möchte ich auf die Selbsthilfegruppen hinweisen, die
für viele während und auch nach einer Therapie eine große Stütze
sind. Mut kann auch bedeuten, im Zweifelsfall mehrere Spezialist:in-
nen zurate zu ziehen, um andere Meinungen einzuholen. Anstehen-
de Therapien sollte man aus Überzeugung angehen, nicht nur über
sich ergehen lassen, weshalb es manchmal wichtig ist, so lange mit
den Ärzt:innen zu sprechen, bis sich wirklich alles verständlich darstellt. Während der Therapie liegt der Fokus für Patient:innen und
die behandelnden Ärzt:innen hauptsächlich darauf, mögliche Nebenwirkungen zu lindern beziehungsweise auf ein Minimum zu reduzieren. Nutzen Sie auch die von den spezialisierten Onkologie-Zen-
tren angebotenen Beratungsangebote für die Bereiche Ernährung,
Bewegung, Komplementärmedizin sowie psychosoziale und psychoonkologische Beratung, um einige wichtige Kernbereiche zu nennen,

die für Tumorpatient:innen in der Regel von großem Interesse sind. Für München möchte ich hier die kostenfreien Beratungsstellen des Tumorzentrums (TZM) und der Bayerischen Krebsgesellschaft (BKG e. V.) erwähnen. Letztere ist auch eine professionelle Anlaufstelle, um etwas über Selbsthilfegruppen zu erfahren. Nennen möchte ich auch die langjährigen Kooperationspartner des TZM, lebensmut e. V., staerkergegenkrebs.de und was-essen-bei-krebs.de sowie das neu gegründete Patientenhaus des Comprehensive Cancer Center München (CCCM), die für Hilfesuchende ein wichtiger Ratgeber sein können.

HIER DIE LINKS ZUM BERATUNGSANGEBOT:
WWW.TUMORZENTRUM-MUENCHEN.DE/
WWW.BAYERISCHE-KREBSGESELLSCHAFT.DE/
HTTPS://LEBENSMUT.ORG/
WWW.STAERKERGEGENKREBS.DE/
WWW.WAS-ESSEN-BEI-KREBS.DE/
WWW.CCC-MUENCHEN.DE/PATIENTEN/PATIENTENHAUS-AM-CCC-MUNCHEN/F4F7749F372A4538

Doch nun zu den Begegnungen mit Menschen, die mich als Arzt beeindruckt haben durch ihren Umgang mit der Krankheit und die vielleicht für Sie eine Anregung darstellen können.

MUTMACH-GESCHICHTEN

VOR EINIGEN JAHREN betreute ich zusammen mit einem Kollegen Frau Schuster, eine Brustkrebspatientin, deren Weg durch die Therapie alles andere als leicht war. In ihrem Fall war das von uns geschaffene Netzwerk im Tumorzentrum München besonders wertvoll. Neben der Behandlung durch Fachärzt:innen, denen es gelang, einen vertrauensvollen Kontakt zu der Patientin aufzubauen, bekam sie bei uns psychoonkologische Begleitung, Ernährungsberatung und komplementärmedizinische Betreuung. Ein sehr gelungenes Zusammenspiel, das aber nicht darüber hinwegtäuschen soll, dass der Weg durch die Therapie sie psychisch und physisch extrem forderte und an ihre Grenzen brachte. Ich denke, dass jemand, der nicht betroffen ist, überhaupt nicht nachempfinden kann, was solch eine Diagnose mit einem Menschen macht. Wir Ärzt:innen sind für die Patient:innen in diesen Situationen oft die einzigen Hoffnungsträger – eine riesige Verantwortung, derer wir uns bewusst sein müssen. Einfühlungsvermögen, Respekt und Demut sind deshalb drei wesentliche Kriterien, die unsere Haltung ausmachen sollten.

Eher zufällig traf ich Frau Schuster nach Monaten wieder und wir gerieten sofort in ein herzliches Gespräch. Die Tumortherapie war erfolgreich abgeschlossen. Sie erzählte mir, dass sie vieles in ihrem

Leben neu geordnet habe. Wunderbar, freute ich mich. Aber, sagte sie zu mir, ich suche noch nach einer Beschäftigung, bei der ich viel in der Natur bin. Wahrscheinlich ahnte sie, was ich in der Sekunde dachte, denn es platzte geradezu aus ihr heraus: Die Jagdprüfung mache ich aber nicht! Dabei lachte sie aus vollem Herzen. Das ist doch auch völlig in Ordnung, war meine Antwort. Ich hatte ihr nämlich irgendwann von meiner Jagdpassion erzählt. Ich weiß noch wie heute, als ich ihr zu Weihnachten empfahl, einen Hirschbraten zuzubereiten (das Rezept stammt von meinem Freund Hans Haas) und ihr riet, ihre Festtafel mit Stangen von einem Hirschgeweih zu schmücken. Sie erwiderte mit einem sehr entschiedenen: Nein, wir essen nur das Fleisch, aber sonst kommen mir keine toten Tiere auf den Tisch. Doch als ich sie aufklärte, weshalb ihr Einwand Unsinn war, war sie beruhigt. Man muss einen Hirsch oder Rehbock nicht etwa töten, um mit den Stangen einen Tisch zu schmücken, denn diese werden jedes Jahr abgeworfen und wachsen nach. Entscheidend war etwas ganz anderes. Frau Schuster erzählte mir bei unserem Gespräch, dass sie gern male, nicht abstrakt, sondern Motive nach der Natur, und fragte, ob ich nicht jemanden wisse, der sie in dieser Hinsicht unterrichten könne. Das war mein Einsatz! Ich dachte sofort an meinen Freund, Kollegen und für mich besten Tier- und Landschaftsmaler Jörg Mangold. Und tatsächlich war dieser Rat ein Volltreffer. Sie schwärmt bis heute von dem Menschen Jörg und seiner Kunst und ist immer wieder selbst überrascht über ihre Fortschritte. Von meinem Freund und seiner Kunst hat sie viel gelernt. Die Landschaftsmalerei ist für sie bis heute eine Quelle von Kraft, Mut und Zuversicht. Frau Schuster erzählte, es sei ihr höchstes Glück, sich im Freien mit Bleistift, Pinsel und Malkasten hinzusetzen und die Formen und Farben der Natur auf Papier und Leinwand festzuhalten. Der Vater von Jörg Mangold, Heinrich Mangold (1908–2003), war ebenfalls ein begnadeter Landschaftsmaler und Kunsterzieher. Er sagte einmal, so sein Sohn: „Allen Menschen soll der Weg in das Reich der Kunst erschlossen werden, in ein Reich, das als das glücklichste dieser Welt bezeichnet werden kann. Die Welt sah früher anders aus, sie wird auch in Zukunft anders aussehen, eines aber wird bleiben – die Kunst. Sie soll einmal die Menschen froher und freier machen." Besser kann man es nicht auf den Punkt bringen.

Es war um die Weihnachtszeit 2019. Schon die Fahrt zum Krankenhaus war abenteuerlich, da plötzlich ein Schneetreiben einsetzte, in dem man keine zehn Meter weit sah. Ich hatte Elke, einer sehr guten Bekannten, die dort als Brustkrebspatientin war, fest versprochen, sie zu besuchen. Sie machte dort gerade eine Chemotherapie. Das ist an sich schon keine einfache Situation, aber um die Weihnachtszeit ist so etwas meist besonders schwer zu verkraften. Als ich endlich mit deutlicher Verspätung eintraf, war die Freude auf beiden Seiten riesig und wir kamen sehr schnell ins Plaudern. Die Chemotherapie machte ihr überhaupt nichts aus. Sie war schon immer ein sehr positiv denkender Mensch, der versuchte, bewusst zu leben. Die Therapie verlief ideal. Elke hat zwei erwachsene Söhne, die sie über alles liebt und deren neueste Storys sie mir bei jedem Treffen erzählt. Für mich als Außenstehenden gibt es dabei immer etwas zu lachen. Für eine Mutter stellen sich die Situationen oft doch etwas anders dar, meist weniger entspannt. Diesmal erzählte sie mir von ihrem Sohn Christian, der vor ein paar Jahren geheiratet hatte. Ich sagte flapsig zu ihr: Natürlich die Falsche; das war nämlich der Lieblingsspruch meiner Mutter, wenn sich bei mir mal wieder eine Trennung anbahnte! Obwohl Elke freundlich zurücklächelte, war mir schnell klar, dass die Sache gar nicht so lustig war. Vier Jahre nach der Heirat wurde ihr Sohn kinderlos geschieden. (Den Status „kinderlos" betrachtete ich persönlich eher als Schadensbegrenzung.) Der Sohn hatte die Scheidung nur schwer verkraftet, es folgten ein psychischer Zusammenbruch und eine monatelange Depression. Elke sagte zu mir: „Du kannst dir nicht vorstellen, wie Eltern in solchen Situationen mit ihren Kindern leiden." Die Ohnmacht, mit der man einem verzweifelten Menschen hilflos gegenübersteht, ist schwer zu ertragen. Dabei ist es völlig nebensächlich, ob der am Boden Zerstörte ein stabiles Umfeld hat und erfolgreich im Beruf ist. Die vermeintliche Ausweglosigkeit, in der er sich zu befinden glaubt, lässt einfach keine rationalen Gedanken zu. Ich glaube, diese Hilflosigkeit gegenüber dem Leid eines geliebten Menschen kann jede:r von uns gut nachvollziehen. Aber zum Glück gab es ein Happy End. Sie erzählte mir, dass Christian, ihr Sohn, ein Jahr nach der Trennung wieder eine junge Frau gefunden habe, mit der er glücklich sei. Das allein wäre schon ein Grund zum Feiern gewesen, aber es kam noch besser. Am Tag nach meinem Besuch rief sie mich an und erzählte mir mit überschäumender Freude, dass ihr Sohn Christian ihr soeben mitgeteilt habe, dass seine Freundin schwanger sei. Für Elke war das das schönste Weihnachtsgeschenk, das sie sich vorstellen konnte, und ein Ansporn, durchzuhalten – für ein Baby im nächsten Sommer! Dabei war es nicht allein das Enkelkind, das ihr neuen Lebensmut gab, sondern auch die

Freude, ihren Christian wieder glücklich zu erleben. Genau zum richtigen Zeitpunkt, in einer Phase der Zweifel und Ängste, hat ihr diese Nachricht Hoffnung und Kraft gegeben und eine neue Perspektive. Sie erzählte mir neulich wieder, dass sie dieses Happy End bis heute mit tiefer Dankbarkeit erfüllt. Denn auch hier geht es um Träume, die man in einer verzweifelten und scheinbar aussichtslosen Situation schon fast vergessen hat und die sich auf magische Weise erfüllen. Wenn man den Mut hat, sich seine Träume zu bewahren, können sie sich erfüllen – auch das ist wichtig, im Hinterkopf zu behalten. Wir können nicht alles steuern, und während einer Krankheit müssen wir sowieso viele Schaltknöpfe abgeben, aber dafür dürfen wir auch ein wenig Hilfe vom Schicksal erwarten.

Die nun folgende Geschichte ist schon einige Jahre her. Eher durch Zufall lernte ich eine Patientin mit Dickdarmkrebs kennen, die unser kostenfreies Beratungsangebot im Tumorzentrum in Anspruch nahm. Die Diagnostik verlief mittels Koloskopie bei der 48-jährigen Frau effizient und der Tumor konnte erfolgreich und komplikationsfrei entfernt werden. Frau Schmidt gehörte zu den vielen Patient:innen, die unser komplettes Beratungsangebot, das bedeutet psychoonkologische Beratung, Ernährungsberatung und komplementärmedizinische Beratung, gern nutzen und sehr dankbar für den unkomplizierten Zugang sind – ein Anruf oder eine E-Mail genügt, um zeitnah einen Termin zu bekommen. Bei einem unserer jährlich stattfindenden Patient:innentage kam ich zufällig mit ihr ins Gespräch. Es stellte sich heraus, dass sie zu den Dickdarmkrebspatient:innen gehörte, die keinerlei Risikofaktoren bezüglich Ernährung haben, etwa Übergewicht, fettreiche, ballaststoffarme Kost oder zu wenig Bewegung, Rauchen oder zu hoher Alkoholkonsum. Auch chronisch-entzündliche Darmerkrankungen oder eine genetische Disposition für Dickdarmkrebs lagen bei ihr nicht vor. Sie war sehr ernährungsbewusst, aß viel Gemüse, wenig Fleisch und war begeisterte Halbmarathonläuferin. Alkohol trank sie wenig, weil er ihr einfach nicht schmeckte. Als Betroffene:r kommen einem in dieser Situation häufig Selbstzweifel. Warum trifft es jemanden wie mich? Ist es dann eigentlich nicht völlig egal, wie ich lebe? Die Antwort ist Nein. Frau Schmidt hat nach dem Stand unseres heutigen Wissens alles richtig gemacht und das Risiko für eine Krebserkrankung, speziell Dickdarmkrebs, erheblich reduziert. Was leider nicht bedeutet, dass sie es komplett ausgeschlossen hätte. Hundertprozentige Sicherheit kann auch die beste Risikominderung nicht geben. Unsere Empfehlungen

berufen sich auf statistische Aussagen von wissenschaftlich-epidemio-
logischen Untersuchungen an meist mehreren Hundert Patienten. Und
das bedeutet, dass die Ergebnisse dieser Studien die derzeit bestmögliche Option darstellen, aber im Einzelfall möglicherweise nicht greifen. Auch diese Patientin war zunächst sehr verunsichert. Unser viel-
fältiges Beratungsangebot hatte sie jedoch, wie sie mir im Nachhinein
dankend erzählte, zumindest sehr stabilisiert.

In diesem Zusammenhang erzählte mir Frau Schmidt, dass sie Pro-
fessorin für Biologie war. Ihr Spezialgebiet war der Klimawandel und
seine Folgen für unsere Umwelt. Das fand ich sehr spannend. Sie hatte
mich mit Ihren schlüssigen Argumenten darin unterstützt, was ich
Ihnen mit diesem Buch über die Bedeutung der Lebensmittelproduktion und Verarbeitung, zu Letzterem zählt auch das Kochen, vermitteln möchte. Dem Klimawandel müssen wir alle uns zur Verfügung
stehenden Mittel entgegenstellen, damit am Ende keine *Unbewohnba-
re Erde* entsteht, so wie es David Wallace-Wells in seinem gleichnamigen Buch beschreibt, das Ergebnis ist. Eine These dieser Biologin hatte
mich damals aber sehr überrascht. Sie war der Meinung, wir sollten
die Veränderungen in der globalen Tier- und Pflanzenwelt, die der
Klimawandel mit sich bringt, zulassen; sie begründete das mit einer
Art Überlebensstrategie für Flora und Fauna.

Zum Schluss noch eine kleine persönliche Note unserer Begegnung,
die ich erzählenswert finde. Frau Schmidt war ein sehr kommunikati-
ver Typ und hatte viele Freunde vor ihrer Erkrankung. Nach der Therapie hatte sich ihr Bekanntenkreis dann aber doch einschneidend
reduziert. Einige Jahre später traf ich sie wieder bei einem Patient:in-
nentag, diesmal mit Freund, den sie mir stolz vorstellte. Sie hatte sich
neu verliebt. Ich musste sofort an den kaum zu übertreffenden Satz
von Benedict Wells aus seinem Roman *Vom Ende der Einsamkeit* denken: Das Gegengift zur Einsamkeit ist Geborgenheit. Es schien mir, als
habe unsere Patientin das Gegengift gefunden, jedenfalls wünsche
ich es ihr. Keine einfache Sache, wie wir alle wissen, und ein großes
Glück, das einem trotz allem jederzeit und in jeder Situation begegnen
kann. Das sollten wir nie vergessen!

Ich sehe sie noch heute vor mir, wie sie völlig aufgelöst auf der Treppe
steht – nach der Beerdigung ihrer Mutter, die an Brustkrebs gestorben war. Sie war die jüngste von drei Töchtern, die nun ihre Mutter

verloren hatten. Ich war mit der ältesten Tochter befreundet und ein enger Freund der ganzen Familie geworden; zum damaligen Zeitpunkt arbeitete ich als Assistenzarzt auf einer Station im Klinikum Großhadern, die vorwiegend krebskranke Patient:innen behandelte. Demzufolge war es schlüssig, dass ich die Mutter meiner Bekannten bis zu ihrem Tod begleitete. Die damals gerade mal zwanzig Jahre alte Tochter, ich nenne sie der Einfachheit halber Nico, lebte damals schon in Berlin und war fassungslos, denn sie hatte meine relativ intensive Mitbetreuung der Mutter nicht mitbekommen und fragte mir nun Löcher in den Bauch. Das ist mir, aus was für Gründen auch immer, deutlich im Gedächtnis haften geblieben. Ihre Mutter hatte ihre fünfzehn Jahre lang dauernde Krebserkrankung aus Rücksicht auf die Kinder immer sehr diskret behandelt, um sie möglichst wenig zu belasten.

Dreißig Jahre später, wir hatten in der Zwischenzeit kaum Kontakt, erfuhr ich, dass Nico ebenfalls an Brustkrebs erkrankt war. Eine genetische Komponente war ausgeschlossen. Unser erstes Telefonat war entsprechend ausführlich, und sie fing an, wie es ihre Art war, geradeheraus zu erzählen, dass sie jetzt einen neuen Freund habe, den sie beim Online-Dating im Dezember 2019 kennengelernt habe. Originaltext von ihr: „Schnell lernte er meine drei Kinder kennen, Anfang Januar 2020, und ich seine drei Söhne! Cool, dachte ich, das passt ja prima!" Doch das gemeinsame Glück wurde sehr schnell auf die Probe gestellt. Sie erzählte mir etwas schnoddrig, wie es die Berliner:innen gern tun, sie seien, bevor sie ihm gesagt hatte, dass der Arzt eine Probe aus der Brust genommen habe, in der Strafanstalt gewesen. Wieso Strafanstalt, fragte ich etwas überfordert. Na, in der Oper *Fidelio,* antwortete sie verschmitzt und spielte damit auf den Gefangenenchor an; im Anschluss seien sie essen gegangen. Bei dieser Gelegenheit eröffnete sie ihm, dass ein Knoten aus der Brust entfernt werden müsse. Nichts Schlimmes, beruhigte sie ihn. Zwei Wochen später war klar, dass es Brustkrebs war. Es folgte die Operation, und zur gleichen Zeit begann auch die Corona-Pandemie. Demzufolge konnte der Freund sie nicht im Krankenhaus besuchen, und sie lösten das Problem, indem sie jeden Tag lange befreiende Spaziergänge machten. An dieser Stelle sei erwähnt, dass sie sehr sportlich war und jeden Tag eine halbe Stunde lief, sich gesund ernährte, nicht rauchte und sehr schlank war. Wieder einmal alles richtig gemacht!

Allerdings erfuhr sie bald, dass leider noch eine sehr intensive Chemotherapie nötig war. Nach dem Arzttermin holte der Freund sie mit dem Auto ab und sie erzählte ihm von der neuen Situation. Beide haben nicht geweint. Beide waren sich sofort einig, dass Nico es schaffen würde. Ich erinnere mich, dass ich zu diesem Zeitpunkt ein Telefongespräch mit ihrem Freund hatte. Nach wenigen Minuten war mir klar, dass sie es mental schaffen würden – das passte! Sie hat es als „Erwachsensein" bezeichnet. Hm, das klang für mich zunächst etwas altklug, bis mir klar wurde, dass sie mittlerweile 50 Jahre alt war und nicht mehr 20! Bis heute sind die beiden ein glückliches Paar. Noch einmal Originaltext Nico: „Wieso sollten wir voreinander wegrennen? Wir haben doch sechs gemeinsame Kinder."

Nico hat übrigens während ihrer Krankheit poetische Texte verfasst und ihrer Familie auf diese Weise die Möglichkeit gegeben, ihr nah zu sein. Die kreative Auseinandersetzung mit der Krankheit hat ihr viel Kraft und Energie gegeben. Aus diesen Texten soll ein Buch entstehen, außerdem arbeitet sie an einem Musical über Brustkrebs. Nun hat nicht jede:r das Glück, Bestätigung in einer neu begonnenen Beziehung zu finden, frisch verliebt zu sein und noch dazu glücklich. Dennoch bewunderte ich ihren Umgang mit dem Krebs: Das junge Paar hatte sich der Herausforderung gestellt, zusammengehalten. Noch dazu hat sie ihre Erkrankung in kreative Impulse umgewandelt.

Ungefähr zur selben Zeit wie die gerade geschilderte Begegnung passierte das Folgende. Auslöser war ein Abiturtreffen, an dem ich nicht teilnehmen konnte. So kam es, dass ich noch Tage danach intensive Telefongespräche mit ehemaligen Klassenkamerad:innen führte. Und, wie es in meinem Beruf oft passiert, hatte ich bald eine Schulfreundin aus der Parallelklasse von vor über 40 Jahren am Telefon, die an Brustkrebs erkrankt war. Auf der einen Seite eine Riesenfreude über den erneuten Kontakt, aber leider getrübt durch ihre Krankengeschichte.

Wie sie mir erzählte, waren die Diagnosefindung und die Interaktion zwischen ihrem Arzt und ihr zunächst sehr unzulänglich gewesen. Ich will in diesem Zusammenhang die sehr wichtige Botschaft an alle Betroffenen weitergeben: Suchen Sie das Gespräch mit den Ärzt:innen aktiv, und wenn Sie nicht ganz sicher sind, suchen Sie Fachkolleg:innen auf, um eine Zweitmeinung einzuholen. Gelinde gesagt war das, was Petra, wie ich sie hier nennen will, erlebte, ein Horrortrip. Getrieben von Todesangst, ergriff sie irgendwann selbst die Initiative und suchte die Carl-Gustav-Carus-Universitätsklinik in ihrer Heimatstadt Dresden auf, um eine Zweitmeinung zu erhalten. Das dortige Ärzt:innenteam brachte Klarheit für die Patientin, und für weitere Betreuung sowie die Therapien vertraute sich Petra ihnen an. Bis zum heutigen Tag fühlt sie sich dort sehr gut betreut. So weit alles gut, könnte man meinen. Aber als ihr wiedergefundener Schulfreund, den sie scherzhaft den „17:59-Uhr-Freund" nannte, erfuhr ich allmählich etwas mehr über ihr Leben sowie über ihre Sorgen und Ängste. Der Begriff „17:59-Uhr-Freund" rührt übrigens daher, dass ich ihr versprochen hatte, sie einmal in der Woche immer exakt um 18:00 Uhr anzurufen, was mir leider nicht immer möglich war.

Was war passiert in den letzten 40 Jahren? Petra beschrieb es selbst als ein Hamsterrad aus Berufstätigkeit, 20-jähriger Betreuung und Pflege der Eltern, gerichtlich bestellter ehrenamtlicher Betreuung ihrer Halbschwester und deren Mutter sowie der regelmäßigen Unterstützung der Familie ihrer Tochter, die Zwillinge bekommen hatte. Es war quasi mehr als eine Doppelschicht. Die Tage, an denen sie merkte, dass sie mit ihrer Kraft am Ende war und das Pensum nicht mehr durchhalten konnte, wurden immer häufiger. Petra sah auch keine Möglichkeit, aus den moralischen Verpflichtungen, die sie hatte beziehungsweise sich selbst auferlegt hatte, auszusteigen, weil es sich ja um ihre nächsten Verwandten handelte. Nicht einmal zwei ausgewiesene Burn-out-Erkrankungen mit längerer Krankschreibung halfen ihr, einen Ausweg aus dieser ständigen Überforderung zu finden. Für ihre eigenen Bedürfnisse hatte sie sich über 20 Jahre keine Zeit genommen. Das bedeutete: keine Entspannung und nahezu keine Freude über zwei Jahrzehnte. Dann kam das, was leicht in einer Suchtspirale enden kann. Es wurde zur Gepflogenheit, dass sie sich jeden Abend ein Glas Rotwein zur Entspannung gönnte. Nur leider mit der Folge, dass sie eine Stunde nach dem Einschlafen wieder munter und aufgeregt war. Um weiter funktionieren zu können, beförderte sie sich daher jeden Abend mit einer Tablette in den Schlaf.

Auch als nun endlich Klarheit über ihre Krebserkrankung herrschte und das Ärzt:innenteam an der Uniklinik in Dresden ihr einen klaren Behandlungsplan anbieten konnte, war für Petra die Welt noch lange nicht in Ordnung. Sie hatte große Zweifel, ob sie den Behandlungsmarathon durchstehen würde. Das ging so weit, dass sie Selbstmordgedanken hegte. Die Nebenwirkungen der Therapie, wie

Haarverlust – sie hatte immer auffallend lange Haare –, waren ein Thema, was sie belastete. Ich weiß noch sehr genau, dass ein weiteres großes Thema unserer Telefonate das sogenannte Hand-Fuß-Syndrom, eine Nebenwirkung der Chemotherapie, war. Die empfohlene professionelle Hilfe bei Psychoonkolog:innen und Kolleg:innen, die sich mit den Nebenwirkungen der Chemotherapie auskannten, bewirkten jedoch, dass sie letztlich alles gut überstand. Ihr Lebenspartner war dabei ein wichtiger Stabilisator.

Was Petra heute sagt: „Für mich war das Leben noch nie so schön wie nach der Krebserkrankung. Das ist paradox. Es hat lange gedauert, bis ich an diesem Punkt angelangt bin, aber besser spät als nie. Ich freue mich heute, mit 65 Jahren, über alles, das mich umgibt; jeden Baum, jeden Strauch, den Blick auf die Stadt von meinem Balkon aus, einfach über alles. Meine Grundgefühle sind Zufriedenheit und Dankbarkeit. Ich bin dankbar für jeden Tag, den ich so in Harmonie mit mir leben kann. Die Möglichkeit eines Rezidivs oder von Metastasen ist durchaus reell, und das ist mir bewusst. Aber das Wissen darum beeinträchtigt meine Lebensfreude in keiner Weise. Dass dies möglich ist, hätte ich vor meiner Krebserkrankung als unmöglich bezeichnet. Und ich hätte auch nie angenommen, dass ich bei einer solchen Diagnose und sogar während der Behandlung an der Erfüllung lang gehegter Wünsche arbeiten würde. Im nächsten Monat werde ich mit meinem langjährigen Lebenspartner erstmals zusammenziehen. Wir wollen unsere zwei kleinen Wohnungen aufgeben und in eine neue und größere Wohnung ziehen. Von dieser Wohnung aus gelangt man in einen kleinen Garten, in dem ich die Sonne genießen und Familie und Freunde einladen kann. Das habe ich mir schon immer gewünscht, aber erst so spät in Angriff genommen und umgesetzt. Ich habe meine Prioritäten ganz neu gesetzt. Rücksichtslosigkeit und Härte mir selbst gegenüber habe ich hinter mir gelassen. Ich passe in meinem neuen Leben darauf auf, dass es mir jeden Tag gut geht, ich mich nicht überlaste und dadurch auch Zeit für die Dinge und Situationen habe, die mir guttun und Freude bereiten, wie etwa tägliche sportliche Aktivitäten. Das Leben ist einfach wunderschön!"

Zu guter Letzt möchte ich Ihnen die Lebensgeschichte einer jungen Frau nicht vorenthalten, die wie auch die anderen Geschichten zugleich einzigartig und beispielhaft ist. Ich lasse die Patientin, Sarah, einfach selbst erzählen:

„Was kann ich über Mut schreiben? Für mich ist es mein Leben. Ich musste einen Weg finden, mit meiner Erkrankung zu leben, ohne den Mut zu verlieren. Was vielleicht andere ermutigen kann, ist die Tatsache, dass ich seit nunmehr 18 Jahren mit dem Krebs lebe. Meine erste Erkrankung wurde im Dezember 2004 diagnostiziert. Die Diagnose lautete: Brustkrebs, und das mit 29 Jahren.

Erst im November hatte ich geheiratet, und diese niederschmetternde Mitteilung durchkreuzte völlig unsere Pläne. Ich absolvierte das klassische Therapieprogramm: Neoadjuvante Chemo, OP und Bestrahlung; die gesamte Therapie erstreckte sich über elf Monate. Ich folgte der Devise: Die Krankheit läuft nebenher, und daran hielt sie sich auch. Ich arbeitete weiter in der Klinik und machte sehr viel Sport (fast mehr als vor der Erkrankung). Der Sport war mein Halt, frei nach dem Motto: Wenn ich Sport mache, bin ich gesund.

Ich ging offen mit meiner Erkrankung um und habe damit sehr gute Erfahrungen gemacht. Mein Mann, meine Eltern und meine Freunde trugen mich durch diese Zeit. Meine Psyche streifte die Erkrankung nur am Rande, weil ich nur darauf wartete, wieder in mein ‚altes‘ Leben zurückzukehren. Nach zwei Jahren Tamoxifen sprach ich bei meinem Onkologen über meinen Kinderwunsch. Er unterstützte ihn, und sechs Monate später war ich schwanger. Zwei Jahre später kam dann das zweite Kind. Wir sind eine glückliche Familie, der Krebs konnte das nicht verhindern, nur etwas hinauszögern.

Zwölf unbeschwerte Jahre waren mir vergönnt, dann wurden Metastasen an der Pleura festgestellt. Es war ein großer Schock, und ich hatte das Gefühl, in ein Loch ohne Boden zu fallen. Ich zwang mich zu funktionieren, während die Untersuchungen und die Therapie erfolgten. Diesmal sind die Zweifel, ob ich noch einmal davonkommen kann, sehr groß. Mein erster Gedanke war: Der Krebs ist jetzt in meinem Körper, und ich bin machtlos. Doch diese Haltung dem Krebs gegenüber, die uns oft begegnet, muss sich radikal ändern. Krebs ist weit entfernt von Machtlosigkeit und Tod. Das ist mir nach meiner eingehenden Erfahrung mit Krebsbehandlungen klar geworden. Es gibt mittlerweile sehr viele Behandlungsmöglichkeiten. Die wichtigste ist die, die der Onkologe empfiehlt, aber auch die Beratung durch einen seriösen Komplementärmediziner und psychoonkologische Betreuung sind wichtig! Ich habe mich für alle drei Behandlungsmöglichkeiten entschieden. Die Chemo und die Tabletten stabilisieren mich, die Komplementärmedizin reduziert die Nebenwirkungen, und die Erkenntnisse in der seelischen Arbeit bringen mich zum Umdenken. Egal, was wir uns an Unterstützung holen, es muss für einen selbst stimmig sein. Als Krebspatient bekommt man viele Ratschläge und Erfahrungen durch Freunde, Zeitschriften, Bücher. Aber die Entscheidung, was wir davon letztendlich annehmen, muss von uns selbst kommen. Ich konnte mich zum Beispiel nicht dafür begeistern, meine Ernährung auf vegan umzustellen oder den Kaffee wegzulassen. Mich trieb nicht die Frage um: ‚Warum ich?' Sondern: ‚Was bringt mir Heilung?'

Der Krebs war all die zwölf Jahre über da gewesen, ich hatte ihn sozusagen an der langen Leine gehalten. Ob es Gedanken waren wie ‚Wir kriegen das als Familie schon hin, wenn er zurückkommt!' oder wenn ich meinen Körper und mein Befinden auf den Krebs reduzierte. Bei der Frage: ‚Wie geht es dir?' hörte ich im Kopf: ‚Wie geht es deinem Krebs?' Ich glaubte, dass jeder nur das von mir wissen wollte, und beschränkte meine Wahrnehmung darauf. Wenn ich Artikel darüber las, was der Krebs nicht mag, vergaß ich ganz, mich selbst zu fragen, was ich jetzt nicht mochte oder was ich jetzt brauchte. Ich glaubte, andere spürten und wüssten mehr über meinen Körper als ich. Gerade im Bereich des Unbewussten nimmt der Krebs viel Raum ein.

Seit mir das klar wurde, richtet sich mein Fokus auf meinen gesamten Körper und auf das, was meine Seele, mein Geist und mein Körper brauchen. Dank dieser Erkenntnis konnte ich den Krebs von der Leine lassen, und dieser freigewordene Raum bietet viel Platz für Neues. Es gibt auch auf einmal mehr Zeit, und auch mehr Vertrauen in das Leben. Ich kann den Raum, den der Krebs besetzt hatte, nutzen, um zum Beispiel eine Mutmach-Geschichte aufzuschreiben und dabei zu merken, was ich schon alles für mich und meine Familie geleistet habe. Mein Leben ist zwar ganz anders verlaufen als geplant, aber sicher nicht schlechter. Meine Familie ist daran gewachsen. Wir erlebten Freizeiten, Gespräche, Ausflüge, die ohne den Krebs nicht stattgefunden hätten. Auch in der Erziehung meiner Kinder hat sich etwas geändert: Mein Interesse richtet sich heute weniger auf Leistung und Funktionieren. Ich lerne erst mühsam wieder, zu spüren, was mir guttut und nehme mir Zeit dafür. Meine Kinder sollen das von Anfang an lernen, und zwar ganz bewusst, damit sie danach leben und es nicht mehr vergessen."

HOFFNUNG UND DANK

DIESES BUCH SOLL im günstigsten Fall für Sie ein Ideengeber und Motivator sein, das ein oder andere ändern zu wollen, um Ihr persönliches Optimum zu finden. Sie haben erfahren, dass die Verwendung von Lebensmitteln einen ganz entscheidenden Einfluss darauf hat, wie wir in Zukunft unseren Planeten gestalten und erhalten wollen. Der respektvolle und überlegte Umgang mit der Natur und ihren Ressourcen ist die Grundlage dafür. Wir sollten uns idealerweise alle sehr bemühen, mit und nicht gegen die Natur zu leben, und nicht davon ausgehen, dass wir uns unseren Planeten hemmungslos untertan machen können.

In dem Buch ist das Thema Bewegung nur kurz angeklungen. Das heißt aber nicht, dass man Ernährung und Bewegung getrennt betrachten sollte. Deshalb noch einmal ganz deutlich: Wie wir uns ernähren, beeinflusst unsere Gesundheit und unseren Planeten. Die körperliche Tätigkeit ist mit unserer Gesundheit unabdingbar verbunden. Eine simple Formel vielleicht noch dazu: Je mehr Sie eine vorwiegend sitzende Tätigkeit verrichten, um so bewusster (ballaststoffreich und fettarm mit ökologisch erzeugten Produkten) sollten Sie sich ernähren und umso mehr sollten Sie sich körperlich betätigen. Zwei Stunden pro Tag können ein Richtwert sein. Dieses grundlegende Konzept sollte jede:r versuchen, in seinem oder ihrem Alltag umzusetzen.

Dieses Buch ist für mich auch eine Zäsur meines Berufslebens. Deshalb möchte ich allen Danke sagen, die mich wohlwollend in meinen Ideen unterstützt haben, aber auch den Zweifler:innen, die mich mit einem leichten Stirnrunzeln und einem gedachten „Na ja ..." belächelt haben. Letztere waren die eigentlich treibenden Kräfte, die bei mir dazu führten, an dem Thema Ernährung dranzubleiben, weil es mehr in sich birgt als die Idee des Sattwerdens. Unsere Auswahl der Lebensmittel greift viel zu sehr in das Ökosystem unserer Erde ein, als dass man das unbeachtet lassen kann.

Über 20 Jahre hatte ich das große Glück, mit einem super Team im Tumorzentrum München (TZM) wunderbare Projekte aufzubauen. Das schon erwähnte TZM-Ernährungsberaterteam spielte dabei die Kernrolle. Angefangen hat es mit Veronika Flöter, später kamen Nina Beutler (Weber), Eva Kerschbaum und Sarah Löhnchen dazu. Mit allen habe ich das Thema „Ernährung und Krebs" sehr engagiert für die Patient:innen und andere Interessierte umsetzen können. Aber auch die komplementärmedizinische, geleitet von Wolfgang Dörfler, und die psychoonkologische Beratungsstelle, die ich mit meiner langjährigen Kollegin Dr. med. Carola Riedner aus der Taufe gehoben habe und die jetzt erfolgreich von Sarah Schuster und Angelika Amann fortgeführt wird, haben indirekt und direkt zu diesem Werk beigetragen. Diese Liste ließe sich noch um viele Namen bereichern, was aber bei Ihnen, liebe Leser:innen, sicherlich eher Langweile aufkommen ließe. Eine Person ist mir dennoch sehr wichtig zu erwähnen: Das ist die über drei Jahrzehnte dauernde Freundschaft mit Viktoria von Schirach. Sie ist eine sehr engagierte Unterstützerin meiner, unserer Arbeit. Das „unsere" bezieht sich darauf, dass sie unter anderem von Beginn an Lektorin unseres TZM-Blogs „Wissen gegen Krebs" war.

Bleiben Sie wachsam und immer hinterfragend und voller Respekt vor der unfassbar faszinierenden Mutter Erde – es gibt nur die eine, die uns beherbergt, die uns nährt! Auch Sie können durch Ihre Entscheidung „Was esse ich heute?" viel dazu beitragen, wie unser Planet in Zukunft aussehen wird.

Lassen sie mich dieses Buch mit einem Zitat[218] von Nelson Mandela schließen:

Wenn wir unsere Hoffnung gestalten wollen, müssen wir über uns hinauswachsen.

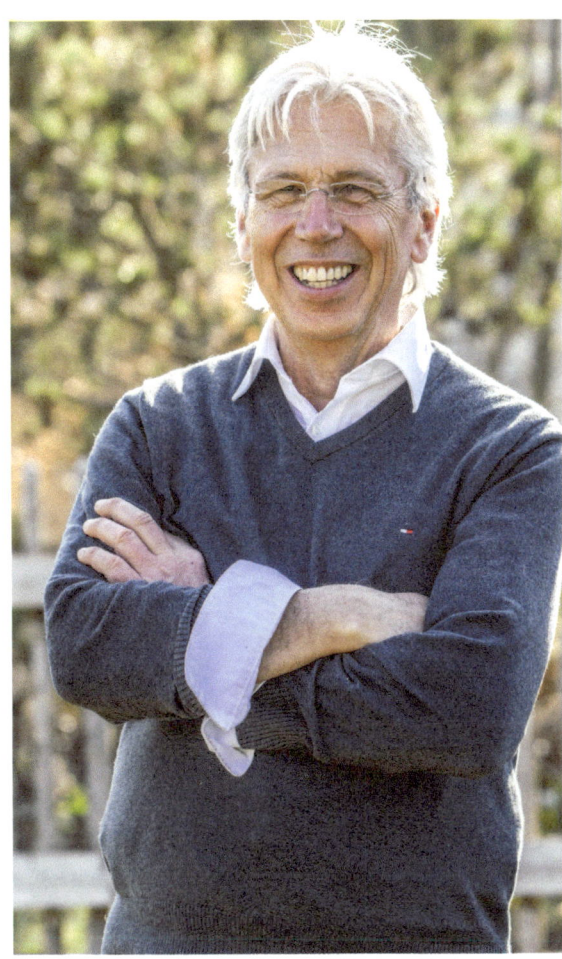

Foto: Maresa Mader

Volkmar Nüssler ist in Dresden geboren und aufgewachsen. Sein Medizinstudium hat er in seinem Geburtsort begonnen und in München abgeschlossen. Er ist Arzt für Krebserkrankungen und war von 1998 bis 2022 Geschäftsführender Koordinator des Tumorzentrums München (TZM). In dieser Funktion initiierte er bereits 2010 die Gründung einer psychosozialen Beratungsstelle für Krebspatientinnen und -patienten sowie ihre Angehörigen im TZM. Die Aktivitäten der TZM-Projektgruppe „Ernährung und Krebs", in der ärztliche und andere Ernährungsexpertinnen und -experten eng zusammenarbeiten, gehen ebenso auf seine Initiative zurück wie die Einrichtung einer entsprechenden Beratungsstelle. Nicht zuletzt diese Engagements haben ihn davon überzeugt, dass eine vollwertige Ernährung, genauer: das Kochen mit nachhaltig erzeugten Lebensmitteln und eine gemeinschaftsfördernde Esskultur, wichtige Bausteine für einen gesunden Lebensstil darstellen. In diesem Sinne vollwertige Ernährung kann auch Krebserkrankungen vorbeugen. Nüssler ist außerdem Mitbegründer des Vereins Food & Health, der sich für eine Verbesserung der Essensqualität in Gemeinschaftsküchen einsetzt. In Blogbeiträgen, bei Veranstaltungen für Patientinnen und Patienten und in der von ihm entwickelten Koch-App „Health Food" ist er regelmäßig engagiert.

Quellenverzeichnis

• 1) Deutsches Krebsforschungszentrum (DKFZ). Das Mikrobiom – der unbekannte Gast. Einblick. 2021, Bd. 1, S. 6–11.
• 2) Bischoff SC. Ernährung und Darmmikrobiom. Gastroenterologe. 2019, Bd. 14, S. 172–178.
• 3) Mayer EA, Tillisch K, Gupta A. Gut/brain axis and the microbiota. J Clin Invest. 2015, Bd. 125, 3, S. 926–938.
• 4) Valles-Colomer M, Falony G, Darzi Y et al. The neuroactive potential of the human gut microbiota in quality of life and depression. Nat Microbiol. Apr 2019, Bd. 4, 4, S. 623–632 und Editorial. Links between gut microbes and depression strengthened. Nature. 2019, Bd. 566, 7.
• 5) Deutsches Krebsforschungszentrum (DKFZ). Das Mikrobiom – der unbekannte Gast. Einblick. 2021, Bd. 1, S. 6–11 und Belkaid Y, Hand TW. Role of the microbiota in immunity and inflammation. Cell. 2014, Bd. 157, 1, S. 121–141.
• 6) Luu M, Riester Z, Baldrich A et al. Microbial short-chain fatty acids modulate CD8+ T cell responses and improve adoptive immunotherapy for cancer. Nat Commun. 2021, Bd. 12, 4077 und Deutsches Krebsforschungszentrum (DKFZ). Das Mikrobiom – der unbekannte Gast. Einblick. 2021, Bd. 1, S. 6–11.
• 7) Redondo-Useros N, Nova E, González-Zancada N et al. Microbiota and Lifestyle: A Special Focus on Diet. Nutrients. Jun 2020, Bd. 12, 6, S. 1776.
• 8) De Filippo C, Cavalieri D, Di Paola M et al. Impact of diet in shaping gut microbiota revealed by a comparative study in children from Europe and rural Africa. Proc Natl Acad Sci U S A. 2010, 107, S. 14691–14696.
• 9) Redondo-Useros N, Nova E, González-Zancada N et al. Microbiota and Lifestyle: A Special Focus on Diet. Nutrients. Jun 2020, Bd. 12, 6, S. 1776.
• 10) Messaoudi M, Violle N, Bisson JF et al. Beneficial psychological effects of a probiotic formulation (Lactobacillus helveticus R0052 and Bifidobacterium longum R0175) in healthy human volunteers. Gut Microbes. 2011, Bd. 2, 4, S. 256–261.
• 11) Gibson GR, Hutkins R, Sanders ME et al. Expert Consensus Document: The International Scientific Association for Probiotics and Prebiotics (ISAPP) Consensus Statement on the Definition and Scope of Prebiotics. Nat. Rev. Gastroenterol. Hepatol. 2017, 14, S. 491–502.
• 12) Redondo-Useros N, Nova E, González-Zancada N et al. Microbiota and Lifestyle: A Special Focus on Diet. Nutrients. Jun 2020, Bd. 12, 6, S. 1776.
• 13) ebenda
• 14) ebenda
• 15) Cândido FG, Valente FX, Grześkowiak ŁM et al. Review Impact of dietary fat on gut microbiota and low-grade systemic inflammation: mechanisms and clinical implications on obesity. Int J Food Sci Nutr. Mar 2018, Bd. 69, 2, S. 125–143.
• 16) Liang X, FitzGerald GA. Review Timing the Microbes: The Circadian Rhythm of the Gut Microbiome. J Biol Rhythms. Dec 2017, Bd. 32, 6, S. 505–515.
• 17) Deutsche Gesellschaft für Ernährung e. V. Vollwertig essen und trinken nach den 10 Regeln der DGE. [Online] www. dge.de.
• 18) The EAT-Lancet Commission on Food, Planet, Health. Summary Report of the EAT-Lancet Commission. [Online] 2019. https://eatforum.org/content/uploads/2019/07/EAT-Lancet_Commission_Summary_Report.pdf.
• 19) Springmann M, Mason-D'Croz D, Robinson S et al. Global and regional health effects of future food production under climate change: a modelling study. Lancet. May 2016, Bd. 387, 10031, S. 1937–46.
• 20) Food System Economics Commission (FSEC). No Protection from Pandemics Unless we Fix our Food Systems Open letter to the G20 from the EAT Advisory Board. [Online] Jan 2021. www.foodsystemeconomics.org/post/no-protection-from-pandemics-unless-we-fix-our-food-systems.
• 21) Diets for a Better Future: Rebooting and Reimagining Healthy and Sustainable Food Systems in the G20. [Online] 2020. https://eatforum.org/content/uploads/2020/07/Diets-for-a-Better-Future_G20_National-Dietary-Guidelines.pdf.
• 22) The EAT-Lancet Commission on Food, Planet, Health. Summary Report of the EAT-Lancet Commission. [Online] 2019. https://eatforum.org/content/uploads/2019/07/EAT-Lancet_Commission_Summary_Report.pdf.
• 23) Michalke A, Fitzer F, Pieper M et al. How much is the dish? – Was kosten uns Lebensmittel wirklich? 15. Wissenschaftstagung Ökologischer Landbau. 2019.
• 24) Bund Ökologische Lebensmittelwirtschaft (BÖLW). Branchenreport 2021. [Online] 2021. www.boelw.de/themen/zahlen-fakten/landwirtschaft/artikel/oeko-kennzahlen-2021.
• 25) Cooper J et al. Effect of Organic and Conventional Crop Rotation, Fertilization, and Crop Protection Practices on Metal Contents in Wheat (Triticum aestivum). J Agric Food Chem. Apr 2011, Bd. 59, S. 4715–4724.
• 26) Ministerium für Ernährung, Ländlichen Raum und Verbraucherschutz (MLR). Ökomonitoring 2020. [Online] 2020. www.untersuchungsaemter-bw.de/pdf/oekomonitoring2020.pdf.
• 27) Brantsæter AL, Ydersbond TA, Hoppin JA et al. Organic Food in the Diet: Exposure and Health Implications. Annu Rev Public Health. 2017, Bd. 38, S. 295–313.
• 28) Wassermann B, Müller H, Berg G. An Apple a Day: Which Bacteria Do We Eat With Organic and Conventional Apples? Front. Microbiol. 2019, Bd. 10, S. 1629.
• 29) Zürcher B. Ernährung in der Onkologie: Schattauer Verlag, Stuttgart, 2014
• 30) He FJ, Tan M, Ma Y et al. Salt Reduction to Prevent Hypertension and Cardiovascular Disease: JACC State-of-the-Art Review. JACC. 18. Feb 2020, Bd. 75, 6, S. 632–47.
• 31) Harvard TH Chan School of public health. The Nutrition Source: Salt and Sodium. [Online] 2020. www.hsph.harvard.edu/nutritionsource/salt-and-sodium/.
• 32) Karppanen H und Mervaala E. Sodium intake and hypertension. Prog Cardiovasc Dis. 2006, Bd. 49, S. 59–75.
• 33) He FJ, Tan M, Ma Y et al. Salt Reduction to Prevent Hypertension and Cardiovascular Disease: JACC State-of-the-Art Review. JACC. 18. Feb 2020, Bd. 75, 6, S. 632–47.
• 34) He FJ, Tan M, Ma Y et al. Salt Reduction to Prevent Hypertension and Cardiovascular Disease: JACC State-of-the-Art Review. JACC. 18. Feb 2020, Bd. 75, 6, S. 632–47 und Harvard TH Chan School of public health. The Nutrition Source: Salt and Sodium. [Online] 2020. www.hsph.harvard.edu/nutritionsource/salt-and-sodium/.
• 35) Verbraucherzentrale NRW e. V. Himalaya-Salz – was steckt dahinter? [Online] Jul 2021. www.verbraucherzentrale.de/wissen/lebensmittel/gesund-ernaehren/himalayasalz-was-steckt-dahinter-8638.
• 36) Salz-Kontor. Liste der Spurenelemente und Mineralien im natürlichen Meersalz. [Online] www.salz-kontor.de/zusammensetzung-meersalz.php.
• 37) ÖKO-TEST Verlag GmbH & Co. KG. Speisesalz im Gratis-Test: Die besten Meer-, Jod- und Steinsalze. 24. Jul 2021
• 38) Landa M und Duggleby L. Salz der Erde: Verlag Mare. 2015
• 39) Erickson N, Buchholz D, Hübner J. Stellungnahme zu ketogenen und kohlenhydratarmen Diäten bei Menschen mit

Krebs. Ernährungs Umschau. 2017, Bd. 9, S. M514-16.
- 40) Hur J, Otegbeye E, Joh HK et al. Sugar-sweetened beverage intake in adulthood and adolescence and risk of early-onset colorectal cancer among women. Gut. Dec 2021, Bd. 20, 12, S. 2330–2336.
- 41) Goncalves MD, Lu C, Tutnauer J et al. High-fructose corn syrup enhances intestinal tumor growth in mice. Science. 2019, Bd. 363, 6433, S. 1345–1349.
- 42) Goncalves MD, Lu C, Tutnauer J et al. High-fructose corn syrup enhances intestinal tumor growth in mice. Science. 2019, Bd. 363, 6433, S. 1345–1349.
- 43) Taskinen MR, Packard CJ, Borén J. Dietary Fructose and the Metabolic Syndrome. Nutrients. 22. Aug 2019, Bd. 11, 9, S. 1987.
- 44) Vogelreuter A. Gefährliche Fructose. DAZ. 2013, Bd. 25, S. 66.
- 45) ebenda
- 46) Welsh JA, Sharma A, Abramson JL et al. Caloric sweetener consumption and dyslipidemia among US adults. JAMA. 21. Apr 2010, Bd. 303, 15, S. 1490–7.
- 47) Milchindustrie-Verband e. V. Die Milch im Überblick 2020/2021 – Die wichtigsten Daten und Fakten. [Online] Jun 2021. https://milchindustrie.de/marktdaten/verbrauch-und-nachfrage/.
- 48) The Guardian. What's the beef with cows and the climate crisis? [Online] www.theguardian.com/environment/2021/oct/27/whats-the-beef-with-cows-and-the-climate-crisis.
- 49) Gauly M, Ammer S. Review: Challenges for dairy cow production systems arising from climate changes. Animal. 2020, Bd. 14, 1, S. 196–203.
- 50) Deutsche Gesellschaft für Ernährung e. V. (DGE). Milch und Milchprodukte. [Online] www.dge-ernaehrungskreis.de/lebensmittelgruppen/milch-und-milchprodukte/.
- 51) Dehghan M, Mente A, Rangarajan S et al. Associations of dairy intake with cardiovascular disease and mortality in 21 countries from five continents (PURE): a prospective cohort study. Lancet. Nov 2018, Bd. 392, 10161, S. 2288–2297.
- 52) Kompetenzzentrum für Ernährung (KErn) an der Bayerischen Landesanstalt für Landwirtschaft (LfL). Freispruch für die Milch! [Online] 2015. www.kern.bayern.de/mam/cms03/wissenschaft/dateien/freispruch_fuer_die_milch_download.pdf
- 53) Średnicka-Tober D, Barański M, Seal CJ et al. Higher PUFA and n-3 PUFA, conjugated linoleic acid, α-tocopherol and iron, but lower iodine and selenium concentrations in organic milk: a systematic literature review and meta- and redundancy analyses. British Journal of Nutrition. 2016, Bd. 115, S. 1043–1060.
- 54) zur Hausen H, Bund T, de Villiers EM. Specific nutritional infections early in life as risk factors for human colon and breast cancers several decades later. Int J Cancer. 2019, Bd. 144, S. 1574–1583.
- 55) Bund T, Nikitina E, Chakraborty D et al. Analysis of chronic inflammatory lesions of the colon for BMMF Rep antigen expression and CD68 macrophage interactions. Proc Natl Acad Sci U S A. Mar 2021, Bd. 118, 12, S. e2025830118 und zur Hausen H, Bund T, de Villiers EM. Infectious Agents in Bovine Red Meat and Milk and Their Potential Role in Cancer and Other Chronic Diseases. Current Topics in Microbiology and Immunology – Viruses, Genes, and Cancer. 2017, S. 83–116.
- 56) Heikenwälder H, Heikenwälder M. Krebs durch gefährliche DNA Moleküle in Rindfleisch und Kuhmilch. Krebs – Lifestyle und Umweltfaktoren als Risiko: Springer-Verlag GmbH . Berlin, Heidelberg. 2019.
- 57) Melnik BC, Schmitz G. Exosomes of pasteurized milk: potential pathogens of Western diseases. J Transl Med. Jan 2019, Bd. 17, 1, S. 3.
- 58) Madeo F, Bauer MA, Carmona-Gutierrez D et al. Spermidine: a physiological autophagy inducer acting as an anti-aging vitamin in humans? Autophagy. 2019, Bd. 15, 1, S. 165–168.
- 59) Longo VD and Mattson MP. Fasting: Molecular Mechanisms and Clinical Applications. Cell Metab. 2014, Bd. 19, 2, S. 181–192.
- 60) Daszak P, das Neves C, Amuasi J et al. Workshop Report on Biodiversity and Pandemics of the Intergovernmental Platform on Biodiversity and Ecosystem Services (IPBES). Bonn. IPBES secretariat. 2020. DOI:10.5281/zenodo.4147318.
- 61) Daszak P, das Neves C, Amuasi J et al. Workshop Report on Biodiversity and Pandemics of the Intergovernmental Platform on Biodiversity and Ecosystem Services (IPBES). Bonn. IPBES secretariat. 2020. DOI:10.5281/zenodo.4147318.
- 62) Potts SG, Imperatriz-Fonseca V, Ngo HT et al. Safeguarding pollinators and their values to human well-being. Nature. Dec 2016, Bd. 540, 7632, S. 220–229.
- 63) Wyss Institute for Biologically Inspired Engineering at Harvard University. RoboBees: Autonomous Flying Microrobots. [Online] https://wyss.harvard.edu/technology/robobees-autonomous-flying-microrobots/.
- 64) Brühl CA, Bakanov N, Köthe S et al. Direct pesticide exposure of insects in nature conservation areas in Germany. Sci Rep. Dec 2021, Bd. 11, S. 24144 und EC (European Commission). Organic action plan. [Online] 2021. https://ec.europa.eu/info/food-farming-fisheries/farming/organic-farming/organic-action-plan_en.
- 65) Brühl Carsten A, Zaller Johann G. Biodiversity Decline as a Consequence of an Inappropriate Environmental Risk Assessment of Pesticides. Frontiers in Environmental Science. Dec 2018, Bd. 7, S. 177.
- 66) Allsopp M, Tirado R, Johnston P et al. Plan BEE – Leben ohne Pestizide. [Online] 2014. www.greenpeace.de/sites/default/files/publications/20140505-bienen-report-plan-bee-leben-ohne-pestizide.pdf.
- 67) Yang C, Gong G, Jin E et al. Topical application of honey in the management of chemo/radiotherapy-induced oral mucositis: A systematic review and network meta-analysis. Int J Nurs Stud. 2019, Bd. 89, S. 80–87.
- 68) Waheed M, Hussain MB, Javed A et al. Honey and cancer: A mechanistic review. Clinical Nutrition. 2019, Bd. 38, S. 2499–2503.
- 69) Scepankova H, Combarros-Fuertes P, Fresno JM et al. Role of Honey in Advanced Wound Care. Molecules. Aug 2021, Bd. 26, 16, S. 4784.
- 70) Abuelgasim H, Albury C, Lee J. Effectiveness of honey for symptomatic relief in upper respiratory tract infections: a systematic review and meta-analysis. BMJ Evid Based Med. Apr 2021, Bd. 26, 2, S. 57–64.
- 71) Verbraucherzentrale NRW e. V. Gelée Royale – königliches Anti-Aging? [Online] Apr 2022. https://www.verbraucherzentrale.de/wissen/lebensmittel/nahrungsergaenzungsmittel/gelee-royale-koenigliches-antiaging-21063.
- 72) European Food Safety Authority (EFSA). Scientific Opinion on the substantiation of health claims related to: anthocyanidins and proanthocyanidins (ID 1787, 1788, 1789, 1790, 1791); sodium alginate and ulva (ID 1873); vitamins, minerals, trace elements and standardised ginseng G115 extract (ID. [Online] Feb 2011. https://www.efsa.europa.eu/de/efsajournal/pub/2083.
- 73) Omer K, Gelkopf MJ, Newton G. Effectiveness of royal jelly supplementation in glycemic regulation: A systematic review. World J Diabetes. 15. Feb 2019, Bd. 10, 2, S. 96–113.
- 74) Münstedt K, Männle H. Using Bee Products for the Prevention and Treatment of Oral Mucositis Induced by Cancer Treatment. Molecules. 21. Aug 2019, Bd. 24, 17, S. 3023.
- 75) Osama H, Abdullah A, Gamal B et al. Effect of Honey and Royal Jelly against Cisplatin-Induced Nephrotoxicity in Patients with Cancer. J Am Coll Nutr. Jul 2017, Bd. 36, 5, S. 342–346.

- 76) Verbraucherzentrale NRW e. V. Gelée Royale – königliches Anti-Aging? [Online] Apr 2022. https://www.verbraucher-zentrale.de/wissen/lebensmittel/nahrungsergaenzungsmittel/gelee-royale-koenigliches-antiaging-21063.
- 77) Verbraucherzentrale NRW e. V. Pyrrolizidinalkaloide – natürlicher Fraßschutz gefährdet die Gesundheit. [Online] 21. Jul 2022. https://www.verbraucherzentrale.de/wissen/lebensmittel/nahrungsergaenzungsmittel/pyrrolizidinalka-loide-natuerlicher-frassschutz-gefaehrdet-die-gesundheit-13361.
- 78) Moore JC, Spink J, Lipp M. Development and Application of a Database of Food Ingredient Fraud and Economically Motivated Adulteration from 1980 to 2010. Food Science. 2012, Bd. 77, 4, S. R118–126.
- 79) Bayerisches Landesamt für Gesundheit und Lebensmittelsicherheit. Stabilisotopenanalytik. [Online] 2020. www.lgl.bayern.de/lebensmittel/kennzeichnung/echtheit_herkunft/stabilisotopenanalytik.htm.
- 80) Schweizer Radio und Fernsehen (SRF) . Wie erkenne ich guten Honig? [Online] 2015. www.srf.ch/wissen/gesund-heit/wie-erkenne-ich-guten-honig.
- 81) FAO - Food and Agriculture Organization of the United Nations. The State of World Fisheries and Aquaculture. Sustainability in action. Rome. 2020. https://doi.org/10.4060/ca9229en.
- 82) Link JS, Watson RA. Global ecosystem overfishing: Clear delineation within real limits to production. Sci Adv. Jun 2019, Bd. 5, 6, S. eaav0474.
- 83) Bundesärztekammer (BTK). Leitlinien für den sorgfältigen Umgang mit antibakteriell wirksamen Tier-arzneimitteln. [Online] 2015. www.bundestieraerztekammer.de/tieraerzte/leitlinien/downloads/Antibiotika-Leit-linien_01-2015.pdf.
- 84) Bundesamt für Verbraucherschutz und Lebensmittelsicherheit. Nationaler Rückstandskontrollplan (NRKP) und Einfuhrüberwachungsplan (EÜP) für Lebensmittel tierischen Ursprungs. [Online] 2019. www.bvl.bund.de/DE/Arbeits-bereiche/01_Lebensmittel/01_Aufgaben/02_AmtlicheLebensmittelueberwachung/05_NRKP/lm_nrkp_node.html.
- 85) Leibniz-Institut für Gewässerökologie und Binnenfischerei (IGB). Aquakulturinfo – Antibiotika. [Online] 2021. www.aquakulturinfo.de/antibiotika.
- 86) Bundesamt für Verbraucherschutz und Lebensmittelsicherheit (BVL). Berichte zur Lebensmittelsicherheit: Zoo-nosen-Monitoring 2020 – Gemeinsamer Bericht des Bundes und der Länder. Berlin. 2021. BVL-Report 16.1.
- 87) AG NASTAQ. Nationaler Strategieplan Aquakultur 2021–2030 für Deutschland. Fischereistruktur- und -marktpoli-tik, Meeresumweltschutz, Bundesministerium für Ernährung und Landwirtschaft (BMEL). Bonn. 2020.
- 88) Cranmer JS. Special issue on fish, mercury and health. Neurotoxicology. Jul 2020, 79, S. 209–210.
- 89) Strain JJ, Love TM, Yeates AJ et al. Associations of prenatal methylmercury exposure and maternal polyunsaturated fatty acid status with neurodevelopmental outcomes at 7 years of age: results from the Seychelles Child Development Study Nutrition Cohort 2. Am J Clin Nutr. 2021, Bd. 113, 2, S. 304–313.
- 90) Max Rubner-Institut, Bundesforschungsinstitut für Ernährung und Lebensmittel. Mikroplastik in Fischereierzeug-nissen. [Online] www.mri.bund.de/de/institute/sicherheit-und-qualitaet-bei-milch-und-fisch/forschungsprojekte/mikroplastik-fischerzeugnisse/.
- 91) Deutsche Gesellschaft für Ernährung e. V. (DGE). Regelmäßig Fisch auf den Tisch! . [Online] 02. Aug 2018. www.dge.de/uploads/media/DGE-Pressemeldung-aktuell-0916-Fisch.pdf.
- 92) Manson JE, Cook NR, Lee IM et al. Marine n-3 Fatty Acids and Prevention of Cardiovascular Disease and Cancer. N Engl J Med. 2019, Bd. 380, 1, S. 23–32.
- 93) World Cancer Research Fund/American Institute for Cancer Research. Diet, Nutrition, Physical Activity and Cancer: a Global Perspective. Continuous Update Project Expert Report. [Online] 2018. dietandcancerreport.org.
- 94) Abdelhamid AS, Brown TJ, Brainard JS et al. Omega‑3 fatty acids for primary and secondary prevention of cardiovascular disease. Cochrane Database of Systematic Reviews. 2020, Bd. 3, S. CD003177.
- 95) Fard SG, Wang F, Sinclair AJ et al. How does high DHA fish oil affect health? A systematic review of evidence. Criti-cal Reviews in Food Science and Nutrition. 2019, Bd. 59, 11, S. 1684–1727.
- 96) WWF Deutschland. Fischratgeber WWF. [Online] 2021. https://fischratgeber.wwf.de.
- 97) Kooperationsprojekt von Heinrich-Böll-Stiftung, Bund für Umwelt und Naturschutz Deutschland und Le Monde Diplomatique. FLEISCHATLAS 2021. Jan 2021, Bd. 1.
- 98) Bundesanstalt für Landwirtschaft und Ernährung (BLE). Presseinformation: 57,3 Kilogramm Fleisch pro Person: Verzehr sinkt weiter. [Online] 22. Mär 2021. www.ble.de/SharedDocs/Pressemitteilungen/DE/2021/210322_Fleisch.html.
- 99) Statista. Statista. Anzahl der Personen in Deutschland, die sich selbst als Vegetarier einordnen oder als Leute, die weitgehend auf Fleisch verzichten, von 2007 bis 2021. [Online] Aug 2021. https://de.statista.com/statistik/daten/studie/173636/umfrage/lebenseinstellung-anzahl-vegetarier/ und Personen in Deutschland, die sich selbst als Veganer einordnen oder als Leute, die weitgehend auf tierische Produkte verzichten, in den Jahren 2015 bis 2021. [Online] Jan 2022. https://de.statista.com/statistik/daten/studie/445155/umfrage/umfrage-in-deutschland-zur-anzahl-der-veganer/.
- 100) Kooperationsprojekt von Heinrich-Böll-Stiftung, Bund für Umwelt und Naturschutz Deutschland und Le Monde Diplomatique. FLEISCHATLAS 2021. Jan 2021, Bd. 1.
- 101) Umweltbundesamt. Von der Welt auf den Teller – Kurzstudie zur globalen Umweltinanspruchnahme unseres Lebensmittelkonsums. [Online] Okt 2020. www.umweltbundesamt.de/sites/default/files/medien/5750/publikationen/uba_210121_kurzstudie_nahrung_barr.pdf.
- 102) Ferreira JP, Sharma A, Zannad F. The Future of Meat: Health Impact Assessment with Randomized Evidence. Am J Med. May 2021, Bd. 134, 5, S. 569–575.
- 103) Kooperationsprojekt von Heinrich-Böll-Stiftung, Bund für Umwelt und Naturschutz Deutschland und Le Monde Diplomatique. FLEISCHATLAS 2021. Jan 2021, Bd. 1
- 104) Tollefson, J. Scientists raise alarm over 'dangerously fast' growth in atmospheric methane. Nature. Feb 2022.
- 105) Van Boeckel TP, Glennon EE, Chen D et al. Reducing antimicrobial use in food animals. Science. 2017, Bd. 357, 6358, S. 1350–1352.
- 106) Omaye AT, Omaye ST. Caveats for the Good and Bad of Dietary Red Meat. Antioxidants (Basel). Nov 2019, Bd. 8, 11, S. 544.
- 107) Ghorbani M, Najafi Saleh H, Barjasteh-Askari F et al. The effect of gas versus charcoal open flames on the induc-tion of polycyclic aromatic hydrocarbons in cooked meat: a systematic review and meta-analysis. J Environ Health Sci Eng. Apr 2020, Bd. 18, 1, S. 345–354. und National Cancer Institute at the National Institutes of Health. Chemicals in Meat Cooked at High Temperatures and Cancer Risk. [Online] 11. Jul 2017. www.cancer.gov/about-cancer/causes-pre-vention/risk/diet/cooked-meats-fact-sheet.
- 108) Omaye AT, Omaye ST. Caveats for the Good and Bad of Dietary Red Meat. Antioxidants (Basel). Nov 2019, Bd. 8, 11, S. 544.
- 109) Felix Burda Stiftung. [Online] www.darmkrebs.de/ernaehrung-lebensstil/gesunde-ernaehrung/wissenswertes-ueber-lebensmittel/fleisch.
- 110) Cancer Research UK. Bacon, salami and sausages: How does processed and red meat cause cancer and how much matters? [Online] 17. Mär 2021. https://news.cancerresearchuk.org/2021/03/17/bacon-salami-and-sausages-how-does-

processed-meat-cause-cancer-and-how-much-matters/.
- 111) Johnston BC, Zeraatkar D, Han MA et al. Unprocessed Red Meat and Processed Meat Consumption: Dietary Guideli-
  ne Recommendations From the Nutritional Recommendations (NutriRECS) Consortium. Ann Intern Med. 19. Nov 2019,
  Bd. 171, 10, S. 756–764.
- 112) Johnston BC, Zeraatkar D, Han MA et al. Unprocessed Red Meat and Processed Meat Consumption: Dietary Guideli-
  ne Recommendations From the Nutritional Recommendations (NutriRECS) Consortium. Ann Intern Med. 19. Nov 2019,
  Bd. 171, 10, S. 756–764.
- 113) Focus Online. Kaum Risiken für die Gesundheit: Forscher sprechen rotes Fleisch frei. [Online] www.focus.de/
  gesundheit/news/belege-sind-schwach-kaum-risiken-fuer-die-gesundheit-forscher-sprechen-rotes-fleisch-frei_
  id_11197446.html.
- 114) Ferreira JP, Sharma A, Zannad F. The Future of Meat: Health Impact Assessment with Randomized Evidence. Am J
  Med. May 2021, Bd. 134, 5, S. 569–575.
- 115) Brown S – World Cancer Research Fund (WCRF). What's the beef? Conflicting recommendations for meat and
  cancer risk. [Online] Oct 2019. www.wcrf.org/whats-the-beef-conflicting-recommendations-for-meat-and-cancer-risk.
- 116) Johnston BC, Zeraatkar D, Han MA et al. Unprocessed Red Meat and Processed Meat Consumption: Dietary Guideli-
  ne Recommendations From the Nutritional Recommendations (NutriRECS) Consortium. Ann Intern Med. 19. Nov 2019,
  Bd. 171, 10, S. 756–764.
- 117) Searchinger TD, Wirsenius S, Beringer T et al. Assessing the efficiency of changes in land use for mitigating climate change. Nature. 2018, Bd. 564, S. 249–253. Und Henchion M, Hayes M, Mullen AM et al. Protein Supply and Demand:
  Strategies and Factors Influencing a Sustainable Equilibrium. Foods. Jul 2017, Bd. 6, 7, S. 53.
- 118) Średnicka-Tober D, Barański M, Seal C et al. Composition differences between organic and conventional meat: a
  systematic literature review and meta-analysis. Br J Nutr. 28. Mar 2016, Bd. 115, 6, S. 994–1011.
- 119) The Review on Antimicrobial Resistance (AMR). Tackling drug-resistant infections globally: Final report and
  recommendations. [Online] May 2016. https://amr-review.org/sites/default/files/160525_Final%20paper_with%20cover.
  pdf.
- 120) Ferreira JP, Sharma A, Zannad F. The Future of Meat: Health Impact Assessment with Randomized Evidence. Am J
  Med. May 2021, Bd. 134, 5, S. 569–575.
- 121) Deutschlandfunk. Stammzell-Burger statt Massentierhaltung (31.01.2017) [Online] https://www.deutschlandfunk.
  de/kuenstliches-fleisch-stammzell-burger-statt.676.de.html?dram:article_id=377796.
- 122) Willett W, Rockström J, Loken B et al. Food in the Anthropocene: the EAT-Lancet Commission on healthy diets from
  sustainable food systems. Lancet. 2019, Bd. 18, 31788-4, S. S0140-6736.
- 123) Griffin B. Eggs: Good or bad? Proceedings of the Nutrition Society. 2016, Bd. 75, 3, S. 259–264.
- 124) Griffin B. Eggs: Good or bad? Proceedings of the Nutrition Society. 2016, Bd. 75, 3, S. 259–264.
- 125) Sugano M, Matsuoka R. Nutritional Viewpoints on Eggs and Cholesterol. Foods. 25. Feb 2021, Bd. 10, 3, S. 494.
- 126) Maretzke F, Lorkowski S, Egert S. Egg intake and cardiometabolic diseases: an update. Part 2. Ernahrungs Umschau. 2020, Bd. 67, 2, S. 26–31.
- 127) Bund Ökologische Lebensmittelwirtschaft e. V. Branchenreport 2020. [Online] 2021. https://www.boelw.de/filead-
  min/user_upload/Dokumente/Zahlen_und_Fakten/Brosch%C3%BCre_2021/B%C3%96LW_Branchenreport_2021_web.
  pdf.
- 128) Norddeutscher Rundfunk – Anstalt des öffentlichen Rechts. Hühnerhaltung: Ist Bio wirklich besser? [Online] Feb
  2018. www.ndr.de/ratgeber/verbraucher/Huehnerhaltung-Ist-bio-wirklich-besser,tierhaltung138.html.
- 129) Verbraucherzentrale NRW e. V. Eier aus Käfighaltung – versteckt in Lebensmitteln. [Online] Jan 2022. www.
  verbraucherzentrale.de/wissen/lebensmittel/lebensmittelproduktion/eier-aus-kaefighaltung-versteckt-in-lebens-
  mitteln-45611.
- 130) Schmitz F. Tierethik: Grundlagentexte: Suhrkamp Verlag, 2014. S. 589.
- 131) L, Marino. Thinking chickens: a review of cognition, emotion, and behavior in the domestic chicken. Animal
  Cognition. 2017, Bd. 20, S. 127–147.
- 132) Rettet das Huhn e. V. [Online] 2022. www.rettet-das-huhn.de.
- 133) Koch CA, Sharda P, Patel J et al. Climate Change and Obesity. Horm Metab Res. 2021, Bd. 53, 9, S. 575–587.
- 134) Willett W, Rockström J, Loken B et al. Food in the Anthropocene: the EAT-Lancet Commission on healthy diets from
  sustainable food systems. Lancet. 2. Feb 2019, Bd. 393, 10170, S. 447–492.
- 135) Dietz WH. Climate change and malnutrition: we need to act now. J Clin Invest. 2020, Bd. 130, 2, S. 556–558.
- 136) Koch CA, Sharda P, Patel J et al. Climate Change and Obesity. Horm Metab Res. 2021, Bd. 53, 9, S. 575–587.
- 137) Sung H. Siegel RL, Torre LA et al. Global patterns in excess body weight and the associated cancer burden. CA
  Cancer J Clin. Mar 2019, Bd. 69, 2, S. 88–112 und World Health Organization. Obesity and overweight. [Online] Jun 2021.
  www.who.int/news-room/fact-sheets/detail/obesity-and-overweight.
- 138) World Obesity Federation. World Obesity Atlas 2022. [Online] Mar 2022. https://data.worldobesity.org/publications/
  World-Obesity-Atlas-2022.pdf.
- 139) Sung H, Siegel RL, Torre LA et al. Global patterns in excess body weight and the associated cancer burden. CA
  Cancer J Clin. Mar 2019, Bd. 69, 2, S. 88–112.
- 140) World Cancer Research Fund International. World Obesity Day: Cancer prevalence and Obesity – where are we
  now? [Online] Mar 2022. www.wcrf.org/world-obesity-day-cancer-prevalence-and-obesity-where-are-we-now/.
- 141) World Cancer Research Fund/American Institute for Cancer Research. Diet, Nutrition, Physical Activity and Cancer: a Global Perspective. Continuous Update Project Expert Report, WCRF/AICR. 2018.
- 142) World Cancer Research Fund/American Institute for Cancer Research. Diet, Nutrition, Physical Activity and Cancer: a Global Perspective. Continuous Update Project Expert Report, WCRF/AICR. 2018.
- 143) Li X, Jansen L, Chang-Claude J et al. Risk of Colorectal Cancer Associated With Lifetime Excess Weight. JAMA Oncol.
  17. Mar 2022.
- 144) Li X, Jansen L, Chang-Claude J et al. Risk of Colorectal Cancer Associated With Lifetime Excess Weight. JAMA Oncol.
  17. Mar 2022.
- 145) World Cancer Research Fund and American Institute for Cancer Research. Body fatness and weight gain. [Online]
- 146) Schmidt FM, Weschenfelder J, Sander C et al. Inflammatory Cytokines in General and Central Obesity and Modula-
  ting Effects of Physical Activity. PLOS ONE. 2015, Bd. 10, 3, S. e0121971.
- 147) Momma H, Kawakami R, Honda T et al. Muscle-strengthening activities are associated with lower risk and mortality in major non-communicable diseases: a systematic review and meta-analysis of cohort studies. Br J Sports Med. 28.
  Feb 2022, Bd. 0, S. 1–10.
- 149) Kawai T, Autieri MV, Scalia R. Adipose tissue inflammation and metabolic dysfunction in obesity. Am J Physiol Cell
  Physiol. 2021, Bd. 320, 3, S. C375–C391.
- 150) Islam MR, Arthur S, Haynes J et al. The Role of Gut Microbiota and Metabolites in Obesity Associated Chronic

Gastrointestinal Disorders. Nutrients. 2022, Bd. 14, 3, S. 624. Und Li Z, Yi CX, Katiraei S et al. Butyrate reduces appetite and activates brown adipose tissue via the gut-brain neural circuit. Gut. 2018, 67, S. 1269–1279. Und Arnoldussen IAC, Wiesmann M, Pelgrim CE et al. Butyrate restores HFD-induced adaptations in brain function and metabolism in mid-adult obese mice. Int. J. Obes. 2017, Bd. 41, S. 935–944.

- 151) ÖKO-TEST Verlag GmbH & Co. KG. Olivenöl im Test: Nahezu alle mit Mineralöl verunreinigt. [Online] 10. Mar 2022. www.oekotest.de/essen-trinken/Olivenoel-im-Test-Nahezu-alle-mit-Mineraloel-verunreinigt_12637_1.html.
- 152) Christian Wißler - Pressestelle Universität Bayreuth. Neuer Schnelltest aus Bayreuth erkennt Qualität und Echtheit von Olivenöl. [Online] 3. Mar 2021. https://idw-online.de/de/news764249.
- 153) März A. Gutes Öl: Wie es schmecken soll und wie man es findet. Merum. 2018, S. 79–81.
- 154) ÖKO-TEST Verlag GmbH & Co. KG. Olivenöl richtig lagern: So wird das Öl nicht ranzig. [Online] Jul 2022. www.oekotest.de/essen-trinken/Olivenoel-richtig-lagern-So-wird-das-Oel-nicht-ranzig_12877_1.html.
- 155) März A. Gutes Öl: Wie es schmecken soll und wie man es findet. Merum. 2018, S. 79–81.
- 156) Gabrielle Alves de Carvalho A, Olmo-García L, Rachel Antunes Gaspar B et al. Evolution of the metabolic profile of virgin olive oil during deep-frying: Assessing the transfer of bioactive compounds to the fried food. Food Chem. 30. Jun 2022, Bd. 380, S. 132–205.
- 157) Simpson SJ, Raubenheimer D. Obesity: the protein leverage hypothesis. Obesity Reviews. 18. Apr 2005, Bd. 6, 2, S. 133–142.
- 158) Longo VD, Di Tano M, Mattson MP et al. Intermittent and periodic fasting, longevity and disease. Nat Aging. 2021, Bd. 1, 1, S. 47–59.
- 159) Soultoukis GA, Partridge L. Dietary Protein, Metabolism, and Aging. Annu Rev Biochem. Jun 2016, Bd. 85, S. 5–34.
- 160) Deutsche Gesellschaft für Ernährung e. V. Ausgewählte Fragen und Antworten zu Protein und unentbehrlichen Aminosäuren. [Online] Jan 2021. www.dge.de/wissenschaft/faqs/protein/.
- 161) Chen Z, Glisic M, Song M et al. Dietary protein intake and all-cause and cause-specific mortality: results from the Rotterdam Study and a meta-analysis of prospective cohort studies. Eur J Epidemiol. May 2020, Bd. 35, 5, S. 411–429.
- 162) Chen Z, Glisic M, Song M et al. Dietary protein intake and all-cause and cause-specific mortality: results from the Rotterdam Study and a meta-analysis of prospective cohort studies. Eur J Epidemiol. May 2020, Bd. 35, 5, S. 411–429.
- 163) Aadland EK, Lavigne C, Graff IE et al. Lean-seafood intake reduces cardiovascular lipid risk factors in healthy subjects: Results from a randomized controlled trial with a crossover design. Am. J. Clin. Nutr. 2015, Bd. 102, S. 582–592. Und Tørris C, Småstuen MC, Molin M. Nutrients in Fish and Possible Associations with Cardiovascular Disease Risk Factors in Metabolic Syndrome. Nutriens. 2018, Bd. 10, 7, S. 952.
- 164) Specialty Coffee Association. [Online] https://sca.coffee.
- 165) Putka S. Is Coffee Good for You or Not? [Online] Apr 6, 2021. www.discovermagazine.com/health/is-coffee-good-for-you-or-not.
- 166) Liu QS, Deng R, Fan Y et al. Low dose of caffeine enhances the efficacy of antidepressants in major depressive disorder and the underlying neural substrates. Mol Nutr Food Res. Aug 2017, Bd. 61.
- 167) Specialty Coffee Association. [Online] https://sca.coffee und Ercin AE, Mekonnen MM, Hoekstra AY. The Swiss Water Footprint Report - A global picture of Swiss water dependence. 2011.
- 168) World Wide Fund For Nature (WWF). Importierte Abholzung: Wir essen den Regenwald auf! [Online] Juli 2021. www.wwf.ch/de/stories/importierte-abholzung-wir-essen-den-regenwald-auf.
- 169) Öko-Institut e. V. Nachhaltige Produktentwicklung mit Ökobilanzen und Product Carbon Footprints. [Online] www.oeko.de/forschung-beratung/themen/konsum-und-unternehmen/produktentwicklung-mit-oekobilanzen.
- 170) Chemura A, Mudereri BT, Yalew AW et al. Climate change and specialty coffee potential in Ethiopia. Sci Rep. 2021, Bd. 11, S. 8097.
- 171) Bundeszentrum für Ernährung (BZfE). Vom Acker bis zum Teller - Tee: Verarbeitung. [Online] Jul 2020. www.bzfe.de/lebensmittel/vom-acker-bis-zum-teller/tee/tee-verarbeitung.
- 172) Filippini T, Malavolti M, Borrelli F et al. Green tea (Camellia sinensis) for the prevention of cancer. Cochrane Database Syst Rev. 2020, Bd. 3, 3, S. CD005004.
- 173) Filippini T, Malavolti M, Borrelli F et al. Green tea (Camellia sinensis) for the prevention of cancer. Cochrane Database Syst Rev. 2020, Bd. 3, 3, S. CD005004 und Kim TL, Jeong GH, Yang JW et al. Tea Consumption and Risk of Cancer: An Umbrella Review and Meta-Analysis of Observational Studies. Adv Nutr. Nov 2020, Bd. 11, 6, S. 1437–1452.
- 174) Miyata Y, Shida Y, Hakariya T et al. Anti-Cancer Effects of Green Tea Polyphenols Against Prostate Cancer. Molecules. 2019, Bd. 24, 1, S. 193
- 175) Abe SK, Inoue M. Green tea and cancer and cardiometabolic diseases: a review of the current epidemiological evidence. Eur J Clin Nutr. 2021, Bd. 75, 6, 865–876
- 176) Prasanth MI, Sivamaruthi BS, Chaiyasut C et al. Review of the Role of Green Tea (Camellia sinensis) in Antiphoto-aging, Stress Resistance, Neuroprotection, and Autophagy. Nutrients. 2019, Bd. 11, 2, S. 474.
- 177) swr. Wie ist die Ökobilanz von Tee im Vergleich zu Kaffee? [Online] Oct 2019. www.swr.de/wissen/1000-antworten/wie-ist-die-oekobilanz-von-tee-im-vergleich-zu-kaffee-100.html.
- 178) Heinrich H, Goetze O, Menne D et al. Effect on gastric function and symptoms of drinking wine, black tea, or schnapps with a Swiss cheese fondue: randomised controlled crossover trial. BMJ. Dec 2010, Bd. 341, S. c6731.
- 179) John U, Rumpf HJ, Hanke M, Meyer C. Alcohol abstinence and mortality in a general population sample of adults in Germany: A cohort study. PLOS Medicine. 2021, Bd. 18, S. e1003819.
- 180) World Cancer Research Fund (WCRF), International Agency for Research on Caner (IARC). Diet, nutrition and physical activity and Cancer: a Global Perspective. Continuous Update Project Expert Report. 2018.
- 181) Deutsche Gesellschaft für Ernährung (DGE). DGE-Ernährungskreis – Ein Beispiel für eine vollwertige Lebensmittelauswahl. 2020.
- 182) Rumgay H, Shield K, Charvat H et al. Global burden of cancer in 2020 attributable to alcohol consumption: a population-based study. Lancet Oncol. Aug 2021, Bd. 22, 8, S. 1071–1080, Papadimitriou N, Markozannes G, Kanellopoulou A et al. An umbrella review of the evidence associating diet and cancer risk at 11 anatomical sites. Nat Commun. Jul 2021, Bd. 12, 1, S. 4579 und World Cancer Research Fund/American Institute for Cancer Research. Diet, Nutrition, Physical Activity and Cancer: a Global Perspective. Continuous Update Project. Expert Report. 2018.
- 183) Zentralverband des Deutschen Bäckerhandwerks e. V. Ein Blick in den Einkaufskorb. [Online] 2022.
- 184) Deutsche UNESCO-Kommission. Bundesweites Verzeichnis Immaterielles Kulturerbe – Deutsche Brotkultur. [Online] www.unesco.de/kultur-und-natur/immaterielles-kulturerbe/immaterielles-kulturerbe-deutschland/deutsche-brotkultur.
- 185) Zhang B, Zhao Q, Guo W et al. Association of whole grain intake with all-cause, cardiovascular, and cancer mortality: a systematic review and dose-response meta-analysis from prospective cohort studies. Eur J Clin Nutr. Jan 2018, Bd. 72, 1, S. 57–65.
- 186) Deutsches Brotinstitut e. V. Zahlen und Fakten zu Brot. [Online] www.brotinstitut.de/brotinstitut/zahlen-und-fak-

ten-zu-brot/.
- 187) Perlmutter D. Dumm wie Brot: Wie Weizen schleichend Ihr Gehirn zerstört: ABOD Verlag, 2014.
- 188) Davis W Brodersen I. Weizenwampe: Warum Weizen dick und krank macht: Goldmann Verlag, 2013. S. 400.
- 189) Lebwohl B, Cao Y, Zong G et al. Long term gluten consumption in adults without celiac disease and risk of coronary heart disease: prospective cohort study. May 2017, Bd. 2, 357, S. j1892.
- 190) VERBRAUCHER INITIATIVE e. V. E 412 Guarkernmehl. [Online] www.zusatzstoffe-online.de/zusatzstoffe/412-guar-kernmehl/.
- 191) foodwatch Deutschland. Zusatzstoff mit krebserregendem Ethylenoxid verunreinigt. [Online] 29. Jul 2021. www.foodwatch.org/de/aktuelle-nachrichten/2021/zusatzstoff-mit-krebserregendem-ethylenoxid-verunreinigt/?cookieLe-vel=not-set und Krebserregendes Ethylenoxid in Sesam, Speiseeis & Co. [Online] 12. Jul 2021. www.foodwatch.org/de/aktuelle-nachrichten/2021/krebserregendes-ethylenoxid-in-sesam-speiseeis-co/?cookieLevel=not-set.
- 192) Ziegler JU, Steiner D, Longin CFH et al. Wheat and the irritable bowel syndrome – FODMAP levels of modern and ancient species and their retention during bread making. Journal of Functional Foods. 2016, Bd. 25, S. 257–266.
- 193) Leeuwendaal NK, Stanton C, O'Toole PW et al. Fermented Foods, Health and the Gut Microbiome. Nutrients. 6. Apr 2022, Bd. 14, 7, S. 1527.
- 194) Wastyk HC, Fragiadakis GK, Perelman D et al. Gut-microbiota-targeted diets modulate human immune status. Cell. 5. Aug 2021, Bd. 184, 16, S. 4137–4153.e14.
- 195) Ein Rezept mit der freundlichen Unterstützung von FermentWelten. [Online] www.fermentwelten.de/veganen-jog-hurt-selber-herstellen/.
- 196) Ein Rezept mit der freundlichen Unterstützung von FermentWelten. [Online] www.fermentwelten.de/veganen-jog-hurt-selber-herstellen/.
- 197) Tumorzentrum München. Blog: Wissen gegen Krebs. [Online] https://news.tumorzentrum-muenchen.de/.
- 198) ÖKO-TEST Verlag GmbH & Co. KG. Krebserregende Stoffe entdeckt: Sonnentor-Kurkuma fällt im Test durch. [Online] 07. Jun 2022. www.oekotest.de/essen-trinken/Krebserregende-Stoffe-entdeckt-Sonnentor-Kurkuma-faellt-im-Test-durch-_12888_1.html.
- 199) Chemisches und Veterinäruntersuchungsamt Stuttgart (CVUA). Oregano – ein aromatisches, aber gehaltvolles Küchenkraut. Teil II: von Pestiziden und Olivenblättern. [Online] www.ua-bw.de/pub/beitrag.asp?subid=0&ID=3012.
- 200) Verbraucherzentrale NRW e. V. Gewürze als Urlaubs-Mitbringsel: Risiken durch Keime und Pestizide. [Online] 25. Aug 2021. www.verbraucherzentrale.de/wissen/lebensmittel/lebensmittelproduktion/gewuerze-als-urlaubsmitbring-sel-risiken-durch-keime-und-pestizide-10736.
- 201) Patterson RE, Sears DD. Metabolic Effects of Intermittent Fasting. Annu Rev Nutr. 2017, Bd. 37, S. 371–93.
- 202) Marinac CR, Sears DD, Natarajan L et al. Frequency and circadian timing of eating may influence biomarkers of inflammation and insulin resistance associated with breast cancer risk. PLOS ONE. 25. Aug 2015, Bd. 10, 8, S. e0136240.
- 203) Pierce JP, Natarajan L, Caan BJ et al. Influence of a diet very high in vegetables, fruit, and fiber and low in fat on prognosis following treatment for breast cancer: the Women's Healthy Eating and Living (WHEL) randomized trial. JAMA. 18. Jul 2007, Bd. 298, 3, S. 289–98.
- 204) Chowdhury EA, Richardson JD, Holman GD et al. The causal role of breakfast in energy balance and health: a randomized controlled trial in obese adults. Am J Clin Nutr. Mar 2016, Bd. 103, 3, S. 747–56.
- 205) Patterson RE and Sears DD. Metabolic Effects of Intermittent Fasting. Annu Rev Nutr. 2017, Bd. 37, S. 371–93.
- 206) Brandhorst S, Longo VD. Dietary Restrictions and Nutrition in the Prevention and Treatment of Cardiovascular Disease. Circulation Research. Mar 2019, Bd. 124, S. 952–965.
- 207) Patterson RE, Sears DD. Metabolic Effects of Intermittent Fasting. Annu Rev Nutr. 2017, Bd. 37, S. 371–93.
- 208) Schwingshackl L, Zähringer J, Nitschke K et al. Impact of intermittent energy restriction on anthropometric outco-mes and intermediate disease markers in patients with overweight and obesity: systematic review and meta-analyses. Critical Reviews in Food Science and Nutrition. 2021, Bd. 61, 8, S. 1293–1304.
- 209) Schwingshackl L, Zähringer J, Nitschke K et al. Impact of intermittent energy restriction on anthropometric outco-mes and intermediate disease markers in patients with overweight and obesity: systematic review and meta-analyses. Critical Reviews in Food Science and Nutrition. 2021, Bd. 61, 8, S. 1293–1304.
- 210) Brandhorst S, Longo VD. Dietary Restrictions and Nutrition in the Prevention and Treatment of Cardiovascular Disease. Circulation Research. Mar 2019, Bd. 124, S. 952–965.
- 211) Robbins TW, Costa RM. Habits. Current Biology. Nov 2017, Bd. 27, S. R1193–R1213.
- 212) Robbins TW, Costa RM. Habits. Current Biology. Nov 2017, Bd. 27, S. R1193–R1213 und Linnebank FE, Kindt M, de Wit S. Investigating the balance between goal-directed and habitual control in experimental and real-life settings. Learning & Behavior. Feb 2019, Bd. 46, S. 306–319.
- 213) Pearson-Stuttard J et al. Type 2 diabetes and cancer: an umbrella review of observational and Mendelian randomi-sation studies. Cancer Epidemiol Biomarkers Prev. June 2021, Bd. 30, 6, S. 1218–1228.
- 214) World Health Organisation (WHO). WHO calls on countries to reduce sugars intake among adults and children. [Online] mar 2015. www.who.int/news/item/04-03-2015-who-calls-on-countries-to-reduce-sugars-intake-among-adults-and-children.
- 215) Verbraucherzentrale NRW e. V. Kokosblüten-, Birkenzucker, Stevia & Co. kein sinnvoller Zuckerersatz. [Online] Nov 2021. www.verbraucherzentrale.de/wissen/lebensmittel/schlankheitsmittel-und-diaeten/kokosblueten-birkenzu-cker-stevia-co-kein-sinnvoller-zuckerersatz-13370.
- 216) ÖKO-TEST Verlag GmbH & Co. KG. Agavendicksaft: So gut und gesund ist der Zuckerersatz. [Online] Jun 2020. www.oekotest.de/essen-trinken/Agavendicksaft-So-gut-und-gesund-ist-der-Zuckerersatz_11317_1.html.
- 217) Ahornsirup: Wie gesund ist der Zuckerersatz? [Online] May 2020. www.oekotest.de/essen-trinken/Ahornsirup-Wie-gesund-ist-der-Zuckerersatz_11275_1.html.
- 218) Zitiert nach Philipp B: Was auf dem Spiel steht. München 2017

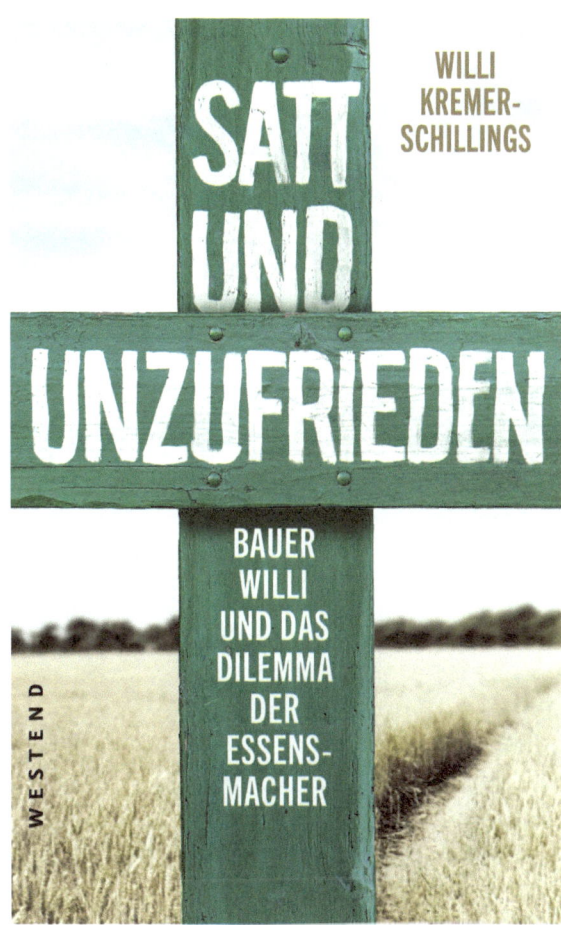

WILLI
KREMER-
SCHILLINGS

ISBN: 978-3-86489-395-7
ca. 256 Seiten
Auch als E-Book erhältlich

WAS BAUERN SOLLEN – UND WIR NICHT BEZAHLEN

Bauer Willi, Deutschlands bekanntester bloggender Landwirt, erzählt vom Dilemma unserer Essensmacher. Dieses Dilemma verläuft zwischen Wunsch und Wirklichkeit, zwischen dem Anspruch des Bürgers und dem tatsächlichen Kaufverhalten des Verbrauchers. Bauer Willi erzählt vom gesellschaftlichen Klimawandel und dem Artensterben der bäuerlichen Landwirtschaft. In verständlicher Sprache und ohne erhobenen Zeigefinger schreibt er über die kritischen Themen unserer Gegenwart; über Massentierhaltung, Nitrat, Pflanzenschutz, Insektensterben, Gentechnik und schildert dabei seine Sicht der Dinge. Seine Meinung ist provokant, reizt zum Widerspruch, ist geradeheraus, unbequem und direkt. Genau das macht das Buch so spannend und wichtig.

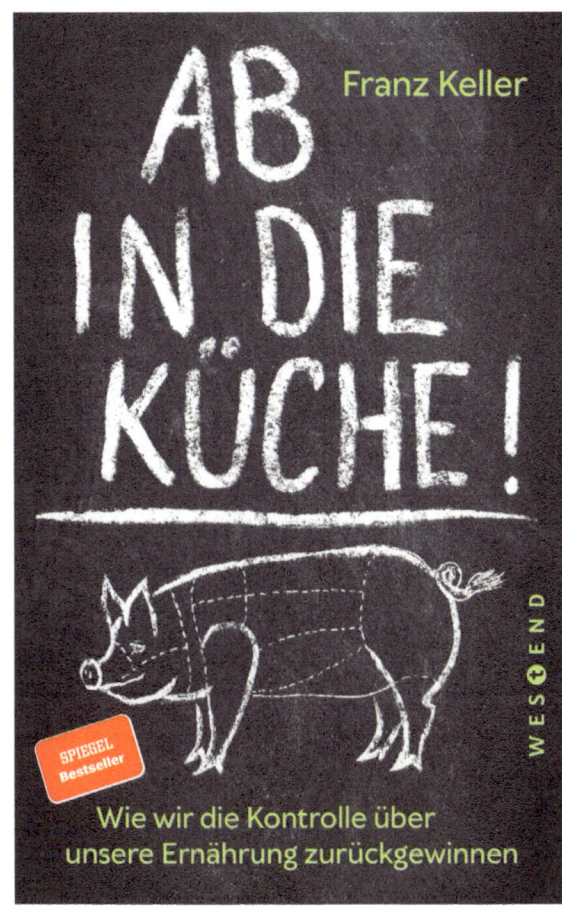

ISBN: 978-3-86489-911-9
240 Seiten, aktualisierte
Taschenbuchausgabe
Auch als E-Book erhältlich

JETZT ALS AKTUALISIERTES TASCHENBUCH

„Küchengott auf Kriegspfad", titelte Der Spiegel zum Erscheinen seines Bestsellers Vom Einfachen das Beste, in dem Franz Keller die Geschichte seines Lebens mit einer scharfen Kritik an der Landwirtschafts- und Nahrungsmittelindustrie verknüpfte. Jetzt legt er nach. Denn bei vielen Gesprächen mit seinen Lesern, mit Erzeugern und Medizinern hat er festgestellt: Die Bevölkerung ist bereit für eine Agrar- und Lebensmittelwende, doch die Politik wird in Deutschland und der EU von den starken Lobbyinteressen ausgebremst. In Ab in die Küche! erklärt er, wie man mit guten Rohstoffen und einfachen Mitteln gesund und lecker kocht. Viele Geschichten und Anekdoten aus seiner bewegten Zeit als Sternekoch würzen dieses Buch, auf das alle Fans schon warten. Aktualisiert und mit neuem Rezept!

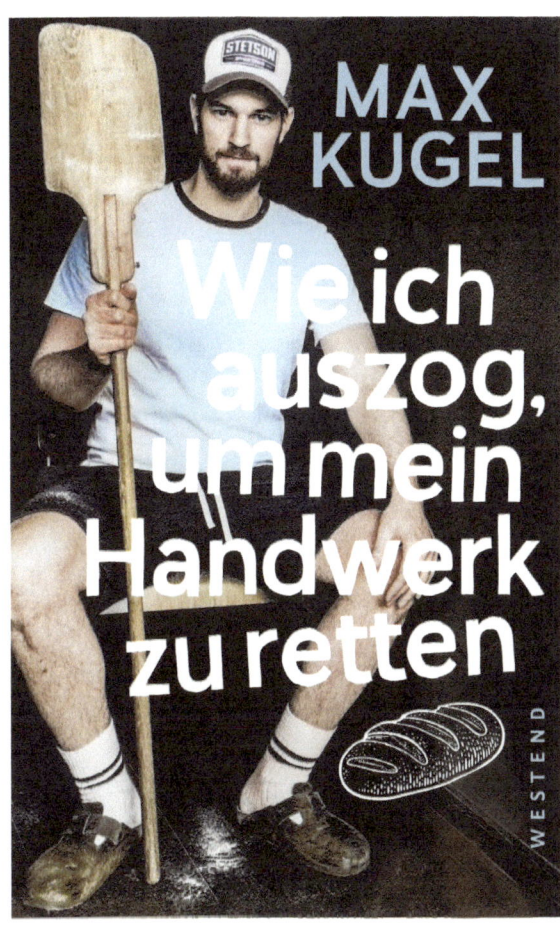

MAX
KUGEL

Wie ich auszog, um mein Handwerk zu retten

ISBN: 978-3-86489-396-4
ca. 200 Seiten, mit zahl-
reichen Fotos
Auch als E-Book erhältlich

BROT UND SONST NICHTS

Max Kugel ist Bäcker aus Leidenschaft. Mit unbehandeltem Mehl und ohne Zusatzstoffe, mit den Händen im Teig und viel Herzblut backt er sein Brot in alter
handwerklicher Tradition und in seiner einfachsten Form. „Der Brot-Duft aus
dem Ofen soll die Menschen wieder erreichen – von Bäckern, die einfach Bock
haben, ‚nur' Brot zu backen", sagt Max Kugel, der sich auf seiner #roadtobakery
von Bäckern aus aller Welt hat inspirieren lassen. In seinem Buch erzählt er,
was ein gutes Brot ausmacht, warum das Bäckerhandwerk vom Aussterben be-
droht ist und er mit seiner Philosophie vom „Weniger ist mehr" genau auf dem
richtigen Weg ist.